Doenças Autoinflamatórias

Uma Abordagem Sistêmica

Doenças Autoinflamatórias

Uma Abordagem Sistêmica

Leonardo Oliveira Mendonça
Fábio Fernandes Morato Castro
Jorge Kalil

Hospital das Clínicas Fmusp

MEDICINA
USP

Atheneu
Rio de Janeiro • São Paulo
2024

EDITORA ATHENEU

São Paulo	—	*Rua Maria Paula, 123 – 13° andar* *Conjuntos 133 e 134* *Tel.: (11) 2858-8750* *E-mail: atheneu@atheneu.com.br*
Rio de Janeiro	—	*Rua Bambina, 74* *Tel.: (21) 3094-1295* *E-mail: atheneu@atheneu.com.br*

CAPA: FK Estudio
PRODUÇÃO EDITORIAL: Villa d'Artes

CIP-BRASIL. CATALOGAÇÃO NA PUBLICAÇÃO
SINDICATO NACIONAL DOS EDITORES DE LIVROS, RJ

D672

Doenças autoinflamatórias : uma abordagem sistêmica / editores Leonardo Oliveira Mendonça, Fábio Fernandes Morato Castro, Jorge Kalil. - 1. ed. - Rio de Janeiro : Atheneu, 2024.
23 cm.

Inclui bibliografia e índice.
ISBN 978-65-5586-807-4

1. Sistema imunológico. 2. Doenças imunológicas. I. Mendonça, Leonardo Oliveira. II. Castro, Fábio Fernandes Morato. III. Kalil, Jorge.

CDD: 616.978
24-88700 CDU: 616-021.3

Meri Gleice Rodrigues de Souza - Bibliotecária - CRB-7/6439
07/03/2024 11/03/2024

Mendonça LO, Castro FFM, Kalil J.
Doenças Autoinflamatórias – Uma Abordagem Sistêmica

Editores

Leonardo Oliveira Mendonça

Professor de Imunologia Clínica e Alergia da Universidade de Santo Amaro (UNISA). Coordenador do Centro de Doenças Raras e da Imunidade (DASA) do Hospital 9 de Julho. Médico do Ambulatório de Doenças Autoinflamatórias e Imunodesregulatórias do Hospital das Clínicas da Faculdade de Medicina da Universidade de São Paulo (HCFMUSP).

Fábio Fernandes Morato Castro

Professor Associado Livre-Docente da Disciplina de Imunologia Clínica e Alergia da Faculdade de Medicina da Universidade de São Paulo (FMUSP). Supervisor do Serviço de Imunologia Clínica e Alergia do Hospital das Clínicas da Faculdade de Medicina da Universidade de São Paulo (HCFMUSP).

Jorge Kalil

Professor Titular e Diretor do Serviço de Imunologia Clínica e Alergia do Hospital das Clínicas da Faculdade de Medicina da Universidade de São Paulo (HCFMUSP). Membro da Academia Nacional de Medicina (ANM) e da Academia Brasileira de Ciências (ABC).

Colaboradores

Adriana Ribas Andrade

Gastroenterologista e Endoscopista pela Universidade de São Paulo (USP). Doutora em Ciências em Gastroenterologia pela USP. Professora do Curso de Medicina da Universidade do Estado da Bahia (UNEB).

Alanna Batalha Pereira

Médica Pediatra do Hospital Infantil Menino Jesus. Especialização (em curso) em Alergia e Imunologia Clínica pelo Hospital das Clínicas da Faculdade de Medicina da Universidade de São Paulo (HCFMUSP).

Alex Prado

Imunologista e Alergista pela Associação Brasileira de Alergia e Imunologia (ASBAI). Médico Preceptor da disciplina de Imunologia Clínica e Alergia do Hospital das Clínicas da Faculdade de Medicina da Universidade de São Paulo (HCFMUSP). Especialista em Clínica Médica pelo HCFMUSP. Formado pela Universidade Federal de Santa Catarina (UFSC). Médico da equipe de Doenças Raras e da Imunidade do Hospital 9 de Julho.

Ana Clara Ribeiro

Médica formada pela Universidade Estadual de Campinas (Unicamp). Residência em Clínica Médica e Reumatologia pelo Instituto de Assistência Médica ao Servidor Público Estadual de São Paulo (IAMSPE).

Ana Luiza Garcia Cunha

Pediatra Reumatologista do Hospital Infantil João Paulo II (HIJPII), da Fundação Hospitalar do Estado de Minas Gerais (FHEMIG), do Hospital Infantil São Camilo, Unimed, Belo Horizonte (MG) e da Clínica Pulsus. Coordenadora Médica do Ambulatório de Especialidades Pediátricas e Serviço de Referência em Doenças Raras do HIJPII. Presidente do Departamento Científico de Reumatologia Pediátrica da Sociedade Mineira de Pediatria (SMP) 2019-2020 e 2021-2022. Membro do Departamento Científico de Reumatologia Pediátrica da Sociedade Brasileira de Pediatria (SBP), triênio 2016-2018. Mestrado em Pediatria com ênfase em Reumatologia Pediátrica pela Universidade Federal de São Paulo (Unifesp). Residência Médica em Reumatologia Pediátrica pela Escola Paulista de Medicina da Universidade Federal de São Paulo da (EPM/Unifesp). Residência Médica em Pediatria pelo HIJPII. Graduação em Medicina pela Universidade Federal de Minas Gerais (UFMG).

Ana Paula Beltran Moschione Castro

Mestre e Doutora em Ciências pela Faculdade de Medicina da Universidade de São Paulo (FMUSP). Médica da Unidade de Alergia e Imunologia do Instituto da Criança e do Adolescente do Hospital das Clínicas da Faculdade de Medicina da Universidade de São Paulo (ICr/HCFMUSP). Especialista em Alergia e Imunologia pela Associação Brasileira de Alergia e Imunologia da Associação Médica Brasileira (ASBAI/AMB).

André Luiz Oliveira Feodrippe

Médico especialista em Clínica Médica pela Universidade Federal do Rio de Janeiro (UFRJ). Residente em Imunologia Clínica e Alergia no Hospital das Clínicas da Faculdade de Medicina da Universidade de São Paulo (HCFMUSP).

Anete Sevciovic Grumach

Livre-Docente e responsável pela Disciplina de Imunologia Clínica do Centro Universitário da Faculdade de Medicina do ABC (FMABC). Mestrado e Doutorado pela Faculdade de Medicina da Universidade de São Paulo (FMUSP). Pós-Doutorado pela Universidade de Heidelberg (Alemanha).

Bruna Gehlen

Especialista pela Associação Brasileira de Alergia e Imunologia (ASBAI). Preceptora da Graduação da disciplina de Imunologia Clínica e Alergia da Faculdade de Medicina da Universidade de São Paulo (FMUSP) no ano de 2021.

Camila Hobi Moreira

Coordenadora do ambulatório de Epilepsia do Hospital do Servidor Publico Estadual (IAMSPE). Especialista em Epilepsia e Eletroencefalograma pelo Hospital das Clínicas da Faculdade de Medicina de São Paulo (HCFMUSP). Membro Titular da Academia Brasileira da Neurologia (ABN). Neurologista formada pelo HCFMUSP. Médica formada pela Escola Paulista de Medicina da Universidade Federal de São Paulo (EPM/Unifesp).

Cristina Maria Kokron

Médica especialista em Imunologia Clínica e Alergia pela Associação Brasileira de Alergia e Imunologia (ASBAI). Mestrado e Doutorado na Escola Paulista de Medicina da Universidade Federal de São Paulo (EPM/Unifesp). Médica Assistente do Serviço de Imunologia Clínica e Alergia do Hospital das Clínicas da Faculdade de Medicina da Universidade de São Paulo (HCFMUSP). Co-coordenadora do Ambulatório de Imunodeficiências do HCFMUSP.

Daniel Machado Baptista

Gastroenterologista Clínico pela Universidade de São Paulo (USP). Coordenador do Centro de Doenças Inflamatórias Intestinais do Hospital 9 de Julho (CDII), em São Paulo.

Daniela Gerent Petry Piotto

Pediatra e Reumatologista Pediátrica. Professora Afiliada do Setor de Reumatologia do Departamento de Pediatria da Escola Paulista de Medicina da Universidade Federal de São Paulo (EPM/Unifesp).

Danielli Christinni Bichuetti Silva Diniz

Doutora em Ciência da Saúde da Universidade Federal de São Paulo (Unifesp). Mestrado em Ciências da Saúde pela Unifesp. Alergista e Imunologista pela Unifesp e Associação Brasileira de Alergia e Imunologia (ASBAI). Pediatra pela Unifesp e Sociedade Brasileira de Pediatria (SBP).

Danilo Gois Gonçalves

Médico. Residência em Alergia e Imunologia Clínica pela Universidade de São Paulo (USP). Especialista em Alergia e Imunologia pela Associação Brasileira de Alergia e Imunologia (ASBAI). Residência em Clínica Médica pela Universidade Federal de São Paulo (Unifesp). Graduado pela Universidade Federal de Campina Grande (UFCG). Pós-Graduando do Programa de Alergia e Imunopatologia da Faculdade de Medicina da Universidade de São Paulo (FMUSP).

Dewton de Moraes Vasconcelos

Médico Graduado pela Faculdade de Medicina de Marília (FAMEMA). Especialista em Alergia e Imunologia pelo Hospital do Servidor Público Estadual Francisco Morato de Oliveira (HSPE/FMO) e pela Associação Brasileira de Alergia e Imunologia (ASBAI). Mestre em Alergia e Imunopatologia pela Faculdade de Medicina da Universidade de São Paulo (FMUSP). Doutor em Imunologia pelo Instituto de Ciências Biomédicas da Universidade de São Paulo (ICB-USP). Livre-Docente em Dermatologia Translacional pela FMUSP.

Ekaterini Goudouris

Professora do Departamento de Pediatria da Universidade Federal do Rio de Janeiro (UFRJ). Médica do Serviço de Alergia e Imunologia do Instituto de Puericultura e Pediatria Martagão Gesteira (IPPMG). Responsável pelo Ambulatório de Imunodeficiências do IPPMG.

Eliana Toledo

Médica Alergista e Imunologista pela Associação Brasileira de Alergia e Imunologia (ASBAI). Doutora em Ciências da Saúde pela Faculdade de Medicina de São José do Rio Preto (FAMERP). Professora Adjunta do Departamento de Pediatria da FAMERP. Coordenadora do Serviço de Alergia e Imunologia Clínica da FAMERP.

Elisabete Castelon Konkiewitz

Graduada em Medicina pela Universidade Federal de São Paulo (Unifesp). Doutora em Neurologia pela Universidade Técnica de Munique, Alemanha. Especialista em Psiquiatria pela Associação Brasileira de Psiquiatria (ABP). Especialista em Neurologia pela Academia Brasileira de Neurologia (ABN). Professora Associada da Faculdade de Ciências da Saúde na Universidade Federal da Grande Dourados (UFGD). Participa do Programa de Pós-Graduação na UFGD.

Francine Albino Zanetti

Graduada em Medicina pela Universidade de Mogi das Cruzes (UMG). Pediatra pela Fundação Leonor de Barros Camargo, do Hospital Augusto de Oliveira Camargo (HAOC). Especialização em Imunologia e Alergia adulto e infantil no Hospital das Clínicas da Faculdade de Medicina da Universidade de São Paulo (HCFMUSP).

Gracia Aparecida Martinez

Doutorado em Hematologia pelo Instituto do Câncer do Estado de São Paulo do Hospital das Clínicas da Faculdade de Medicina da Universidade de São Paulo (ICESP/HCFMUSP).

Grazielly de Fátima Pereira

Especialista pela Associação Brasileira de Alergia e Imunologia (ASBAI). Preceptora em 2020 da Residência Médica de Imunologia Clínica e Alergia da Faculdade de Medicina da Universidade de São Paulo (FMUSP). Residência Médica em Imunologia Clínica e Alergia pelo Hospital das Clínicas da Faculdade de Medicina da Universidade de São Paulo (HCFMUSP). Assistente na Unidade de Emergência Referenciada da Universidade Federal do Paraná (UFPR).

Gustavo Kendy Camargo Koga

Médico Endocrinologista pela Faculdade de Medicina de Ribeirão Preto (FMRP). Pós-Graduando (Doutorado) da Disciplina de Endocrinologia da Escola Paulista de Medicina da Universidade Federal de São Paulo (EPM/Unifesp).

Henrikki Gomes Antila

Residência Médica em Imunologia Clínica e Alergia pela Faculdade de Medicina da Universidade de São Paulo (FMUSP). Especialista em Alergia e Imunologia Clínica pela Associação Brasileira de Alergia e Imunologia (ASBAI).

Izelda Maria Carvalho Costa

Professora Associada de Dermatologia da Universidade de Brasília (UnB). Coordenadora do Ambulatório de Dermatopediatria do Hospital Universitário de Brasília (HUB). Editora-Chefe dos Anais Brasileiros de Dermatologia (ABD) (2009-2015). Autora do livro Cirurgia Dermatológica - 3ª edição, da Editora Atheneu.

Jaqueline Cubo Brandão

Residência médica em Pediatria pela Santa Casa da Misericórdia de Santos (SCMS). Especialista em Pediatria pela Sociedade Brasileira de Pediatria (SBP). Especialização em Imunologia

Clínica e Alergia no Hospital das Clínicas da Faculdade de Medicina da Universidade de São Paulo (HCFMUSP). Especialista em Imunologia Clínica e Alergia pela Associação Brasileira de Alergia e Imunologia (ASBAI). Membro da equipe de Doenças Raras e da Imunidade do Hospital 9 de Julho.

Julia Oliveira Vieira Basili

Especializanda em Imunologia Clínica e Alergia pela Faculdade de Medicina da Universidade de São Paulo (FMUSP). Pediatra pela Sociedade Brasileira de Pediatria (SBP). Médica pelo Centro Universitário de Volta Redonda (UniFOA).

Juliana Folloni Fernandes

Formação em Medicina pela Universidade de São Paulo (USP). Residência em Pediatria e Onco-hematologia Pediátrica pela USP. Especialização em Transplante de Células-Tronco Hematopoéticas pela Universidade de Paris V e Paris VII. Médica Coordenadora da Unidade de Transplante de Células-Tronco Hematopoéticas do Instituto de Tratamento do Câncer Infantil (ITACI). Médica da Unidade de Transplante de Medula Óssea do Hospital Israelita Albert Einstein (HIAE).

Luciana Martins de Carvalho

Docente Colaboradora da Divisão de Reumatologia Pediátrica do Departamento de Pediatria do Hospital das Clínicas Faculdade de Medicina de Ribeirão Preto da Universidade de São Paulo (HCFMRP/USP). Doutorado em Pediatria pela Universidade de São Paulo (USP). Pediatra com habilitação em Reumatologia Pediátrica pela Sociedade Brasileira de Pediatria (SBP).

Marcelo Silber

Pediatra e Neonatologista do Hospital Israelita Albert Einstein (HIAE). Diretor (Membro do Board) da Associação Interamericana de Otorrinolaringologia Pediátrica (IAPO). Pediatria Membro do Departamento de Medicina Legal da Sociedade de Pediatria de São Paulo (SPSP).

Maria Andreina Cabrera Dominguez

Especialista em Alergia e Imunologia pela Associação Brasileira de Alergia e Imunologia (ASBAI). Especialista em Pediatria pela Sociedade Brasileira de Pediatria (SBP).

Maria Teresa Terreri

Professora Associada do Departamento de Pediatria da Universidade Federal de São Paulo (Unifesp). Chefe do Setor de Reumatologia Pediátrica da Unifesp.

Maria Vitoria Pádua de Quintero

Médica Reumatologista. Atua em Reumatologia Pediátrica. Responsável pelo Serviço de Reumatologia Pediátrica da Santa Casa de Belo Horizonte. Preceptora da Residência Médica de Reumatologia e da Residência Médica de Pediatria da Santa Casa de Belo Horizonte.

Mariana Fernandes Mousinho

Graduação em Medicina pelo Centro Universitário Uninovafapi. Residência em Clínica Médica pelo Hospital Universitário da Universidade Federal do Piauí (HU/UFPI). Residente de Imunologia Clínica e Alergia do Hospital das Clínicas da Faculdade de Medicina da Universidade de São Paulo (HCFMUSP).

Mariele Morandin Lopes

Residência Médica em Alergia e Imunologia pela Faculdade de Medicina da Universidade de São Paulo (FMUSP). Especialista em Alergia e Imunologia pela Associação Brasileira de Alergia e Imunologia (ASBAI). Preceptora da Graduação na Disciplina de Alergia e Imunologia da FMUSP, 2018. Pós-Graduanda da disciplina de Alergia e Imunologia da FMUSP.

Marise Lazaretti Castro

Livre-Docente. Professora Adjunta da Disciplina de Endocrinologia. Chefe do Setor de Doenças Osteometabólicas da Escola Paulista de Medicina da Universidade Federal de São Paulo (EPM/Unifesp).

Mayra de Barros Dorna

Médica Assistente da Unidade de Alergia e Imunologia do Instituto da Criança do Hospital das Clínicas da Faculdade de Medicina da Universidade de São Paulo (ICr/HCFMUSP). Mestre em Ciências pelo Departamento de Pediatria da FMUSP.

Mayra Ianhez

Médica Dermatologista. Professora da Universidade Federal de Goiás (UFG) e Hospital de Doenças Tropicais de Goiás (HDT/GO). Mestre e Doutora pela Universidade Federal de São Paulo (Unisfesp).

Melissa Mariti Fraga

Reumatologista Pediátrica. Doutoranda em Pediatria pela Universidade Federal de São Paulo (Unifesp). Médica Assistente do Setor de Reumatologia Pediátrica da Unifesp. Responsável pelo Serviço de Reumatologia Pediátrica do Hospital Infantil Darcy Vargas (HIDV).

Myrthes Anna Maragna Toledo Barros

Médica Supervisora do Serviço de Imunologia Clínica e Alergia do Hospital das Clínicas da Faculdade de Medicina da Universidade de São Paulo (HCFMUSP). Doutorado em Microbiologia e Imunologia pela Universidade Federal de São Paulo (Unifesp).

Nafice Costa Araújo

Preceptora de Ensino em Reumatologia no Serviço de Reumatologia do Hospital do Servidor Público Estadual do Instituto de Assistência Médica ao Servidor Público Estadual (HSPE-IAMSPE). Preceptora de Ensino em Reumatologia na Universidade Cidade de São Paulo (UNICID). Mestre em Reumatologia pela Universidade Federal de São Paulo (Unifesp). Vice-Presidente da Sociedade Paulista de Reumatologia (SPR).

Patrícia Pontes Aires

Especialista em Pediatria e Reumatologia Pediátrica. Doutoranda na Universidade Federal de São Paulo (Unifesp).

Paula Lazaretti Morato Castro

Médica Graduada pela Faculdade de Medicina de Jundiaí (FMJ). Residência em Clínica Médica pela FMJ. Atualmente em Especialização em Imunologia Clínica e Alergia pela Faculdade de Medicina da Universidade de São Paulo (FMUSP).

Priscilla Rios Cordeiro Macedo

Graduada em Medicina pela Faculdade de Medicina da Universidade Federal da Bahia (UFBA). Especialista em Alergia e Imunologia pelo Instituto da Criança do Hospital da Clínicas da Faculdade de Medicina da Universidade de São Paulo (ICr/HCFMUSP). Especialista em Pediatria pela Faculdade de Medicina de Ribeirão Preto da Universidade de São Paulo (FMRP/USP). Especialista em Alergia e Imunologia pela Associação Brasileira de Alergia e Imunologia (ASBAI). Especialista em Pediatria pela Sociedade Brasileira de Pediatria (SBP).

Ricardo Katsuya Toma

Mestre e Doutor em Ciências Aplicadas à Saúde. Assistente Doutor e Coordenador da Gastroenterologia Pediátrica do Instituto da Criança do Hospital das Clínicas da Faculdade de Medicina da Universidade de São Paulo (ICr/HCFMUSP). Gastroenterologista Pediátrico do Centro de Especialidades Pediátricas do Hospital Israelita Albert Einstein (HIAE).

Ricardo Krieger Azzolini

Residência Médica em Clínica Médica e Reumatologia pelo Hospital das Clínicas da Faculdade de Medicina da Universidade de São Paulo (HCFMUSP). Membro da Sociedade Brasileira de Reumatologia (SBR). Mestre pela Faculdade de Medicina de Marília (FAMEMA). Doutorando pela FMUSP.

Rina Dalva Neubarth Giorgi

Reumatologista pela Sociedade Brasileira de Reumatologia (SBR) e pela Associação Médica Brasileira (AMB). Mestre em Reumatologia pela Faculdade de Medicina da Universidade de São Paulo (FMUSP). Diretora do Serviço de Reumatologia do Hospital do Servidor Público Estadual do Instituto de Assistência Médica ao Servidor Público Estadual (HSPE-IAMSPE).

Roberta Shcolnik Szor

Hematologista do Grupo DASA/Hospital 9 de Julho. Hematologista pelo Hospital das Clínicas da Faculdade de Medicina da Universidade de São Paulo (HCFMUSP). Especialista em Hematologia e Transplante de Medula Óssea pela Associação Brasileira de Hematologia, Hemoterapia e Terapia Celular.

Sandro Félix Perazzio

Mestre e Doutor em Reumatologia pela Escola Paulista de Medicina da Universidade Federal de São Paulo da (EPM/Unifesp). Pós-Doutorado em Imunologia pela Universidade de Washington. Professor afiliado da Disciplina de Reumatologia na EPM/Unifesp. Assistente-Doutor do Setor de Imunologia do Laboratório Central do Hospital das Clínicas da Faculdade de Medicina da Universidade de São Paulo (HCFMUSP). Assessor Médico em Imunologia e Reumatologia do Grupo Fleury.

Sarah Aguiar Nunes

Graduada pela Universidade São Francisco (USF). Residência de Clínica Médica no Conjunto Hospitalar do Mandaqui. Especializada em Alergia e Imunologia Clínica.

Tania Maria Sih

Professora da Faculdade de Medicina da Universidade de São Paulo (FMUSP). Secretária-Geral da Associação Interamericana de Otorrinolaringologia Pediátrica (IAPO). Diretora da Sociedade Internacional de Otite Média (ISOM).

Teresa Cristina Martins Vicente Robazzi

Professora Associada do Departamento de Pediatria da Faculdade de Medicina da Universidade Federal da Bahia (UFBA). Responsável pelo Serviço de Reumatologia Pediátrica do Hospital Universitário Professor Edgar Santos da Universidade Federal da Bahia (Hupes-UFBA). Pediatra e Reumatologista Pediátrica pelo Instituto da Criança e do Adolescente do Hospital das Clínicas da Faculdade de Medicina da Universidade de São Paulo (ICr/HCFMUSP).

Virgínia Paes Leme Ferriani

Professora Titular de Pediatria do Departamento de Puericultura e Pediatria da Faculdade de Medicina de Ribeirão Preto da Universidade de São Paulo (DPP-FMRP-USP). Chefe da Divisão de Reumatologia Pediátrica do DPP-FMRP-USP.

Verso e Prosa

Verso

E tudo começa por causa da fé.

Acredita-se no rio,
nas pedras preciosas,
na sorte, no futuro,
no brilhante pronto.

Escrever um livro é coisa de artesão,
artista, garimpeiro.

Com ferramentas simples, rudimentares,
fustiga as águas do rio.

Água limpa, transparente, fria
porque corre sobre pedras.
Pedras milenares.

Os pés mergulhados n'água revelam o
prazer do viver
ou do escrever,
do ensinar, do aprender,
sem atenção ao tempo.

Agora é ter paciência.
A busca persistente.
Não se pode encher a bateia.
Não se encontram diamantes
com muita sede, muita ânsia.

Bateia, peneira, bateia, peneira.
Tempo, paciência,
persistência, resiliência.
Fazer, refazer,
procurar,
insistentemente.

Linda pedra, a natureza formou.
Cá está.

Tão bela, tão única, tão valiosa.
Lapidar é tarefa de artesão.
O buril na mão do artista,
inclinação correta,
movimento preciso,
delicado,
giros milimétricos
na busca da perfeição.

Diamante lapidado,
já polido.
Eis o seu brilhante.

Leonardo Mendonça é garimpeiro,
lapidário, artista, paciente, persistente.
Produz brilhantes raros,
nos fala de doenças raras,
assim como este livro que nos apresenta.

Prosa

E tudo começa por causa da fé.

Acredita-se no rio, nas pedras preciosas, na sorte, no futuro, no brilhante pronto.

Escrever um livro é coisa de artesão, artista, garimpeiro.

Com ferramentas simples, rudimentares, fustiga as águas do rio.

Água limpa, transparente, fria porque corre sobre pedras.

Pedras milenares. Os pés mergulhados n'água revelam o prazer do viver ou do escrever, do ensinar, do aprender, sem atenção ao tempo.

Agora é ter paciência. A busca persistente. Não se pode encher a bateia. Não se encontram diamantes com muita sede, muita ânsia.

Bateia, peneira, bateia, peneira. Tempo, paciência, persistência, resiliência. Fazer, refazer, procurar, insistentemente.

Linda pedra, a natureza formou. Cá está. Tão bela, tão única, tão valiosa.

Lapidar é tarefa de artesão. O buril na mão do artista, inclinação correta, movimento preciso, delicado, giros milimétricos na busca da perfeição.

Diamante lapidado, já polido. Eis o seu brilhante.

Leonardo Mendonça é garimpeiro, lapidário, artista, paciente, persistente. Produz brilhantes raros, fala-nos de doenças raras, assim como este livro que nos apresenta.

Vitória Quintero
Reumatologista, Belo Horizonte

Prefazione

Le malattie autoinfiammatore sono un nuovo e affascinante capitolo nel libro medicina. Le prime pagine di questo capitolo sono state scritte nel 1997, quando 2 diversi consorzi internazionali hanno identificato in modo indipendente e parallelo l'associazione del gene MEFV con una malattia nota da diversi decenni, la febbre familiare mediterranea. Questa data ha rappresentato davvero una svolta, in quanto per la prima volta veniva riconosciuta una causa genetica a malattie infiammatorie che condividono diverse manifestazioni cliniche in comune con diverse malattie reumatiche. Negli anni successivi, studi di linkage hanno permesso di identificare altri geni associati ad altre forme note di febbre periodica su base familiare, come la come la Hibernian fever, oggi sindrome TRAPS, e la sindrome di Muckle-Wells. Il termine di malattie autoinfiammatorie veniva coniata nel 1999 da Daniel Kastner, per sottolineare il prevalente coinvolgimento dell'immunità innata in questa malattie e differenziarle dalle classiche malattie autoimmuni.

La scoperta dei geni associati alle malattie autoinfiammatorie ha determinato una rivoluzione per la comprensione dei meccanismi patogenetici che controllano l'attivazione e la regolazione della risposta infiammatoria. Si pensi solo all'identificazione del gene NLRP3 e alla scoperta dell'inflammasoma nella attivazione e secrezione dell'interleuchina-1, e le implicazioni legate a tantissime malattie multifattoriali associate a processi infiammatorie, come la gotta, il diabete, l'aterosclerosi, l'infarto del miocardio, le neoplasie polmonari.

Oggi più correttamente parliamo di malattie autoinfiammatorie sistemiche, definendole come un gruppo ampio ed eterogeneo di disturbi del sistema immunitario innato, la cui clinica ed eziologia genetica sono da tempo investigate per scoprire nuovi meccanismi patogenetici, valutare possibili bersagli farmacologici e sviluppare trattamenti terapeutici più efficaci.

La complessità emergente dei diversi fenotipi clinici all'interno dello spettro autoinfiammatorio, che va dalle febbri periodiche isolate al coinvolgimento sistemico di organi e tessuti, fino a sfociare nell'immuno-disregolazione, non è completamente spiegata dai molti geni identificati fino ad oggi. Per questo motivo, il tasso di pazienti non diagnosticati è ancora notevolmente alto.

Allo stato attuale, sono state descritte circa 60 diverse malattie autoinfiammatorie a livello molecolare e genetico. La grande varietà delle condizioni autoinfiammatorie note, oltre che le tante malattie ancora da definire, ed i relativi geni causativi da identificare, richiedono particolare attenzione sia alle metodologie diagnostiche che alle innovazioni tecnologiche avvenute in ambito sequenziamento del DNA, e che hanno rivoluzionato il campo della genetica umana, incluso quello delle malattie autoinfiammatorie/immunologiche.

Fino a dieci anni fa, il "gold standard" per gli studi genetici è stato il metodo Sanger di sequenziamento del DNA. Attualmente, gli studi basati sui metodi di sequenziamento di nuova generazione (NGS) sono i metodi standard nella maggior parte dei laboratori genetici in tutto il mondo. Gli approcci basati sul nuovo approccio di sequenziamento hanno infatti sostituito le precedenti strategie per la scoperta di nuovi geni e il rilevamento di mutazioni in geni già noti responsabili di malattie autoinfiammatorie monogeniche. In particolare:

- I pannelli genetici basati su NGS, che consentono il sequenziamento parallelo di frammenti di un dato bersaglio di DNA, sono adatti per un primo approccio alla diagnostica dei molti disordini autoinfiammatori geneticamente diversi ma fenotipicamente sovrapposti, sebbene il tasso di successo sia ancora basso.
- Il sequenziamento dell'intero esoma (WES) e il sequenziamento dell'intero genoma (WGS), insieme all'ibridazione genomica comparativa di array (aCGH), e all'analisi dei trascritti per lo studio dell'espressione genica, rappresentano mezzi efficaci per identificare nuovi geni e nuovi meccanismi patogenetici nelle malattie autoinfiammatorie.
- Nell'ultimo decennio, mutazioni post-zigotiche e mosaicismo genico, sia somatico che germinale, sono state descritte in un numero crescente di pazienti con diverse malattie autoinfiammatorie monogeniche, principalmente come risultato dell'uso di metodi basati su NGS ad alta copertura durante lo screening genetico di routine

Tutto questo ha determinato un fioritura di nuovi geni e nuove malattie finora ignote, a cui si sono potuti associare fenotipi e combinazioni di sintomi altrimenti inspiegabili e sempre nuovi meccanismi patogenetici e possibili target terapeutici, come ad esempio il nuovo campo delle Interferonopatie.

L'Istituto Giannina Gaslini nel corso degli ultimi 20 anni ha contribuito allo sviluppo delle conoscenze nel campo delle malattie autoinfiammatorie, con l'introduzione dello screening genetico diffuso a tutto il territorio nazionale, l'istituzione del registro internazionale Eurofever e lo studio dell'eziopatogenesi di diverse malattie. Durante questo entusiasmante percorso abbiamo avuto il piacere di ospitare il dr. Leonardo Oliveira Mendonca per quasi 1 anno nel nostro Istituto. In questo periodo Leonardo è stato capace di di approfondire le sue conoscenze cliniche e tecnologiche e di apprezzare la fondamentale necessità e bellezza della collaborazione nell'ambito delle malattie rare. Speriamo anche abbia amato la nostra città e la nostra terra, pesto incluso.

Siamo grati a Leonardo per la sua intelligenza, il suo entusiasmo, la sua generosità. E' grazie alla passione di giovani come lui che la nostra disciplina continuerà sicuramente a crescere nei prossimi anni. Il libro che vi apprestate a leggere è pieno di questo entusiasmo e riflette la volontà di tutti coloro che lavorano nel campo delle malattie autoinfiammatorie di migliorare continuamente la qualità di vita dei nostri pazienti. Di questo ringraziamo veramente di cuore il nostro giovane e brillante collega, e speriamo che molti altri seguano le sue orme.

Isabella Ceccherini, PhD
e _Marco Gattorno_, MD
Istituto Giannina Gaslini
Genoa – Italy

Prefácio

As doenças autoinflamatórias são um novo capítulo fascinante no livro médico. As primeiras páginas foram escritas em 1997, quando dois diferentes consórcios internacionais, de forma independente e paralela, identificaram a associação do gene MEFV com uma doença conhecida há várias décadas: a febre familiar do Mediterrâneo. Essa data representou realmente um divisor de águas, pois, pela primeira vez, foi reconhecida uma causa genética para doenças inflamatórias que compartilham várias manifestações clínicas com diversas doenças reumáticas. Nos anos seguintes, os estudos de ligação permitiram identificar outros genes associados a outras formas conhecidas de febre periódica familiar, como a febre hiberniana, agora síndrome TRAPS, e a síndrome de Muckle-Wells. O termo "doenças autoinflamatórias" foi cunhado em 1999, por Daniel Kastner, para enfatizar o envolvimento prevalente da imunidade inata nessas doenças e diferenciá-las das doenças autoimunes clássicas.

A descoberta de genes associados a doenças autoinflamatórias levou a uma revolução na compreensão dos mecanismos patogênicos que controlam a ativação e a regulação da resposta inflamatória. Basta pensar na identificação do gene NLRP3 e na descoberta do inflamassoma na ativação e secreção de interleucina-1 e nas implicações relacionadas a muitas doenças multifatoriais associadas a processos inflamatórios como gota, diabetes, aterosclerose, infarto do miocárdio e neoplasias pulmonares.

Hoje falamos mais corretamente de doenças autoinflamatórias sistêmicas, definindo-as como um grande e heterogêneo grupo de desordens do sistema imune inato, cuja clínica e etiologia genética há muito vêm sendo investigadas para descobrir novos mecanismos patogênicos, avaliar possíveis alvos de fármacos e desenvolver terapêuticas mais eficazes.

A complexidade emergente de diferentes fenótipos clínicos dentro do espectro autoinflamatório, variando de febres periódicas isoladas a envolvimento sistêmico de órgãos e tecidos e, finalmente, imunodesregulação, não é totalmente explicada pelos muitos genes identificados até o momento. Por essa razão, a taxa de pacientes não diagnosticados ainda é notavelmente alta.

Atualmente, cerca de 60 diferentes doenças autoinflamatórias em níveis molecular e genético foram descritas. A grande variedade de condições autoinflamatórias conhecidas, bem como as muitas doenças ainda a serem definidas e os genes causadores relativos a serem identificados, requer atenção particular tanto nas metodologias diagnósticas como nas inovações tecnológicas que ocorreram no campo do sequenciamento de DNA e que revolucionaram o campo da genética humana, incluindo o das doenças autoinflamatórias/imunológicas.

Até uma década atrás, o "padrão-ouro" para estudos genéticos era o método Sanger de sequenciamento de DNA. Atualmente, estudos com base em métodos de sequenciamento de próxima geração (NGS) são o padrão na maioria dos laboratórios de genética em todo o mundo. De fato, interpretações com base na nova abordagem de sequenciamento substituíram estratégias anteriores para a descoberta de novos genes e a detecção de mutações em genes já conhecidos responsáveis por doenças autoinflamatórias monogênicas. Em particular:

- Os painéis de genes com base em NGS, que permitem o sequenciamento paralelo de fragmentos de um determinado alvo de DNA, são adequados a uma primeira abordagem para o diagnóstico de muitos distúrbios autoinflamatórios geneticamente diversos, mas fenotipicamente sobrepostos, embora a taxa de sucesso ainda seja baixa.
- O sequenciamento completo do exoma (WES) e o sequenciamento completo do genoma (WGS), juntamente com a hibridização genômica comparativa (aCGH) e a análise de transcrição para o estudo da expressão gênica, são meios eficazes para identificar novos genes e novos mecanismos patogenéticos em doenças autoinflamatórias.
- Na última década, mutações pós-zigóticas e mosaicismo gênico, tanto somático como germinativo, foram descritos em um número crescente de pacientes com várias doenças autoinflamatórias monogênicas, principalmente como resultado do uso de métodos com base em NGS de alta cobertura durante a triagem genética de rotina.

Tudo isso promoveu o florescimento de genes e de doenças até então desconhecidas, aos quais tem sido possível associar fenótipos e combinações de sintomas inexplicáveis e sempre novos mecanismos patogenéticos e possíveis alvos terapêuticos, como, por exemplo, o novo campo das interferonopatias .

Nos últimos 20 anos, o Instituto Giannina Gaslini contribuiu para o desenvolvimento do conhecimento na área das doenças autoinflamatórias, com a introdução do rastreio genético espalhado por todo o Brasil, a criação do registro internacional da Eurofever e o estudo da etiopatogenia de várias doenças. Durante essa emocionante jornada, tivemos o prazer de receber o Dr. Leonardo Oliveira Mendonça por quase 1 ano em nosso Instituto. No curso desse período, ele pôde aprofundar seus conhecimentos clínicos e tecnológicos e apreciar a necessidade fundamental e a beleza da colaboração no campo das doenças raras. Esperamos também que ele tenha amado nossa cidade e nossa terra, inclusive o pesto.

Somos gratos ao Dr. Leonardo por sua inteligência, seu entusiasmo, sua generosidade. É graças à paixão de jovens como ele que nossa disciplina certamente continuará crescendo nos próximos anos. O livro que você está prestes a ler está repleto desse entusiasmo e reflete o desejo de todos os que trabalham na área de doenças autoinflamatórias de melhorar continuamente a qualidade de vida de nossos pacientes. Por isso, agradecemos sinceramente ao nosso jovem e brilhante colega e esperamos que muitos outros sigam seus passos.

Isabella Ceccherini, PhD
e _Marco Gattorno_, MD
Instituto Giannina Gaslini
Gênova, Itália

Apresentação

Pelo crescimento exponencial do conhecimento humano e graças às técnicas modernas utilizadas para o entendimento dos mecanismos fisiopatológicos e do genoma, a cada dia que passa novas doenças são identificadas e classificadas dentro do amplo espectro das síndromes autoinflamatórias, assunto moderno, complexo e instigante.

Na concepção deste livro, tivemos como meta primordial abordar o tema de forma abrangente, mas sem perder a didática e a objetividade na difusão do conhecimento. Para isso, contamos com o apoio de ***experts*** brasileiros em suas diferentes áreas de atuação científica. Como parceiro na editoração do livro, tive a honra e o prazer de contar com o Professor Jorge Kalil, Titular da Disciplina de Imunologia Clínica e Alergia da Faculdade de Medicina da Universidade de São Paulo (FMUSP), que, além de médico e professor, se destaca como cientista nacional e internacional e é, com certeza, um dos grandes responsáveis pelo desenvolvimento da área de Alergia e Imunologia no Brasil. Também tive como parceiro na editoração do livro e autor de diversos capítulos o doutor Leonardo Oliveira Mendonça, especialista em Imunologia Clínica e Alergia, cuja carreira se direcionou principalmente para o estudo das síndromes autoinflamatórias e imunodesregulatórias. Hoje ele é o Coordenador do Setor de Imunologia Clínica e Alergia e Centro de Doenças Raras e da Imunidade no Hospital 9 de Julho, em São Paulo, tem Especialização pela Faculdade de Medicina da Universidade de São Paulo e no Instituto Giannina Gaslini, em Gênova, Itália. Conheci Leonardo Mendonça, o Leo, ainda muito jovem, quando Residente do Serviço de Imunologia Clínica e Alergia do Hospital das Clínicas da FMUSP. Na ocasião, ele já demonstrava sua enorme energia, inteligência e curiosidade médica. Com tudo isso, teve uma carreira meteórica e, hoje, é, sem dúvida, um dos principais especialistas nesse tema no Brasil e no mundo.

Decidimos subdividir o conteúdo científico do livro, didaticamente, em quatro partes: (1) Inflamassomopatias; (2) Proteossomopatias; (3) Relopatias, Imunoactinopatias e Proteino-Actinopatias; (4) Particularidades nas Doenças Autoinflamatórias. A dificuldade encontrada no desenvolvimento do conteúdo foi exatamente a grande ebulição desse tema tão de vanguarda.

Para finalizar, não posso deixar de agradecer ao Leonardo, por sua coordenação científica, e a todos os excelentes autores envolvidos, pois sem eles este trabalho jamais seria possível. Enfim, espero que o resultado seja muito agradável e proveitoso para todos – estudantes, residentes, clínicos, pediatras e especialistas médicos ou não médicos. Também não posso deixar de ressaltar o desejo de que, de alguma forma, este trabalho ajude a aprimorar o diagnóstico e o tratamento de nossos pacientes.

Fábio Fernandes Morato Castro
Professor associado livre-docente da Disciplina de Imunologia Clínica e Alergia da Faculdade de Medicina da Universidade de São Paulo (FMUSP) e Supervisor do Serviço de Imunologia Clínica e Alergia do Hospital das Clínicas da FMUSP.

Sumário

Seção 1

Inflamassomopatias

Seção 1

Inflamassomopatias

Capítulo 1

Síndrome Febril Periódica com Aftas Orais, Linfonodomegalia e Amigdalite (PFAPA)

Tania Maria Sih • Sarah Aguiar Nunes • Marcelo Silber

Introdução

Do grupo das doenças autoinflamatórias, a síndrome febril periódica com aftas orais, linfonodomegalia e amigdalite (PFAPA) é a mais comum e a mais bem caracterizada. Até pouco tempo atrás, era muito subdiagnosticada, porém, com o conhecimento a seu respeito aumentando, está se tornando superdiagnosticada, ocasionando muitos erros diagnósticos e de conduta. A PFAPA é muito comum nos pacientes pediátricos, porém os médicos, muitas vezes, não a reconhecem, em especial se aparece em unidades de pronto atendimento (UPA) nas primeiras crises febris. Somente após uma periodicidade bem definida da recorrência é que começam a pensar na hipótese de PFAPA.

A PFAPA é uma doença benigna, não grave, provocada por uma imaturidade do sistema imunológico da criança. Aparece após 1 ano de idade, com o início dos sintomas antes dos 5 anos e tende a diminuir ou desaparecer entre 8 e 9 anos de idade. Em geral, resolve-se espontaneamente até a adolescência.

Muitas vezes, a criança chega ao pronto atendimento com febre e pontos purulentos nas tonsilas palatinas (amígdalas) e já recebem antimicrobianos. É muito comum não haver a confirmação microbiológica para pesquisar se é uma faringotonsilite causada pelo estreptococo do grupo A e a criança acaba, em boa parte, recebendo antimicrobianos. Muitas vezes recebe, por vários meses seguidos, o antibiótico totalmente desnecessário.

Com relação aos sintomas, a febre aparece e sobe rapidamente (39 °C a 40 °C) e geralmente vem acompanhada de um ou dois sinais: aftas (menos comuns); e gânglios cervicais aumentados. Os pais sabem com precisão qual será o dia no qual virá o novo episódio febril, pois a pontualidade da recorrência é bem marcante. Chegam até a marcar compromissos (p. ex., viagens ou festinhas de aniversário) para antes ou depois das crises. A febre pode durar de 4 a 5 dias e desaparece sozinha.

Características laboratoriais

Como toda a doença autoinflamatória, na crise febril da PFAPA, o paciente tem os marcadores agudos de atividade inflamatória nitidamente elevados: o leucograma mostra um desvio para a esquerda com aumento dos neutrófilos; há um aumento sugestivo da proteína C-reativa (PCR) e da velocidade de hemossedimentação (VHS), bem como da proteína amiloide A sérica (SAA), com normalização desses marcadores nos intervalos entre as crises. Vale a pena reforçar que esses marcadores não estão alterados fora da crise aguda da febre, sendo esse parâmetro de extrema valia no diagnóstico diferencial de muitas outras doenças autoinflamatórias. Como existe uma semelhança laboratorial com quadros infecciosos, alguns estudos sugerem a dosagem da pró-calcitonina sérica na tentativa de diferenciar a PFAPA das infecções bacterianas agudas. Esse marcador aumenta em resposta a citocinas pró-inflamatórias, como o fator de necrose tumoral alfa (TNF-alfa), interleucina-6 (IL-6), com valores aumentados nos episódios infecciosos. A IgD aumenta em até 30% quando os pacientes estão nas crises febris.

Como a PFAPA não é uma doença infecciosa, mas pode gerar orientações medicamentosas inadequadas, é de suma importância excluir infecção nas crises da PFAPA, sejam elas bacterianas, sejam elas virais. Quanto às infecções, deve-se considerar o painel para pesquisa das principais infecções respiratórias virais na infância (influenza, parainfluenza, respiratório sincicial, Epstein-Barr, enterovírus, vários coronavírus) e excluir, na etiologia bacteriana, o estreptococo do grupo A (estreptococos beta-hemolítico do grupo A). Para pesquisar o estreptococo do grupo A, pode ser feito o teste rápido (< 10 minutos) por meio de um *swab* da região tonsilar (sensibilidade 92% e especificidade de 100%) ou por meio da cultura, cujo resultado pode demorar ao redor de 48 horas, sendo porém o padrão-ouro para a identificação desse micro-organismo. Na sazonalidade do vírus da influenza A e B e na época da pandemia do SARS-CoV-2, é importante descartar esses agentes; esse último por intermédio do teste de reação em cadeia da polimerase (PCR) em tempo real colhido por amostra obtida da nasofaringe.

Apesar de a PFAPA não ter um gene até hoje especificamente relacionado a ela, não é incomum pessoas da mesma família serem acometidas pela mesma doença, uma vez que já foram identificados casos de PFAPA em gêmeos monozigóticos.

Diagnósticos diferenciais

De maneira objetiva e didática, mencionamos, a seguir, os principais diagnósticos diferenciais que podem resultar em confusões diagnósticas, induzindo erros no manejo correto das febres periódicas. A PFAPA pode ter semelhança com outras síndromes de febres periódicas, mas pode ser distinguida ao se dar atenção cuidadosa aos sintomas e à história do ciclo febril.

A febre familiar do Mediterrâneo (FFM) envolve a febre periódica, mas seus sintomas de peritonite, *rash* cutâneo erisipeloide e amiloidose não são encontrados na PFAPA.

A resposta dramática aos corticosteroides pode também ser útil para distinguir a PFAPA da FFM ou de outras síndromes hereditárias de febres periódicas (HPF), podendo ser usada como critério adicional para o diagnóstico. De fato, no episódio agudo febril associado com a deficiência da mevalonatoquinase (MKD, do inglês *mevalonate kinase deficiency*), em geral, não ocorre uma rápida resposta a uma única dose de corticosteroide como na PFAPA.

Pacientes com síndrome de Behçet apresentam úlceras na cavidade bucal, porém estas são grandes, dolorosas e numerosas, contrastando com as lesões pequenas e mais puntiformes da PFAPA. A síndrome de Behçet também inclui lesões cutâneas, envolvimento ocular (uveíte, vasculite), artrite/artralgia, comprometimento do sistema nervoso central (SNC) e complicações cardiovasculares.

A síndrome da hiper-IgD apresenta-se com linfadenopatia e temperatura elevada, porém sem a periodicidade regular encontrada na PFAPA. Os sintomas também incluem artralgia, diarreia e lesões macropapulares distintas da estomatite aftosa. A síndrome hiper-IgD, muitas vezes, começa nos bebês, o que não é o caso dos pacientes com PFAPA, que somente ocorre após 1 ano de idade. De modo semelhante à FFM, essa doença é autossômica recessiva.

A artrite reumatoide juvenil com repercussão sistêmica (doença de Still) apresenta-se com febre alta, adenopatia, artrite, *rash*, hepatoesplenomegalia, pleurite e pericardite. As febres não têm periodicidade cíclica e os pacientes apresentam sintomas mais graves.

A febre hiberniana familiar renomeada para "síndrome do fator de necrose tumoral associada ao receptor-1" tem episódios de febre que duram de 1 a 4 semanas, bem como dor abdominal, mialgia e lesões de pele que podem ocorrer em qualquer local do corpo.

Na neutropenia cíclica, embora a febre, a faringite e a estomatite se assemelham à PFAPA, ocorre uma diminuição cíclica dos neutrófilos, dores abdominais e diarreia.

Suscetibilidade genética comum

Existem outras duas variantes comuns caracterizadas por úlceras aftosas (enfermidade de Behçet e a estomatite aftosa recorrente) que também estão muito associadas à PFAPA. As semelhanças genéticas entre essas três enfermidades sugerem um compartilhamento de características e poderiam, por isso, fazer parte de um *continuum*. Manthiram *et al.* propuseram, portanto, agrupar essas doenças em uma família denominada "transtorno do espectro de Behçet" (BSD), sendo as úlceras aftosas recorrentes as mais brandas; a PFAPA, a intermediária; e a enfermidade de Behçet, a mais severa. Nesse estudo, os autores sugerem que alelos HLA possam ser fatores que influenciam os fenótipos ao longo do espectro.

História natural e autolimitada da PFAPA

Estudos em longo prazo publicados com pacientes com PFAPA mostram a história natural da doença. Wuster *et al.* descreveram 59 pacientes seguidos entre 12 e 21 anos; dos quais, 50 pacientes tiveram resolução completa dos sintomas após 6,3 anos. Os outros 9 pacientes persistiram com os sintomas por uma média de 18,1 anos. Feder e Salazar realizaram uma amostra mais ampla com 105 pacientes que foram avaliados retrospectivamente durante 10 anos. A PFAPA desapareceu espontaneamente em 20% desses pacientes e continuou a acometer, durante o estudo (média de 23 meses), em 63% dos pacientes. Onze pacientes foram amigdalectomizados e 100% tiveram o efeito curativo. O estudo de Licamelli *et al.* mostrou que, em longo prazo, os pacientes tiveram encurtamento do ciclo febril e um aumento do intervalo da recorrência.

Entretanto, embora a PFAPA seja considerada uma condição autolimitada na infância, seu impacto nas famílias e na vida social das crianças pode ser notável em muitos dos casos; ademais, nos adultos, parece ser menos benigna, com um controle das febres mais desafiador.

Tratamento da PFAPA

Tratamento sintomático durante os episódios febris

Crianças que sofrem de PFAPA são geralmente tratadas sintomaticamente com anti-inflamatórios não esteroidais (AINE) e paracetamol durante os episódios.

Os AINE são mais eficientes que o paracetamol para reduzir a febre, mas uma combinação das duas drogas é frequentemente necessária. Os antipiréticos são uma opção razoável para os pais relutantes em oferecer medicação diariamente ou preocupados com os efeitos colaterais dos corticosteroides ou, até mesmo, preocupados com a possibilidade cirúrgica de uma tonsilectomia. Alguns pais optam por fazer um cronograma com AINE, adicionando doses únicas de paracetamol, quando necessário, estando atentos à dose total dos dois medicamentos por segurança.

Entretanto, ambos os medicamentos mostram um resultado pobre na resolução dos sintomas da PFAPA. Também é de suma importância lembrar os possíveis efeitos colaterais com o uso de AINE, como o angioedema, em especial em pacientes portadores de variantes genéticas duvidosas.

Tratamento com rápida resolução dos episódios febris

Os corticosteroides por via oral abortam prontamente um episódio de PFAPA, normalmente com resolução do episódio agudo da febre dentro de poucas horas seguida pelo abrandamento dos outros sintomas. Com uma única dose de prednisona (1 a 2 mg/kg/dia) ou betametasona (0,1 a 0,2 mg/kg/dia) dada no início dos episódios febris, já ocorre uma resposta rápida, dentro de poucas horas, fato observado em até 90% dos pacientes.

Se uma única dose não for suficiente para induzir a resolução do episódio febril, pode-se considerar uma segunda dose do corticosteroide no dia seguinte. A estomatite aftosa, entretanto, pode ter resolução mais demorada.

A prova terapêutica com dose única de corticosteroide no 1º dia da crise febril, também conhecida como "terapia em demanda", é uma das etapas da investigação diagnóstica da PFAPA.

Existem muitos estudos que preconizam e sustentam o uso dos corticosteroides na fase aguda dos episódios febris. Em um estudo de coorte, o maior já feito com pacientes com PFAPA, Hofer *et al.* verificaram 147 entre 301 pacientes tratados com corticosteroides. Observaram uma rápida resolução dos episódios febris após uma única dose desses medicamentos em 93/147 pacientes (63%), enquanto 46 (32%) mostraram uma resposta parcial e somente 8 (5%) não responderam.

Dados do registro do EUROFEVER confirmam o uso disseminado dos corticosteroides para o episódio febril agudo, com 81 entre 92 pacientes tratados no início dos episódios e sua eficácia em 73 pacientes (90% dos que receberam a medicação).

Wuster *et al.* descreveram uma coorte de 60 pacientes, dos quais 44 foram tratados com corticosteroides durante os episódios, sendo o tratamento eficaz em 37 (84%).

Tasher *et al.*, em estudo não controlado, descreveram que uma dose baixa única de prednisona (média de 0,6 mg/kg dia) foi eficaz para resolver de modo rápido os episódios de febre em uma média de 10 horas em 51 entre 54 pacientes com PFAPA. A eficácia de uma dose baixa única de prednisona foi confirmada em estudo preliminar por Yazgan *et al.* que não mostrou nenhuma significância estatística entre a dose de 2 mg/kg/dia e a de 0,5mg/kg/dia respectivamente em 40 e 46 ataques febris na PFAPA.

O estudo de Tasher *et al.* mostrou uma taxa muito baixa de efeitos colaterais no curto prazo, relatado pelos pais, sendo os mais comuns a inquietude e a dificuldade para dormir. Essa última poderia ser evitada com a administração da dose 4 a 6 horas antes de dormir.

Com relação à resposta ao corticosteroide, podemos ter um critério adicional para o diagnóstico da PFAPA e sua distinção da FFM e de outras síndromes hereditárias de febres periódicas (SHFP). Nos surtos febris da SHFP, com exceção da febre periódica associada com a MKD, geralmente não ocorre uma resposta dramática com uma única dose do corticosteroide como se observa na PFAPA.

O consenso CARRA (Plano de Trabalho no Tratamento da PFAPA) avaliou a eficácia dos corticosteroides na interrupção dos episódios no seu início (18 CARRA). Decorrente dos efeitos adversos dos corticosteroides, o Consenso sugere a opção pela dose inicial mais baixa da prednisolona (1 mg/kg), podendo ser aumentada para 2 mg/kg em dose única se a resposta para 1 mg/kg for incompleta, permitindo intervalos de $\geq$ 21 dias da resposta aos corticosteroides, com a recomendação de mudança para outro regime de tratamento no caso de crises frequentes ($\leq$ 14 dias). No caso de intervalos entre 14 e 21 dias, é recomendado o aumento da dose de corticosteroide de 1 mg/kg para 2 mg/kg. Se o intervalo aumentou para 21 dias, continuar com o corticosteroide nessa dose mais alta. Caso contrário, tentar outra opção de tratamento.

Contudo, em razão da recorrência, o uso de corticosteroides em demanda parece ter o mesmo efeito imunossupressor do uso crônico. Em uma proporção significativa de crianças tratadas com corticosteroides em demanda, pode haver um encurtamento dos intervalos intercrise entre 25% e 50% dos casos e maior frequência dos ataques. Da mesma forma, a administração dos corticosteroides não previne ataques futuros de febre. O estudo de Tasher *et al.* também indica que o temor dos pais pelos possíveis efeitos colaterais do corticosteroide tem um reflexo negativo na adesão ao tratamento. No Quadro 1.1, estão apresentados as possibilidades terapêuticas dos episódios de PFAPA.

Tratamento profilático da PFAPA

Como alternativas ao corticosteroide no tratamento de pacientes com PFAPA, existem a colchicina e a cimetidina. Esses fármacos visam sua profilaxia.

A colchicina é um anti-inflamatório, bloqueador da migração e adesão neutrofílica, entretanto seu correto mecanismo de ação ainda não é conhecido. Atribui-se a ela o fato de impedir a formação e a ativação do citoesqueleto por meio da formação de um complexo de colchicina tubulina. A colchicina tem meia-vida de 20 a 40 horas com biodisponibilidade entre 24% e 88% após ingerida, e cerca de 40% da droga age ligada à

Quadro 1.1. Tratamento medicamentoso dos episódios de PFAFA		
Possibilidades de tratamento medicamentoso dos episódios da PFAPA		
	Dose	**Considerações**
Prednisona	0,5 a 2 mg/kg, via oral, dada no primeiro dia da febre	Possível repetir no 2º dia se a febre persistir
Betametasona	0,2 mg/lg, via oral, dada no 1º dia da febre	Possível repetir no 2º dia caso a febre persistir
Tratamento profilático		
	Dose	Considerações
Colchicina	0,5 a 1 mg/dia, via oral	Efeitos colaterais gastrointestinais
Cimetidina	20 a 40 mg/kg/dia, via oral	Eficácia pobre
Anakinra	1 mg/kg, nos 1º e 2º dias da febre	Custo-efetividade

Fonte: Desenvolvido pela autoria.

albumina. A colchicina é a droga de eleição no tratamento da FFM e da doença de Behçet e alguns pacientes com hiper-IgD também podem apresentar resposta parcial à colchicina. Na PFAPA, a medicação é eficaz, reduzindo o número de crises, principalmente nos pacientes com as variantes genéticas no gene *MEFV*.

A racionalidade do uso da colchicina como tratamento profilático da PFAPA tem como base primeiramente as semelhanças clínicas e laboratoriais entre a FFM e a PFAPA, mostrando uma experiência boa em longo prazo desse fármaco na abordagem da FFM. Por esse motivo, quando a colchicina é eficaz no tratamento de pacientes com PFAPA, tem de ser considerado o diagnóstico alternativo de FFM.

Como a colchicina é o tratamento-padrão da FFM, ela foi avaliada em crianças com PFAPA em alguns estudos retrospectivos pequenos. Inicialmente, Tasher *et al.* relataram intervalos de febre prolongados em pacientes com muito crises frequentes (< 14 dias). Dusser *et al.* reportaram que cerca de metade das 20 crianças com PFAPA respondeu à colchicina, sendo que a taxa de resposta foi maior em crianças com mutação no *MEFV*. Um estudo recente relatou que o tratamento profilático com colchicina foi eficaz na redução da frequência da crise e no prolongamento dos intervalos em 33% dos pacientes com PFAPA sem variantes *MEFV*, em comparação a 66% em pacientes com PFAPA que carregavam a variante *MEFV*. Em outros estudos, os números são semelhantes, com uma taxa de resposta geral de 45% em 20 pacientes tratados com colchicina e maior frequência de variantes do *MEFV* entre os que responderam ao tratamento (71%) em comparação aos que não mostraram resposta (43%). Um resultado mais favorável foi mostrado em um estudo de Kathim *et al.*, em que houve uma boa resposta da colchicina em aproximadamente 75% em 20 pacientes sem mutações no *MEFV*.

Em virtude de uma boa resposta da FFM à colchicina, pacientes com PFAPA heterozigotos para mutações *MEFV* podem responder melhor a esse fármaco. Entretanto, as diferenças nas respostas à colchicina entre os portadores e os não portadores da mutação *MEFV* ainda não estão totalmente comprovadas.

Em resumo, os dados sobre o tratamento com colchicina em PFAPA são promissores, com forte tendência de que a colchicina seja especialmente eficaz em pacientes que carregam uma variante *MEFV*. Porém, mais estudos serão necessários para esclarecer ainda mais o papel da colchicina na abordagem profilática da PFAPA.

A colchicina é geralmente bem tolerada. Os efeitos colaterais mais comuns da colchicina são gastrointestinais (aproximadamente em 10%). Esse efeito pode ser parcialmente explicado pela indução ou piora da intolerância à lactose por essa medicação.

Outra possibilidade de tratamento profilático seria com a cimetidina, um antagonista H2 com propriedades imunomoduladoras que inibe a quimiotaxia e a ativação de células T. Feder e Salazar relataram que, em 26 crianças com PFAPA tratadas com cimetidina, 7 (27%) tiveram resolução permanente dos episódios febris. O mesmo estudo relatou 43% de eficácia da cimetidina em um grupo de 28 pacientes. Wuster *et al.*, em um estudo de coorte, constataram a eficácia da cimetidina como terapia sintomática em 6 de 25 pacientes (26%) e, nos demais, ela foi ineficaz. Entretanto, no registro EUROFEVER de doenças autoinflamatórias, a cimetidina não mostrou eficácia em nenhum dos 92 pacientes. Em outro estudo de coorte norueguês, nenhum dos 42 pacientes participantes foi tratado com a cimetidina, deixando claro que ela é cada vez menos prescrita. Portanto, não existem estudos randomizados e controlados que atualmente suportam o benefício da cimetidina.

Tratamento cirúrgico da PFAPA

A opção pela cirurgia de tonsilectomia ou amigdalectomia ainda hoje permanece controversa, A cirurgia tem sido utilizada para pacientes com PFAPA, em especial para aqueles com crises recorrentes e com curto intervalo de tempo intercrises, além dos casos com contraindicação ou refratariedade ao tratamento clínico. A diminuição do intervalo de tempo da administração cada vez mais frequente do corticosteroide resulta, na maioria das vezes, na escolha pela cirurgia. Esta, na maioria dos pacientes, elimina os episódios febris recorrentes, sendo atualmente considerada, por muitos, uma potencial terapia definitiva para a PFAPA, modificando sobretudo a qualidade de vida desses pacientes e da sua família. Entretanto, mesmo se levando em conta a baixíssima possibilidade de intercorrências e não sendo totalmente isenta de riscos, muitos pais evitam essa perspectiva, apesar da evolução favorável da PFAPA com a amigdalectomia. A cirurgia deverá ser, portanto, proposta para pacientes selecionados, quando, por exemplo, o intervalo entre os episódios for muito curto com o tratamento com corticosteroides. Tem de ser levada em consideração a possibilidade da tomada da decisão pela abordagem cirúrgica compartilhada entre os pais e a equipe médica que acompanha o paciente com PFAPA.

Existem vários estudos que suportam a conduta cirúrgica e outros que a abordam com mais cautela. A seguir, mostraremos alguns estudos.

Existem dois estudos pequenos (com 67 crianças acometidas), conduzidos de modo controlado e randomizados, com moderada qualidade, que suportam a eficácia da tonsilectomia em PFAPA. Uma revisão sistemática da Cochrane, de 2014, com base nesses dois estudos conclui que a frequência média de episódios de PFAPA foi reduzida de uma crise a cada 2 meses a um pouco menos de uma a cada 2 anos após a tonsilectomia, e a duração dos sintomas de PFAPA durante esses episódios também foi reduzida. A revisão da Cochrane recomenda cautela na decisão da tonsilectomia uma vez que está bem estabelecido que crianças com PFAPA podem evoluir com resolução espontânea dos quadros e com a adição de fármacos (já comentados) ao tratamento. A Cochrane ainda conclui que é incerto que a tonsilectomia combinada com a adenoidectomia teria algum benefício adicional aos da tonsilectomia isoladamente.

É prudente lembrar que, às vezes, a PFAPA é mal diagnosticada como uma "amigdalite recorrente" e, em decorrência, a cirurgia poderá ser indicada. No entanto, características como regularidade estrita, úlceras aftosas e resposta imediata aos corticosteroides são fortes argumentos contra essa interpretação.

O maior estudo prospectivo já realizado até hoje é de autoria de Licameli *et al.*, reunindo uma série de pacientes com PFAPA com abordagem cirúrgica. Foi avaliada a eficácia em longo prazo da adenotonsilectomia em 102 pacientes com PFAPA, seguidos por > 6 meses após a cirurgia (média de 43 meses): 99 tiveram uma resolução completa e imediata após a cirurgia; 1 paciente a obteve após 6 meses; 1 continuou a apresentar os episódios febris; e outro foi diagnosticado posteriormente com MKD. Na observação dos pais dessas crianças abordadas cirurgicamente, além de ocorrer a cessação dos sintomas, houve a melhora da sua qualidade de vida.

Aktas *et al.*, em uma série pequena de 23 pacientes com PFAPA, mostraram a resolução total dos sintomas em 91% dos casos após a cirurgia (tonsilectomia com ou sem adenoidectomia).

Luu *et al.*, em um estudo de coorte, não randomizado, realizaram a cirurgia (tonsilectomia com ou sem adenoidectomia) em 65 pacientes com PFAPA com idade, por ocasião da cirurgia, de 5,56 (±3,35) anos. Destes, 62 (95,3%) apresentaram remissão completa dos sintomas com seguimento por até 70 meses após a cirurgia. As tonsilas desses pacientes foram analisadas e os com PFAPA mostraram uma assinatura pró-inflamatória única com aumento de *IL1RN* e expressão de *TNF*, mesmo durante o período assintomático afebril, quando foi realizada a cirurgia. As tonsilas examinadas mostraram inflamação localizada persistente, mesmo na ausência de sintomas clínicos, o que pode explicar o sucesso da tonsilectomia como opção eficaz para tratamento. A amigdalectomia em paciente adulto ainda precisa ser devidamente avaliada. Um estudo de Batu *et al.* sugere que os pacientes heterozigotos para mutações no *MEFV* têm uma resposta menos favorável à tonsilectomia. É importante levar em consideração que, a respeito dos pacientes adultos com PFAPA e submetidos à tonsilectomia, há relatos de persistência ou recidiva da PFAPA, reforçando o transtorno imunológico inerente a essa síndrome febril.

Portanto, é importante avaliar cuidadosamente a relação risco-benefício em conjunto com os pais, considerando-se o risco da operação, a qualidade de vida da criança, a situação familiar, a gravidade e a frequência dos episódios, bem como outras alternativas de tratamento e o tempo provável para resolução sem tratamento cirúrgico.

Consenso CARRA

O CARRA PFAPA Working Group, composto por reumatologistas pediátricos norte-americanos, europeus e israelenses, além de especialistas em doenças infecciosas pediátricas, otorrinolaringologistas e alergistas/imunologistas com experiência em PFAPA, elaborou um consenso sobre sua abordagem. Reproduzimos aqui o respectivo esquema proposto aos pacientes com PFAPA, para facilitar, até didaticamente, sua abordagem.

Quatro estratégias de tratamento da PFAPA foram definidas, com base na revisão da literatura: (1) antipiréticos durante os episódios; (2) tratamento abortivo com corticosteroides; (3) profilaxia com colchicina ou cimetidina; e (4) tratamento cirúrgico com tonsilectomia (Figura 1.1).

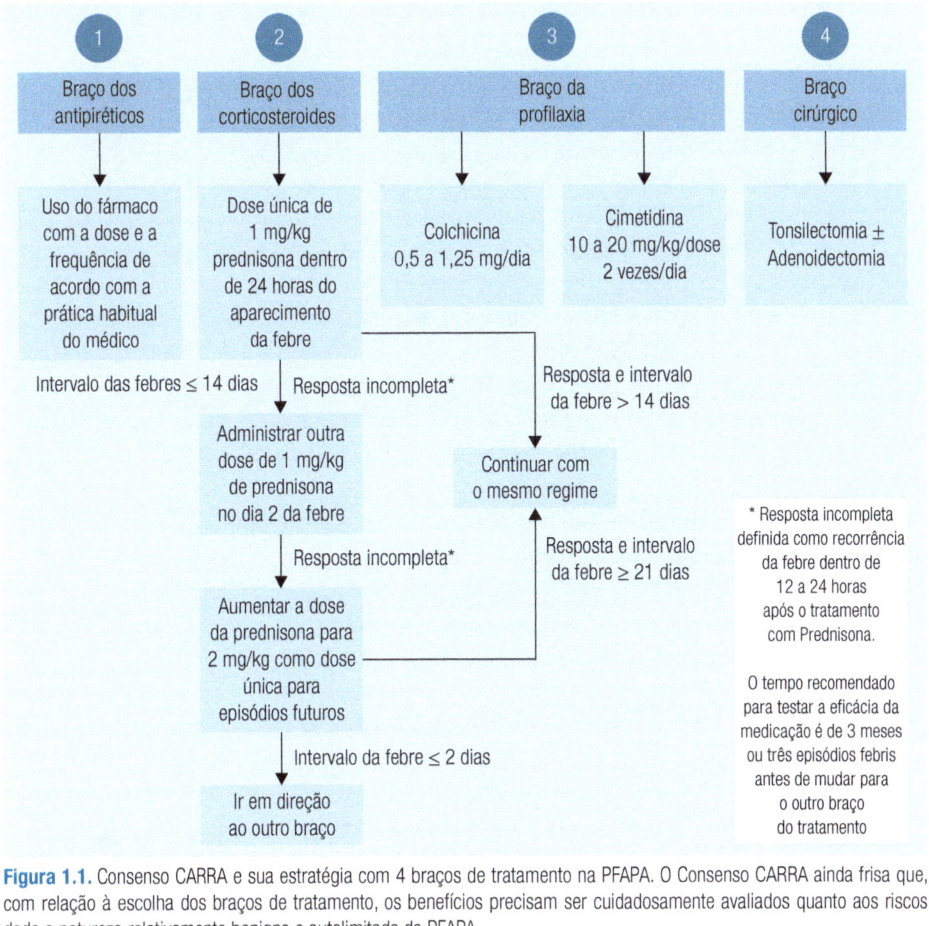

Figura 1.1. Consenso CARRA e sua estratégia com 4 braços de tratamento na PFAPA. O Consenso CARRA ainda frisa que, com relação à escolha dos braços de tratamento, os benefícios precisam ser cuidadosamente avaliados quanto aos riscos dada a natureza relativamente benigna e autolimitada da PFAPA.

Fonte: Desenvolvida pela autoria.

Outras propostas terapêuticas

Recentemente foi levantada a hipótese de que a inibição de IL-1 poderia ser benéfica na síndrome da PFAPA dada a superexpressão de genes relacionados ao inflamassoma e à falta de regulação da IL-1 beta com indução de quimiocinas Th1 em crises febris de PFAPA. Em uma série pequena de casos, sugere-se que os episódios febris de PFAPA respondem ao bloqueio de IL-1. Esses autores trataram cinco crianças com anakinra (1 mg/kg por via subcutânea no 2º dia de febre), obtendo uma resposta clínica horas após sua administração. Houve também diminuição dos leucócitos e da proteína C-reativa 48 horas após a tomada. Em um paciente adulto com PFAPA, a medicação foi eficaz após falha com corticosteroides, colchicina e tonsilectomia. O bloqueio de IL-1 também foi examinado em dois relatos de casos de adultos, em que uma boa resposta foi alcançada em um paciente tratado diariamente com anakinra e um paciente tratado com canakinumab. Apesar desses relatos, o uso de bloqueadores IL-1 no tratamento da PFAPA é restrito a pacientes selecionados em virtude da falta de estudos randomizados e da cobertura dos planos de saúde. Como a PFAPA é uma doença autolimitada nas crianças, os bloqueadores de IL-1 devem ser reservados a pacientes estritamente selecionados (especialmente adultos) nos quais o custo-benefício se justifique. Portanto, o papel terapêutico do bloqueio de IL-1 na PFAPA ainda não foi estabelecido. Um estudo bem desenhado, de preferência um estudo controlado randomizado, seria de grande importância para esclarecer se o bloqueio de IL-1 poderia desempenhar um papel importante no tratamento de PFAPA.

A talidomida, derivada do ácido glutâmico, ressurgiu como um tratamento para distúrbios autoimunes e inflamatórios. Na estomatite aftosa recorrente, há algumas evidências que apoiam o uso dessa droga na profilaxia da PFAA, mas seu perfil de segurança desfavorável permanece como restrição significativa.

Também há evidências que apoiam o papel da vitamina D como imunorreguladora na PFAPA uma vez que foi encontrada uma correlação significativa entre seus sintomas e a deficiência de vitamina D. Outros estudos mostraram que crianças com PFAPA e deficiência de 25-OH vitamina D suplementadas com colecalciferol (400 UI/dia) apresentaram uma redução significativa no número e na duração de episódios febris. Porém, há necessidade de mais estudos randomizados e controlados para apoiar essa conduta.

O montelucaste como profilaxia foi sugerido em uma publicação de 2007, todavia em periódico não revisado por pares.

Há resultados positivos anedóticos com crianças com PFAPA e suplementadas com imunomoduladores como pidotimod em associação com lisados bacterianos, bem como o uso dos probióticos da cavidade bucal como o *Streptococcus salivarius* K12 com evidências muito fracas da eficácia dessas abordagens nesses pacientes.

Objetivos futuros

Os objetivos futuros são estabelecer diretrizes de gestão baseadas em evidências com base na coleta de dados prospectivos de ensaios de eficácia comparativa após a implementação dos ensaios clínicos prospectivos (CTP) e identificar preditores para resposta a tratamentos específicos por meio da análise das características do paciente nos diferentes braços de tratamento. A história natural da PFAPA é resolvida com a idade. Para os braços antipirético e corticosteroide, como o tratamento é feito apenas na ocorrência de episódios, à medida que estes diminuem e finalmente param, o tratamento é encerrado. Para os braços profiláticos de cimetidina e colchicina, não há recomendações atuais quanto à duração do tratamento, pois não há dados suficientes.

Bibliografia

Aktas O, Aytuluk HG, Caliskan SK, Erdur O, Cirik AA. Long-term follow-up of tonsillectomy efficacy in children with PFAPA syndrome. Braz J Otorhinolaryngol. 2019;85(1):78-82. doi: 10.1016/j.bjorl.2017.10.012.

Amarilyo G, Rothman D, Manthiram K, Edwards KM, Li SC, Marshall GS, et al. CARRA PFAPA Consensus treatment plan workgroup. Consensus treatment plans for periodic fever, aphthous stomatitis, pharyngitis and adenitis syndrome (PFAPA): a framework to evaluate treatment responses from the childhood arthritis and rheumatology research alliance (CARRA) PFAPA work group. Pediatr Rheumatol Online J. 2020;18(1):31. doi: 10.1186/s12969-020-00424-x.

Burton MJ, Pollard AJ, Ramsden JD, Chong LY, Venekamp RP. Tonsillectomy for periodic fever, aphthous stomatitis, pharyngitis and cervical adenitis syndrome (PFAPA). Cochrane Database Syst Rev. 2014;(9):CD008669. doi: 10.1002/14651858.CD008669.

Feder HM, Salazar JC. A clinical review of 105 patients with PFAPA (a periodic fever syndrome). Acta Paediatr. 2010;99(2):178-84. doi: 10.1111/j.1651-2227.2009.01554.x.

Gaggiano C, Rigante D, Sota J, Grosso S, Cantarini L. Treatment options for periodic fever, aphthous stomatitis, pharyngitis, and cervical adenitis (PFAPA) syndrome in children and adults: a narrative review. Clin Rheumatol. 2019;38(1):11-7. doi: 10.1007/s10067-018-4361-2.

La Regina M, Nucera G, Diaco M, Manna R, Gasbarrini G. Differential diagnosis of periodic fevers. Arch Dis Child. 2003;88(1):92. doi: 10.1136/adc.88.1.92-a.

Lantto U, Koivunen P, Tapiainen T, Renko M. Periodic Fever, Aphthous stomatitis, pharyngitis, and cervical adenitis syndrome: relapse and tonsillar regrowth after childhood tonsillectomy. Laryngoscope. 2021;131(7):E2149-52. doi: 10.1002/lary.29474.

Licameli G, Lawton M, Kenna M, Dedeoglu F. Long-term surgical outcomes of adenotonsillectomy for PFAPA syndrome. Arch Otolaryngol Head Neck Surg. 2012;138(10):902-6. doi: 10.1001/2013.jamaoto.313.

Luu I, Nation J, Page N, Carvalho D, Magit A, Jiang W, et al. Undifferentiated recurrent fevers in pediatrics are clinically distinct from PFAPA syndrome but retain an IL-1 signature. Clin Immunol. 2021;226:108697. doi: 10.1016/j.clim.2021.108697.

Manthiram K, Preite S, Dedeoglu F, Demir S, Ozen S, Edwards KM, et al. Common genetic susceptibility loci link PFAPA syndrome, Behçet's disease, and recurrent aphthous stomatitis. Proc Natl Acad Sci U S A. 2020;117(25):14405-11. doi: 10.1073/pnas.2002051117.

Mendonça LO, Dias GMFS, Sousa NC, Francesco R, Castro FFM, Barros MT. Síndrome PFAPA (febre periódica, aftas orais, faringite e adenite cervical) em crianças e adultos. Arq Asma Alerg Imunol. 2019;3(1):29-36.

Tasher D, Somekh E, Dalal I. PFAPA syndrome: new clinical aspects disclosed. Arch Dis Child. 2006;91(12):981-4. doi: 10.1136/adc.2005.084731.

Valenzuela PM, Araya A, Pérez CI, Maul X, Serrano C, Beltrán C, et al. Profile of inflammatory mediators in tonsils of patients with periodic fever, aphthous stomatitis, pharyngitis, and cervical adenitis (PFAPA) syndrome. Clin Rheumatol. 2013;32(12):1743-9. doi: 10.1007/s10067-013-2334-z.

Vanoni F, Theodoropoulou K, Hofer M. PFAPA syndrome: a review on treatment and outcome. Pediatr Rheumatol Online J. 2016 J;14(1):38. doi: 10.1186/s12969-016-0101-9.

Vanoni F, Theodoropoulou K, Hofer M. PFAPA syndrome: a review on treatment and outcome. Pediatr Rheumatol Online J. 2016;14(1):38. doi: 10.1186/s12969-016-0101-9.

Wurster VM, Carlucci JG, Feder HM Jr, Edwards KM. Long-term follow-up of children with periodic fever, aphthous stomatitis, pharyngitis, and cervical adenitis syndrome. J Pediatr. 2011;159(6):958-64. doi: 10.1016/j.jpeds.2011.06.004.

Yazgan H, Keleş E, Yazgan Z, Gebeşçe A, Demirdöven M. C-reactive protein and procalcitonin during febril attacks in PFAPA syndrome. Int J Pediatr Otorhinolaryngol. 2012;76(8):1145-7. doi: 10.1016/j.ijporl.2012.04.022.

Capítulo 2

Síndromes Periódicas Associadas às Criopirinas (CAPS)

Eliana Toledo • Anete Sevciovic Grumach • Ekaterini Goudouris

Introdução

As criopirinopatias, também conhecidas como síndromes periódicas associadas às criopirinas (CAPS, do inglês *cryopyrin associated periodic syndrome*), representam um grupo de doenças autoinflamatórias nas quais mutações no gene *NLPR3* que codifica a proteína criopirina causam desregulação na resposta imune inata com consequente inflamação sistêmica crônica. As CAPS são doenças monogênicas e, mesmo na ausência de patógenos, ao contrário do que ocorre com as doenças autoimunes, não estão associadas a autoanticorpos nem a células T antígeno-específicas.

Em consenso recente, o termo "doenças autoinflamatórias associadas ao gene *NLRP3*" foi proposto para o espectro CAPS e os diferentes níveis de gravidade fenotípica foram identificados pelos adjetivos "leve", "moderado" e "grave". No entanto, pelo fato de essa nova taxonomia ainda não ser correntemente utilizada, o termo representado na sigla CAPS, já consagrado historicamente, será usado neste capítulo.

As CAPS compreendem um espectro contínuo de três diferentes fenótipos com gravidade crescente e frequente sobreposição clínica. O fenótipo leve é denominado "síndrome autoinflamatória familiar associada ao frio" (FCAS, do inglês *familial cold autoinflammatory syndrome*, OMIM 120100 , do inglês *online mendelian inheritance in man*), o moderado é conhecido como "síndrome de Muckle-Wells" (MWS, OMIM 191900) e a doença inflamatória multissistêmica de início neonatal (NOMID, do inglês *neonatal onset multisystem inflammatory disease*) ou síndrome infantil crônica neurológica cutaneoarticular (CINCA, do inglês *chronic infantile neurological-cutaneous-articular syndrome*, OMIM 607115) descreve o fenótipo grave.

Todos os três fenótipos são causados por mutações com ganho de função no gene *NLRP3*. Enquanto a MWS e a FCAS são mais comumente transmitidas da forma autossômica dominante, os pacientes com NOMID/CINCA geralmente são acometidos por mutações *de novo*, sem história familiar para CAPS.

O gene *NLRP3* está localizado no cromossomo 1q44, tem nove éxons e codifica a proteína criopirina (também denominada "*NLRP3*"). Em indivíduos saudáveis, a criopirina inibe a ativação do inflamassoma, um complexo intracelular multiproteico que promove resposta inflamatória contra patógenos ou contra moléculas liberadas durante dano celular. Mutações em *NLRP3* provocam a ativação da criopirina e subsequentemente do inflamassoma, com hiperprodução desregulada de interleucina-1-beta (IL-1β), e inflamação sistêmica.

Até o momento, são conhecidas cerca de 244 diferentes variantes no gene *NLRP3* associadas às CAPS. Destas, mais de cem são conhecidas como patogênicas ou provavelmente patogênicas e cerca de 85% delas estão localizadas no exon 3. Contudo, em cerca de 50% das CAPS nenhuma mutação genética é identificada por análise convencional como o sequenciamento de Sanger. Nesses pacientes, o mosaicismo genético somático do *NLRP3* pode ser detectado particularmente na síndrome CINCA, mediante técnicas de sequenciamento de nova geração (NGS) como sequenciamento de painel, de exoma ou de genoma completo.

As CAPS são doenças raras, desconhecidas e, portanto, subdiagnosticadas. A prevalência estimada é de 2,7 a 5,5 casos para cada milhão de pessoas, sem diferença entre os gêneros e as etnias. Existe variação da prevalência entre os diferentes fenótipos de CAPS em todo o mundo, sendo que, na América do Norte, a FCAS é observada em até 75% dos pacientes com CAPS; enquanto, na Europa, a MWS moderada é o fenótipo mais comum.

O objetivo deste capítulo é disseminar conhecimento sobre as CAPS, possibilitando maior conscientização sobre essas doenças e, consequentemente, diagnóstico mais precoce, início oportuno da terapia anti-IL-1, prevenção de danos irreversíveis e melhora da qualidade de vida dos pacientes.

Fisiopatologia

O gene *NLRP3* (também denominado "CIAS1", "NALP3" ou "PYPAF"), localizado no cromossomo 1q44, codifica a criopirina que é componente da família de receptores NOD-like (NLR). A criopirina agrupa um complexo multimolecular intracelular, o inflamassoma *NLRP3*. Esse complexo permite a ativação de uma protease proinflamatória, a caspase 1, que regula a piroptose, um processo inflamatório com morte celular programada. A caspase 1 também promove a clivagem de pro-IL-1β e pró-IL-18 em seus componentes ativos, IL-1β e IL-18, com consequente inflamação neutrofílica. A IL-1β desencadeia sinais em cascata que culminam na ativação de NFκB e na produção e liberação de outras citocinas pró-inflamatórias. As mutações em *NLRP3* causam hiperatividade do inflamassoma com aumento da produção de IL-1β, menor limiar de ativação do complexo *NLRP3* ou mesmo ativação espontânea, sem a presença de estímulos. Em pacientes com FCAS, a ativação do complexo *NLRP3* se dá em temperaturas mais baixas do que as habituais.

Manifestações clínicas

Historicamente, a FCAS, a MWS e a NOMID/CINCA foram descritas como três diferentes doenças. Em 1940, a FCAS foi descrita como um distúrbio hereditário na pele induzido pelo frio e com sintomas musculoesqueléticos. A MWS foi descrita em 1962 como uma síndrome de erupção de lesões que se assemelha à urticária, perda auditiva neurossensorial e amiloidose. Em 1980, a CINCA/NOMID foi descrita como uma doença inflamatória crônica com erupção cutânea, envolvimento articular e meningite asséptica crônica.

Os fenótipos podem se sobrepor e, portanto, as CAPS são aceitas como espectros variáveis com a mesma causa genética. O espectro CAPS inclui fenótipos leves, moderados e graves contemplando a FCAS (OMIM 120100); a MWS (OMIM 191900); e a NOMID/CINCA (OMIM 607115), respectivamente.

A maioria das CAPS tem início de sintomas precoces, variando desde o período neonatal até a primeira década de vida, e poucos pacientes desenvolvem sintomas na idade adulta. A síndrome CINCA manifesta-se nos primeiros dias de vida com a tríade meningite asséptica crônica, urticária e artrite deformante progressiva, particularmente de joelho. Embora cada fenótipo apresente quadro clínico específico e distinto, algumas manifestações são comuns a todas as CAPS: febre periódica; urticária neutrofílica não pruriginosa, de início muito precoce, cefaleia; conjuntivite; artralgia; e elevação acentuada de marcadores inflamatórios séricos.

O atraso no diagnóstico e no início do tratamento específico causa considerável impacto na qualidade de vida dos pacientes, além de danos irreversíveis como surdez, deformidades ósseas, cegueira e amiloidose. A avaliação de 18 casos de CAPS na Austrália mostrou que, embora um membro afetado da mesma família com sintomas similares tenha sido identificado, o diagnóstico foi tardio tanto nos casos de MWS como para NOMID. Assim, apesar de um melhor reconhecimento das CAPS na última década, os pacientes ainda são diagnosticados erroneamente. Outro estudo mostrou que 44% dos pacientes tiveram diagnósticos incorretos antes de serem diagnosticados com CAPS, ocasionando tratamentos inadequados e ineficazes. Em decorrência das sequelas observadas com o diagnóstico tardio, há a proposta de considerar o diagnóstico de NOMID em presença de urticária crônica nos primeiros 3 meses de vida até que se prove o contrário .

Síndrome autoinflamatória familiar associada ao frio

A FCAS, com herança autossômica dominante, caracteriza-se por episódios febris curtos e recorrentes, *rash*, poliartralgia e conjuntivite desencadeados pelo frio ou por mudanças abruptas de temperatura. Menos frequentemente, ocorrem fadiga, cefaleia, conjuntivite e dores musculares. A sudorese intensa, sede extrema, cefaleia e náuseas após exposição ao frio também foram relatadas. As alterações de temperatura nessas condições são possivelmente percebidas como sinal de perigo metabólico pelo inflamassoma desregulado, desencadeando a inflamação sistêmica dependente de IL-1.

A FCAS representa o fenótipo mais leve das CAPS, porém também repercute na qualidade de vida dos pacientes. Trinta pacientes afetados por FCAS (o fenótipo CAPS mais brando) foram pesquisados por Stych e Dobrovolny, e 90% deles relataram que os sintomas se tornaram um fardo na idade escolar, limitaram seu trabalho e as atividades sociais. A doença influenciou o relacionamento com os amigos e família, impedindo, muitas vezes, a participação em atividades ao ar livre.

Síndrome de Muckle-Wells

A SMW é mais comumente encontrada com herança autossômica dominante, embora casos esporádicos também possam ocorrer. Caracteriza-se por episódios febris recorrentes com manifestações cutâneas, articulares e oculares. A febre pode não estar presente. Pacientes com CAPS apresentam uma urticária ou erupção maculopapular, que muitas vezes é simetricamente distribuída no tronco e/ou nas extremidades. As lesões, em geral, surgem diariamente, duram até 24 horas e agravam-se ao longo do dia, com pico à noite. Embora seja descrito à semelhança da FCAS o desencadeamento ou a exacerbação pelo frio, os sintomas não ocorrem por exposição direta ao frio. As lesões de pele raramente coçam, mas podem ser acompanhadas de queimação, sensações e dores. O comprometimento articular é, em geral, oligoarticular e acomete grandes articulações. A perda auditiva neurossensorial de alta frequência também é comum. A amiloidose AA pode afetar até um quarto dos indivíduos com síndrome de Muckle-Wells, geralmente com um período de latência prolongado entre o início e a apresentação dos sintomas. Outras anormalidades neurológicas são menos comuns, mas lesões semelhantes às da esclerose múltipla envolvendo a área periventricular e o corpo caloso foram descritas na ressonância magnética nesses pacientes. Linfadenopatia, dor abdominal e dor de cabeça também foram descritas. O papiledema bilateral é mais comumente presente na NOMID, mas também foi descrito na SMW. A infertilidade é uma manifestação já descrita originalmente, relacionada à produção excessiva da IL-1, mas de mecanismos incertos. Os fatores desencadeantes não são comumente reconhecidos.

Síndrome CINCA/NOMID

A maioria dos casos é esporádica, com uma minoria apresentando herança autossômica dominante. Como a síndrome CINCA/NOMID representa o fenótipo mais grave das CAPS, os pacientes desenvolvem sequelas permanentes no sistema nervoso central (SNC) em decorrência da inflamação crônica se não tiverem sido tratados. As manifestações neurológicas são comuns, destacando-se a meningite asséptica e a hipertensão intracraniana. A meningite asséptica provoca aumento da pressão intracraniana e em papiledema crônico que resulta em atrofia do nervo óptico e perda visual progressiva. A uveíte também contribui para o prejuízo da visão. A hidrocefalia reflete em fácies típicas com aumento da fronte e do perímetro cefálico, com nariz em sela. A tomografia computadorizada (TC) e a ressonância magnética podem revelar leve proeminência dos ventrículos e aumento do líquido extra-axial, sugerindo atrofia cerebral leve, bem como calcificação da foice do cérebro e dura-máter, realce leptomeníngeo e inflamação coclear. A perda auditiva neurossensorial acomete 50% dos pacientes e é irreversível apesar da terapia com anti-IL-1.

O envolvimento articular é geralmente assimétrico e afeta principalmente os joelhos. Uma artropatia deformante ocorre em 30% a 40% dos pacientes com NOMID. Também são descritos: hipertrofia da parte ossificante da cartilagem de crescimento; deformidade da epífise adjacente; fragmentação e escavação da metáfise; nova formação óssea subperiosteal ao longo da diáfise; metáfise dos ossos longos envolvidos; e mineralização óssea diminuída. A ossificação patelar prematura e o supercrescimento patelar são achados típicos da síndrome NOMID. O tratamento com anti-IL-1 resolve as alterações articulares e cutâneas. O atraso cognitivo é multifatorial e decorrente do insulto perinatal, da inflamação do SNC e da atrofia cerebral.

Diagnóstico

O maior desafio em relação a esse grupo de doenças autoinflamatórias é o diagnóstico precoce de NOMID antes que se estabeleçam sequelas em SNC e ósseas.

O diagnóstico é realizado por meio dos achados clínicos em presença de marcadores inflamatórios e testes genéticos. Esses pacientes apresentam mutações em heterozigose, promovendo ganho de função no gene *NLRP3*, com hiperatividade do inflamassoma. Há mais de cem variantes em *NLRP3* patogênicas ou provavelmente patogênicas e validadas no Infevers (https://infevers.umai-montpellier.fr/web/index.php). Um percentual dos pacientes não apresenta mutações em linha germinativa, mas somáticas, o que pode dificultar o diagnóstico pelos testes genéticos habituais. Mosaicismo somático e variantes de significado incerto ou variantes de baixa penetrância podem produzir quadros clínicos e evolução atípicos.

Em caso de teste genético negativo ou indisponível, os seguintes critérios podem ser utilizados para o diagnóstico de CAPS:

- provas de atividade inflamatória elevadas (PCR , proteína sérica amiloide A)
- critérios ≥ 2 dos seis descritos a seguir:
  - exantema urticariforme;
  - episódios desencadeados por frio e/ou estresse;
  - surdez neurossensorial;
  - artralgia, artrite e/ou mialgia;
  - meningite asséptica crônica;
  - bossa frontal ou hiperplasia de epífises.

Tratamento

A fisiopatologia desse grupo de doenças indica terapia direcionada à IL-1. A resposta a essa abordagem costuma ser excelente, independentemente da manifestação clínica, mas ajustes de doses podem ser necessários. O tratamento deve ser iniciado o mais rapidamente possível de maneira a evitar sequelas, sobretudo as neurológicas e de sistema musculoesquelético.

Há três medicamentos para bloqueio de IL-1 em uso no mundo: anakinra; rilonacepte; e canaquinumabe.

Anakinra é um antagonista recombinante do receptor de IL-1. É utilizado na dose de 1 a 10 mg/kg/dia em crianças e 100 mg/dia em adultos, por via subcutânea. Doses menores são suficientes para o controle de pacientes com FCAS, enquanto doses mais elevadas costumam ser necessárias para os pacientes com NOMID. É o medicamento de escolha para pacientes com graves manifestações de SNC, por sua melhor penetração neste. Não é comercializada no Brasil.

Rilonacepte é uma proteína de fusão entre receptor de IL-1 e porção Fc de IgG. A dose em crianças varia entre 2,2 e 4,4 mg/kg/semana; enquanto, nos adultos, costuma ser usada na dose de 160 a 320 mg/semana, via subcutânea. Não está disponível no Brasil.

Canaquinumabe é um anticorpo (IgG1) humanizado bloqueador de IL-1, comercializado como Ilaris® (Novartis) no Brasil. É utilizado na dose de 2 mg/kg em crianças entre

15 kg e 40 kg e 150 mg a 300 mg em pacientes acima de 40 kg, a cada 4 a 8 semanas, por via subcutânea. Não há necessidade de ajuste em caso de comprometimento renal ou hepático. Pacientes com NOMID podem demandar até 10 mg/kg/dose. O principal efeito colateral são as infecções, principalmente do trato respiratório, em geral sem gravidade, mas há relatos de infecções oportunistas como aspergilose, herpes-zóster e micobacteriose atípica. Há também relatos de reações no local de aplicação, assim como cefaleia e vertigem.

A resposta terapêutica pode ser acompanhada por meio de escores clínicos diários, como o índice de atividade de doença autoinflamatória (AIDAI, do inglês *autoinflammatory disease activity index*). Esse índice se refere à soma de sintomas relatados no período de 1 mês. Os seguintes sintomas são pontuados em 0/1 (ausente ou presente) diariamente de febre acima de 38 ºC, sintomas gerais, dor abdominal, náusea/vômitos, diarreia, cefaleia, dor torácica, nódulos dolorosos, artralgia ou mialgia, edema articular, sintomas oculares e erupção cutânea. Um valor ≥ 9 significa atividade da doença. Existe um escore em separado para a síndrome de Muckle-Wells. Resposta terapêutica também deve ser acompanhada laboratorialmente por meio de dosagens de PCR e proteína sérica amiloide A, além de avaliação de sedimento urinário (identificação de proteinúria). Importante também monitorar o dano de órgãos.

O uso de outros medicamentos pode ser necessário, como anti-histamínicos para o prurido relacionado ao exantema, anti-inflamatórios não esteroidais para febre e dor, ou corticosteroide em colírio para sintomas oculares. O tratamento sob demanda tem sido proposto para os casos mais leves, com baixa atividade da doença.

Quadro 2.1. Características clinicolaboratoriais das síndromes CAPS

	FCAS	SMW	NOMID/CINCA
Início dos sintomas	< 6 meses – adulto	Infância precoce até adulto	Perinatal
Geral	Febre, calafrios	Febre	Febre baixa
Pele	Urticária neutrofílica induzida por frio	Urticária neutrofílica	*Rash* neonatal/ urticária neutrofílica
Musculoesqueléticas	Mialgia; poliartralgia	Mialgia; artrite de grandes articulações	Mialgia; artropatia e alargamento da porção ossificada das fises
Neurológicas	Cefaleia	Cefaleia; lesões semelhantes à esclerose em área periventricular e de corpo caloso	Cefaleia; meningite asséptica; atrofia cerebral; calcificações em dura-máter; inflamação coclear crônica e de leptomeninge
Linfadenopatia		Pode estar presente	Hepatoesplenomegalia
Audição		Perda auditiva	Perda auditiva
Visão	Conjuntivite	Papiledema, conjuntivite	Papiledema crônico; perda visual progressiva

Fonte: Adaptado de Azizi *et al.*, 2016; Navallas *et al.*, 2020; Welzel & Kuemmerle-Deschner, 2021.

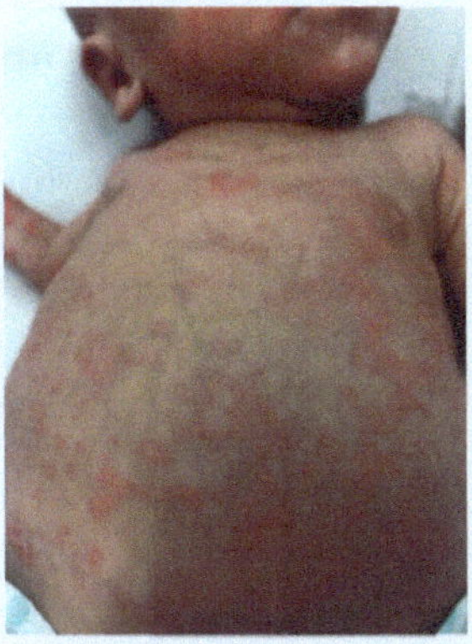

Figura 2.1. Lesões de pele em um paciente com diagnóstico neonatal de NOMID/CINCA.

Fonte: Arquivo pessoal da Dra. Anete Grumach e do Dr. Leonardo Mendonça.

Bibliografia

Aksentijevich I, et al. The clinical continuum of cryopyrinopathies: novel CIAS1 mutations in North American patients and a new cryopyrin model. Arthritis Rheum. 2007;56:1273-85.

Almeida de JA, Goldbach-Mansky R. Monogenic autoinflammatory diseases: concept and clinical manifestations. Clin Immunol. 2013;147(3):155-74.

Azizi G, Khadem AS, Nazeri S, Mosayebian A, Ghiasy S, Sadri G, et al. Monogenic auto-inflammatory syndromes: a review of the literature. Iran J Allergy Asthma Immunol. 2016;15(6):430-44.

Ben-Chetrit E, et al. Consensus proposal for taxonomy and definition of the autoinflammatory diseases (AIDs): a Delphi study. Ann. Rheum. Dis. 2018;77:1558-65.

Bonnekoh H, Butze M, Kallinich T, Kambe N, Kokolakis G, Krause K. Spectrum of genetic autoinflammatory diseases presenting with cutaneous symptoms. Acta Derm Venereol. 2020;100(7):adv00091.

Boursier G. Infevers: the registry of hereditary auto-inflammatory disorders mutations. 2021. [2024 Mar 06]. Disponível em: http://fmfighcnrsfr/ISSAID/infevers.

Broderick L. Hereditary autoinflammatory disorders: recognition and treatment. Immunol Allergy Clin North Am. 2019;39:13-29.

Cuisset L, et al. Mutations in the autoinflammatory cryopyrin-associated periodic syndrome gene: epidemiological study and lessons from eight years of genetic analysis in France. Ann. Rheum. Dis. 2010;70:495-99.

Gattorno M, Hofer M, Federici S, et al. Classification criteria for autoinflammatory recurrent fevers. Ann Rheum Dis. 2019;78:1025e32.

Georgin-Lavialle S, Ducharme-Benard S, Sarrabay G, Savey L, Grateau G, Hentgen V. Systemic autoinflammatory diseases: clinical state of the art. Best Pract Res Clin Rheumatol. 2020;34:101529.

Hansmann S, Lainka E, Horneff G, Holzinger D, Rieber N, Jansson AF, et al. Consensus protocols for the diagnosis and management of the hereditary autoinflammatory syndromes CAPS, TRAPS and MKD/HIDS: a German PRO-KIND initiative. Ped Rheumatol. 2020;18:17. DOI: 10.1186/s12969-020-0409-3.

Hawkins PN, Lachmann HJ, Aganna E, McDermott MF. Spectrum of clinical features in Muckle-Wells syndrome and response to anakinra. Arthritis and Rheumatism 2004;50:607-12.

Headley AP, Cordingley F, Hawkins PN, Riminton DS. Muckle-Wells cryopyrinopathy: complex phenotyping and response to therapy in a new multiplex kindred. Inflammation. 2014;37(2):396-401.

Hoffman HM, Wanderer AA, Broide DH. Familial cold autoinflammatory syndrome: phenotype and genotype of an autosomal dominant periodic fever. J Allergy Clin Immunol 2001;108:615-20.
Kile RL, Rusk HA. A case of cold urticaria with an unusual family history. J. Am. Med. Assoc. 1940;114:1067-8.
Krause K, Grattan CE, Bindslev-Jensen C, Gattorno M, Kallinich T, de Koning HD, et al. How not to miss autoinflammatory diseases masquerading as urticaria. Allergy 2012;67:1465-74.
Kuemmerle-Deschner JB, Ozen S, Tyrrell PN, et al. Diagnostic criteria for cryopyrin-associated periodic syndrome (CAPS). Ann Rheum Dis. 2017;76:942-7.
Kummerle-Deschner JB, Tyrrell PN, Reess F, et al. Risk factors for severe Muckle-Wells syndrome. Arthritis Care Res. 2010;62(12):3783-91.
Labrousse M, Kevorkian-Verguet C, Boursier G, et al. Mosaicism in autoinflammatory diseases: cryopyrin-associated periodic syndromes (CAPS) and beyond. A systematic review. Crit Rev Clin Lab Sci. 2018;55:432-42.
Landmann EC, Walker, UA. Pharmacological treatment options for cryopyrin-associated periodic syndromes. Expert Review of Clinical Pharmacology. 2017;10(8):855-64. DOI: 10.1080/17512433.2017.1338946.
Levy R, Gérard L, Kuemmerle-Deschner J, Lachmann HJ, Koné-Paut I, Cantarini L, et al. Phenotypic and genotypic characteristics of cryopyrin-associated periodic syndrome: a series of 136 patients from the Eurofever Registry. Ann. Rheum. Dis. 2015;74:2043-49.
Louvrier C, Assrawi E, El Khouri E, et al. NLRP3-associated autoinflammatory diseases: phenotypic and molecular characteristics of germline versus somatic mutations. J Allergy Clin Immunol. 2020;145:1254-61.
Mehr S, Allen R, Boros C, Adib N, Kakakios A, Turner PJ, et al. Cryopyrin-associated periodic syndrome in Australian children and adults: epidemiological, clinical and treatment characteristics. J Paediatr Child Health. 2016;52(9):889-95. Doi: 10.1111/jpc.13270. PMID: 27650144.
Muckle TJ, Wells M. Urticaria, deafness, and amyloidosis: a new heredo-familial syndrome. Q. J. Med. 1962;31:235-48.
Navallas M, Inarejos CEJ, Iglesias E, Rebollo-Polo M, Zaki FM, Navarro OM. Autoinflammatory diseases in childhood, part 1: monogenic syndromes. Pediatr Radiol. 2020;50(3):415-30.
Piram M, Koné-Paut I, Lachmann HJ, et al. Validation of the auto-inflammatory diseases activity index (AIDAI) for hereditary recurrent fever syndromes. Ann Rheum Dis. 2014;73:2168-73.
Prieur AM, Griscelli C. Chronic meningo-cutaneo-articular syndrome in children. Rev. Rhum. Mal. Osteo-articul. 1980;47:645-9.
Rodriguez-Smith J, Lin YC, Tsai WL, et al. Cerebrospinal fluid cytokines correlate with aseptic meningitis and blood-brain barrier function in neonatal-onset multisystem inflammatory disease: central nervous system biomarkers in neonatal-onset multisystem inflammatory disease correlate with central nervous system inflammation. Arthritis Rheumatol.2017;69:1325-36.
Sarrabay G, Grandemange S, Touitou I. Diagnosis of cryopyrin-associated periodic syndrome: challenges, recommendations and emerging concepts. Expert Rev Clin Immunol. 2015;11:827-35.
Stych B, Dobrovolny D. Familial cold auto-inflammatory syndrome (FCAS): characterization of symptomatology and impact on patients' lives. Curr Med Res Opin. 2008;24:1577-82.
Suri D, Rawat A, Jindal AK, Vignesh P, Gupta A, Pilania RK, et al. Spectrum of systemic auto-inflammatory diseases in India: a multi-centric experience. front immunol. 2021;12:630691.
Tartey S, Kanneganti T-D. Inflammasomes in the pathophysiology of autoinflammatory syndromes. J Leukoc Biol. 2020;107:379-91.
Ter Haar NM, Eijkelboom C, Cantarini L, et al. Clinical characteristics and genetic analyses of 187 patients with undefined autoinflammatory diseases. Ann Rheum Dis. 2019;78:1405-11.
Welzel T, Kuemmerle-Deschner JB. Diagnosis and management of the cryopyrin-associated periodic syndromes (CAPS): what do we know today? J. Clin. Med. 2021;10:128.

Capítulo 3

Síndrome Autoinflamatória Associada ao Receptor de TNF-alfa (TRAPS)

Ana Luiza Garcia Cunha • Danielli Christinni Bichuetti Silva Diniz
Mariana Fernandes Mousinho • Leonardo Oliveira Mendonça

Introdução

A primeira descrição clínica da síndrome autoinflamatoria associada ao receptor de TNF (TRAPS, do inglês *TNF receptor-associated periodic syndrome*) (MIM # 142680) data de 1982, quando uma família irlandesa com três gerações afetadas por uma doença foi identificada cujo quadro clínico era composto por ataques recorrentes de febre prolongada, dor abdominal, mialgia localizada, *rash* cutâneo doloroso. Por isso, a síndrome também ficou inicialmente conhecida como *hibernian fever*. Além disso, podiam ser observadas leucocitose e elevação dos níveis de velocidade de hemossedimentação (VHS). Curiosamente, chamavam atenção a má resposta ao tratamento com colchicina e a presença de padrão de herança autossômico dominante.

Com o avanço das metodologias de sequenciamento genético, em 1999 foram descritas mutações em um gene cuja proteína de peso molecular de 55kDa estava relacionada ao receptor do fator de necrose tumoral 1 (TNFR1). Naquela época, foi, então, proposto que o fenótipo observado previamente tratava-se de uma desordem autoinflamatória que resultava de regulação negativa do receptor TNFR1 da membrana e, consequentemente, da redução de potenciais antagonistas solúveis para o mesmo receptor. Essa foi a primeira descrição de mutações genéticas associadas à síndrome periódica associada ao receptor do fator de necrose tumoral (TRAPS).

A síndrome TRAPS é causada por variantes patogênicas heterozigóticas no gene da superfamília do receptor do TNF1A (TNFRSF1A; OMIM [do inglês, *Online mendelian inheritance in man*] #191190), no cromossomo 12, que codifica o receptor TNFR1. Até o momento, na literatura há mais de 200 casos descritos e prevalência estimada de um caso para cada 1 milhão de pessoas. Epidemiologicamente, estes casos são distribuídos, em sua maioria, na população europeia caucasiana, com relatos de casos em populações asiáticas ou africanas. Até o momento desta publicação, nenhum caso foi descrito no Brasil.

Este capítulo tem como objetivo descrever os principais achados clínicos, discorrer sobre a imunofisiopatologia da doença, além de explorar os achados genotípicos e as correlações fenotípicas.

Imunofisiopatologia

É amplamente conhecido que o TNF-alfa é um fator transmembrana, produzido em grande maior parte por macrófagos e monócitos e, em menor quantidade, por linfócitos e células *natural-killer*. Essa citocina é amplamente conhecida por seus efeitos pleiotrópicos em diversos processos biológicos como: ativação e apoptose celular; proliferação; e modulação celular. Dois tipos de receptor de TNF são encontrados em praticamente todos os tipos celulares e servem como transdutores de sinais para o TNF. O TNFR1 (ou p55/60-TNFR; CD120a), constitutivamente, é expresso em todos os tipos celulares, exceto eritrócitos, e liga-se ao TNF de forma praticamente irreversível. O outro é o TNFRSF1B (ou TNFR2; p75/80-TNFR; CD 120b), induzido e expresso em maior quantidade em células hematopoiéticas e endoteliais, que se liga ao TNF de forma mais dinâmica.

O gene TNFRSF1A é um membro da superfamília de receptores de TNF, sendo composto por um domínio extracelular, consistindo de uma sequência repetida em tandem de quatro domínios de cisteína (CRD1-4), uma região transmembrana e um domínio de morte intracelular (DD) envolvido na transdução de sinal intracelular.

O domínio extracelular é caracterizado pela presença de ligações dissulfeto intramoleculares, que se ligam ao fator de necrose tumoral alfa (TNF -α) e, que usualmente, também são responsáveis pela automontagem do próprio receptor. A ligação do TNF no domínio extracelular ocasiona uma homotrimerização do receptor e a formação de um complexo proteico, denominado "complexo I". Os domínios de morte agregados fornecem uma interface para interação com o domínio de morte da proteína então formada pelo TNFR1, complexo denominado "TRADD". Isso resulta em recrutamento de outras proteínas, incluindo TRAF2/5 (*E3 ubiquitin-protein ligase TNF receptor-associated factor 2 and 5*) e o RIPK1 (*receptor-interacting serine/threonine-protein kinase 1*). A transdução de sinal mediada por esse complexo resulta em vários processos bioquímicos, incluindo a liberação de citocinas pró-inflamatórias através da via do fator nuclear κB (*NF-κB*) ou, alternativamente, através de outras cascatas intracelulares, como o p38 e a sinalização via c-Jun N-terminal quinase/proteinaquinase ativada por mitógeno (JNK/MAPK). Consequentemente, ocorre a morte celular programada por meio da ativação de proteases de cisteína denominadas "caspases".

Entre os diversos efeitos dessas vias, estão o aumento da expressão de moléculas de adesão, a síntese de outras citocinas (interleucina (IL) 1 e IL-6) e quimiocinas (RANTES, MIP-1), a ativação de leucócitos, a inibição de células T regulatórias, a indução da produção de MMP que degrada tecido, a regulação positiva da expressão de ligante RANK, a indução de apoptose, assim como vários efeitos antivirais e antitumorais.

Além disso, o TNFR ativado promove a liberação do domínio extracelular do próprio receptor no compartimento extracelular por meio de ADAM-17 (enzima conversora de TNF-α), um mediador fundamental no processo de cascata, que gera um pool de TNFR1 solúvel capaz de se ligar ao TNF-α circulante, amortecendo o processo de inflamação aguda.

Estudos *in vitro* demonstram como mutações no TNFRSF1A contribuem para o desenvolvimento do fenótipo de TRAPS por meio da expressão alterada do TNFRSF1A na superfície celular, da ligação alterada do TNF-α, de defeitos na cascata do receptor e de acúmulo de proteínas intracelular do TNFRSF1A. Além disso, estudos mostram que esse acúmulo intracelular de proteínas TNFRSF1A mal formadas aumenta os níveis de estresse oxidativo, estimulando as vias metabolômicas de sinalização pró-inflamatórias.

Até o momento desta revisão, foram identificadas 177 variantes no TNFRSA1, das quais 103 variantes são geneticamente patogênicas ou provavelmente patogênicas. A maioria das mutações associadas à doença é de mutações *missense* (pontuais) localizadas nos éxons 2,3 e 4, que codificam o domínio extracelular da proteína madura do TNF, principalmente mutações nos quatro domínios ricos em cisteína (CRD) que têm um papel crucial na homotrimerização da proteína (CRD1) e ligação (CRD2 e CRD3), alterando a conformação tridimensional da proteína do domínio extracelular.

Algumas variantes provavelmente patogênicas também foram identificadas no éxon 6, que codificam o domínio transmembrana e essas variantes provavelmente afetam a clivagem do receptor.

A variante patogênica mais comum p.Thr79Met (T79M, também conhecida como "T50M") afeta a formação da ligação altamente conservada de hidrogênio e é crucial para a conformação tridimensional da proteína. Variantes estruturais estão associadas com o fenótipo mais grave e com predisposição mais alta à amiloidose.

Diferentemente das variantes estruturais patogênicas no TNFR1, são conhecidas algumas variantes de baixa penetrância, a mais notável sendo a p.Arg121Glu (R121Q, também conhecida como "R92Q") e a p.Pro75Leu (P75L, também conhecida como "P46L"). Essas variantes foram associadas a algumas doenças autoinflamatórias, além da TRAPS, como PFAPA, esclerose múltipla e doença de Behçet. Esses achados levantam dúvidas essenciais sobre a real patogênese dessas variantes na síndrome TRAPS. Entretanto, no nível funcional, essa variante se comporta similarmente ao receptor usual de TNFR1, enquanto a análise estrutural sugere que talvez haja um impacto na dobra da proteína. De interesse especial, a variante R92Q foi encontrada em cerca de 34% dos pacientes do Registro do EUROFEVER, além de ter alta frequência na população não afetada pela TRAPS. Pacientes com a variante R92Q têm, menos frequentemente, uma história familiar positiva para febre periódica, apresentam um início de doença mais tardio e apresentam uma taxa de resolução espontânea mais alta do que pacientes com variantes estruturais.

Manifestações clínicas

A TRAPS é uma das doenças autoinflamatórias com maior variabilidade em termos de apresentação clínica, gravidade de doença e idade de início. A maior parte dos pacientes manifesta os primeiros sintomas antes do 1º ano de vida ou entre 4 e 5 anos, mas podem aparecer até aos 63 anos. Cerca de 20% dos pacientes iniciam os sintomas na idade adulta e, em 10% dos casos, isso se dá somente após os 30 anos de idade. Os casos de início na vida adulta estão, em geral, associados a variantes genéticas de baixa penetrância, com fenótipos clínicos mais brandos e baixo risco de amiloidose. Contudo, esses quadros tardios e com variantes de baixa penetrância são de grande discussão na literatura.

Pacientes com variantes genéticas no gene TNFRSF1A patogênicas e provavelmente patogênicas apresentam idade de início de sintomas inferior (média de 2,6 anos) comparados aos pacientes com variantes de significado patológico incerto (VUS) (média de 5,6 anos); e os pacientes com clínica sugestiva, mas variantes benignas ou provavelmente benignas, média de 19,2 anos.

A doença se caracteriza tipicamente por episódios inflamatórios febris recorrentes e mais prolongados que as demais síndromes periódicas febris clássicas. Usualmente, esses episódios ocorrem a cada 4 a 6 semanas, com duração média entre 5 e 21 dias. As manifestações clínicas mais comuns são febre (96%), alterações cutâneas (75%), mialgia (69%), artralgia (69%), dor abdominal (70%), conjuntivite (37%) e edema periorbitário (28%).

Os pacientes com variantes patogênicas e provavelmente patogênicas, além de idade de início mais precoce, também apresentam, mais frequentemente, dor abdominal e *rash* cutâneo em comparação aos pacientes com VUS (*varriants of uncertain significance*) e variantes benignas e provavelmente benignas, assim como apresentam, menos frequentemente, náusea, vômitos e estomatite. Gatilhos de crises que podem ser identificados pelas famílias, em cerca de 14% dos pacientes, são o estresse emocional ou físico, as infecções, fadiga, menstruação e vacinação.

Com relação às manifestações cutâneas, elas consistem, na maioria dos casos, em eritema migratório, com distribuição centrífuga, e placas edematosas, com mialgia associada ao local do eritema. Em alguns casos, a alteração cutânea pode se apresentar como *rash* urticariforme ou *rash* similar à erisipela, como na febre familiar do Mediterrâneo. A biópsia cutânea mostra infiltrado em derme linfocítico e monocítico e a análise imuno-histoquimica evidencia que esse infiltrado é composto por células T (CD3+, CD4+, CD8+) e monócitos (CD68+), sendo negativo para células B (CD79a e CD20), macrófagos, granulomas ou vasculite leucocitoclástica.

A inflamação de serosas secundária à TRAPS tem sido descrita e pode causar episódios recorrentes de pericardite, peritonite, pleurite e inflamação testicular. Em casos discutíveis do ponto de vista genético, a pericardite pode ser a única manifestação em pacientes, ou seja, naqueles cujas mutações gênicas são de baixa penetrância.

Assim como a maioria das doenças autoinflamatórias, na TRAPS os pacientes apresentam, durante os episódios sintomáticos, aumento das provas de fase aguda, incluindo proteína C-reativa, velocidade de hemossedimentação (VHS), substância amiloide A, fibrinogênio, haptoglobina, leucocitose com neutrofilia, trombocitose e anemia normocrômica. Entre as crises, pode não haver normalização das provas de fase aguda, entretanto elas estão, em geral, com valores inferiores aos encontrados durante o período de atividade da doença. Valores acima do normal são usualmente encontrados naqueles pacientes com longa história de doença ou naqueles com instalação de amiloidose AA.

A amiloidose AA é a complicação mais grave de pacientes com TRAPS e, quando não tratada, é associada com um aumento considerável de morbimortalidade. Proteinúria e falência renal ocorrem em 80% a 90% dos casos daqueles com amiloidose. Curiosamente, são menos comuns os depósitos de substância amiloide em outros órgãos. Pacientes com variantes patogênicas, de início mais precoce, associadas à inflamação grave e surtos de longa duração, estão em alto risco para o desenvolvimento dessa complicação.

Diagnóstico

A TRAPS é uma doença ultrarrara. Critérios classificatórios e de investigação diagnóstica têm sido propostos nos últimos anos a fim de ampliar a suspeita clínica e otimizar o diagnóstico. É importante lembrar que, na investigação inicial de quadros de febres recorrentes, deve-se realizar diagnóstico diferencial com exclusão de possíveis causas infecciosas, neoplásicas, autoimunes ou outros erros inatos da imunidade que possam ser confundidos com o quadro clínico de TRAPS.

Em 2015, a PRINTO (Paediatric Rheumatology International Trials Organization) elaborou um primeiro critério diagnóstico provisório para febres hereditárias recorrentes (FHR) mais prevalentes (febre familiar do Mediterrâneo (FFM), deficiência de mevalonato-quinase (MKD), TRAPS, síndromes periódicas associadas às criopirinas (CAPS)). Foi criado, então, um escore clínico para classificação da TRAPS. Esse critério não levava em consideração a presença de variantes genéticas patogênicas para elaboração do diagnóstico.

Nos últimos anos, o maior acesso ao sequenciamento genético, facilitado pela redução de custos, tem trazido à tona as dificuldades na interpretação de resultados com variantes de significado patológico incerto, variantes de baixa penetrância ou variantes em mais de um gene. Dessa forma, vale ressaltar que a interpretação da análise molecular deve ser realizada sempre à luz do contexto clínico de cada paciente.

Em 2019, foram publicados os novos critérios classificatórios com base em evidências para as FHR mais prevalentes, incorporando tanto consenso de geneticistas e clínicos experientes nas patologias como análise estatística usando pacientes reais do banco de dados do Registro EUROFEVER, sendo que esse critério já foi validado por outros grupos. Como todo critério classificatório, o seu objetivo é diferenciar o quadro clínico entre as diversas doenças autoinflamatórias, principalmente para inclusão em estudos científicos, não sendo elaborado com finalidade de critério diagnóstico.

O novo critério classificatório dividiu os pacientes entre aqueles com variantes patogênicas e provavelmente patogênicas e aqueles com variantes de significado patogênico incerto (Quadro 3.1). Em pacientes com variantes de significado patogênico incerto (como R92Q e P46L para TNFRSF1A), somente na presença de quadro clínico muito específico, ou da análise funcional que corrobora essa situação, deve ser feita a classificação adequada da doença.

Além disso, foi mantido um critério classificatório com base em sintomas clínicos, para que possam ser identificados os pacientes que se beneficiaram de um teste molecular confirmatório e também para uso naqueles países onde o sequenciamento genético não está disponível rotineiramente (Quadro 3.1).

Tratamento

O tratamento na TRAPS visa o controle clínico e subclínico da autoinflamação a fim de garantir boa qualidade de vida e evitar complicações como a amiloidose A. Os anti-inflamatórios não esteroidais (AINE) têm sido usados nas doenças autoinflamatórias monogênicas como terapia sintomática, de forma isolada ou em associação com outra droga. Apesar de produzirem resposta completa em apenas 8% dos casos de TRAPS,

Quadro 3.1. Resumo dos achados clínicos nos pacientes com síndrome de TRAPS e suas respectivas frequências

Manifestações clínicas mais comuns de TRAPS 2
Constitucional Febre: 96% dos casos
Musculoesquelético Mialgia: 69% dos casos Artralgia: 69% dos casos Artrite (mono, oligo ou poliartrite): 22% dos casos
Pele *Rash* maculopapular ou migratório: 60% dos casos *Rash* urticariforme: 12% dos casos
Gastrointestinal Dor abdominal: 70% dos casos Diarreia: 9% dos casos Constipação: 7% dos casos
Oftalmológico Conjuntivite aguda: 37% dos casos Edema periorbitário: 28% dos casos Dor periorbitária: 7% dos casos
Outros Linfadenopatia: 16% dos casos Amiloidose: 10% dos casos Hepatomegalia ou esplenomegalia: 4% dos casos Faringite eritematosa: 4% dos casos Dor torácica: 33% dos casos Cefaleia: 13% dos casos

Fonte: Desenvolvido pela autoria.

isoladamente ou em combinação com glicocorticosteroides, podem auxiliar no controle dos sintomas em 70% a 80% das vezes, podendo ser utilizados como terapia de alívio da dor durante as crises da doença. Vale ressaltar que pacientes com TRAPS com mutações R92Q parecem responder melhor à combinação colchicina e AINE do que aqueles com mutações claramente patogênicas em TNFRSF1A.

A colchicina tem mostrado alguma eficácia na TRAPS, com resposta parcial em até 70% dos pacientes. Já a completa resolução das crises ocorre em uma minoria dos casos (8% a 12,5%). Os glicocorticosteroides, pelo seu potente efeito anti-inflamatório na fase aguda e tardia do processo de inflamação, têm se mostrado úteis na TRAPS, com bom controle das crises em cerca de 91% dos pacientes e indução de resposta completa em até 41% deles.

Prednisona (ou equivalente) na dose de 1 mg/kg/dia pode ser indicada nas crises, com redução gradativa e retirada precoce. Seu uso intermitente não parece exercer efeito significativo sob a prevenção de amiloidose nem apresenta redução na frequência das crises ou da inflamação subclínica entre elas. Assim como para outras doenças autoinflamatórias monogênicas, alguns pacientes podem necessitar de cursos mais longos de terapia com glicocorticosteroides. Nessas situações, agentes biológicos como tratamento de manutenção e controle dos sintomas devem ser considerados a fim de se evitarem os efeitos colaterais dessa classe de droga.

Outras drogas com efeitos anti-inflamatórios, imunomoduladores ou imunossupressores (azatioprina, metotrexate, ciclosporina, leflunomide, micofenolato mofetil, sulfazalazina, cimetidina, estatinas e anti-histamínicos) têm sido historicamente usadas em doenças autoinflamatórias monogênicas com resultados inconclusivos ou não promissores.

Entre os agentes biológicos, os bloqueadores da IL-1 são considerados atualmente a principal classe de drogas no tratamento da TRAPS, assim como de outras inflamossomopatias. Anakinra, um antagonista recombinante do receptor de IL-1, sob administração contínua ou mesmo sob demanda, tem se mostrado efetivo em 90% dos pacientes com TRAPS (controle dos sintomas, normalização dos marcadores inflamatórios e prevenção de recaídas e de complicações), produzindo remissão completa em 67% deles. A dose inicial recomendada é de 100 mg/dia por via subcutânea em adultos e 0,5 a 2 mg/kg/dia em crianças, podendo ser ajustada até a dose de 5 a 8 mg/kg/dia para manutenção da remissão. Crianças podem necessitar de doses maiores que os adultos para alcançarem uma concentração de equilíbrio efetiva. O principal efeito colateral associado às injeções é cutâneo e localizado no sítio de aplicação (até 70% dos pacientes) e tende a se reduzir com o tempo sem a necessidade de tratamento específico ou de descontinuação. Outros efeitos adversos observados dizem respeito a uma suscetibilidade maior às infecções do trato respiratório e da pele, mas, de forma geral, o medicamento mostra um bom perfil de segurança. Seu uso na gravidez, inclusive, não foi associado com aumento de perdas gestacionais ou malformações congênitas.

O canaquinumabe é um anticorpo monoclonal totalmente humanizado anti IL-1b, mais recentemente aprovado pela Food and Drug Administration (FDA) e pela European Medicines Agency (EMA) no tratamento da TRAPS por via subcutânea. O benefício do canaquinumabe tem sido confirmado por estudos clínicos robustos. Na dose de 150 mg a cada 4 semanas, demonstra um controle completo e rápido da doença na 16ª semana em quase metade dos pacientes. Essa resposta é sustentada em 83% desses pacientes com 150 mg a cada 8 semanas entre as semanas 16 e 40, e em 53% após esse período. Aumento da dose para 300 mg a cada 4 semanas pode ser necessário em apenas 8% dos pacientes com TRAPS. Os pacientes que não alcançam uma resposta completa mostram, por sua vez, uma notável redução no número de dias com febre no ano. A dose recomendada inicial é de 150 mg ou 2 mg/kg (em crianças com peso corpóreo entre 7,5 e 49 kg) a cada 4 semanas, com a possibilidade de incremento até 300 mg a cada 4 semanas (ou 4 mg/kg em crianças). Os principais efeitos adversos relacionados ao seu uso são infecções leves do trato geniturinário e da via aérea superior. Os dados sobre sua segurança na gestação e na lactação são escassos, porém o canaquinumabe é desaconselhado na gestação.

Outro grupo de agentes biológicos que vêm sendo usados nas inflamassomopatias; entre elas, a TRAPS, são ao anti-TNF: etarnecept (um receptor humano dimérico TNF com proteína de fusão p75); infliximabe (anticorpo monoclonal quimérico anti-TNF-α); e adalimumabe (anticorpo monoclonal totalmente humanizado anti-TNF-α); com resultados notadamente inferiores aos anti-IL1. Na TRAPS, o etanercept mostra-se eficaz e seguro ao beneficiar mais de 80% dos pacientes: reduz a frequência e duração das crises; a dose de glicocorticosteroides previamente necessária para manter a atividade da doença controlada; e diminui os níveis séricos dos reagentes de fase aguda entre os episódios. Também se mostrou capaz de prevenir a amiloidose em alguns raros casos. Entretanto, o controle completo da doença é atingido apenas em uma minoria dos pacientes (30%) e, com o passar do tempo, tem sido comum a descontinuação da medicação (média 3,3 anos) por perda gradativa da eficácia clínica. Infliximabe e adalimumabe têm sido associados a reações paradoxais graves e não estão atualmente recomendados na TRAPS.

Outros agentes anti-IL-1 como o gebokizumba e o belnacasan (VX-765) estão sendo estudados. O tocilizumabe, um anticorpo monoclonal humanizado do receptor anti-IL-6, integra uma série pequena de relatos de casos com sucesso no tratamento de pacientes com TRAPS não responsivos aos outros agentes biológicos.

Visões futurísticas

Um novo conceito na patogênese da TRAPS tem sido recentemente demonstrado em um estudo que identifica uma superexpressão do gene TNFRSF1A em pacientes virgens de tratamento. O canaquinumabe foi capaz de reverter esse processo, o que sugere que o acúmulo da proteína TNFR1 não ocorre somente por um defeito de autofagia, mas, em parte, pelo aumento da transcrição de seu gene. Canaquinumabe diminui a expressão do gene IL-1beta assim como de outras proteínas envolvidas nas vias cruciais na TRAPS (MAPK14 e NF-kB); isso pode restaurar o processo normal de apoptose reduzindo a liberação de citocinas pró-inflamatórias.

A tecnologia microarray de proteína de fase reserva (RPPA) tem sido utilizada para estudar as vias de sinalização e seus fatores de regulação (signaloma) na TRAPS. Por intermédio desses estudos, medicamentos que possam diminuir a ativação dessas vias intracelular têm sido elegidos e testados. De forma preliminar, o antibiótico lomefloxacina parece reduzir significativamente a expressão de várias moléculas das vias Jak/Stat, MAPK, NF-kB e PI3K/AKT. Pesquisas futuras nessa linha de tratamento devem ser exploradas.

Bibliografia

Cantarini L, Lucherini OM, Cimaz R, Baldari CT, Bellisai F, Rossi Paccani S, et al. Idiopathic recurrent pericarditis refractory to colchicine treatment can reveal tumor necrosis factor receptor-associated periodic syndrome. Int J Immunopathol Pharmacol. 2009;22(4):1051-8. doi: 10.1177/039463200902200421.

Cantarini L, Lucherini OM, Muscari I, Frediani B, Galeazzi M, Brizi MG, et al. Tumour necrosis factor receptor-associated periodic syndrome (TRAPS): state of the art and future perspectives. Autoimmun Rev. 2012;12(1):38-43. doi: 10.1016/j.autrev.2012.07.020.

Cudrici C, Deuitch N, Aksentijevich I. Revisiting TNF receptor-associated periodic syndrome (TRAPS): current perspectives. Int J Mol Sci. 2020;21(9):3263. doi: 10.3390/ijms21093263.

De Benedetti F, Gattorno M, Anton J, Ben-Chetrit E, Frenkel J, Hoffman HM, et al. Canakinumab for the treatment of autoinflammatory recurrent fever syndromes. N Engl J Med. 2018;378:1908-19. doi: 10.1056/NEJMoa1706314.

Dingulu G, Georgin-Lavialle S, Koné-Paut I, Pillet P, Pagnier A, Merlin E, et al. Validation of the new classification criteria for hereditary recurrent fever in an independent cohort: experience from the JIR Cohort Database. Rheumatology (Oxford). 2020;59(10):2947-52. doi: 10.1093/rheumatology/keaa031.

Aksentijevich I. Variantes da sequência TNFRS1A. Infevers. 2024. [2024 Mar. 06]. Disponível em: https://infevers.umai-montpellier.fr/web/search.php?n=2.

PReS. Eurofever Project – Genotype/Phenotype correlations. Executive angency for Health and Consumers. [2024 Mar. 06]. Disponível em: https://www.printo.it/eurofever/correlation.

Federici S, Sormani MP, Ozen S, Lachmann HJ, Amaryan G, Woo P, et al. Paediatric rheumatology international trials organisation (PRINTO) and Eurofever Project. Evidence-based provisional clinical classification criteria for autoinflammatory periodic fevers. Ann Rheum Dis. 2015;74(5):799-805. doi: 10.1136/annrheumdis-2014-206580.

Gaggiano C, Rigante D, Vitale A, Lucherini OM, Fabbiani A, Capozio G, et al. Hints for genetic and clinical differentiation of adult-onset monogenic autoinflammatory diseases. Mediators Inflamm. 2019;2019:3293145. doi: 10.1155/2019/3293145.

Gattorno M, Hofer M, Federici S, Vanoni F, Bovis F, Aksentijevich I, et al. Eurofever registry and the paediatric rheumatology international trials organisation (PRINTO). Classification criteria for autoinflammatory recurrent fevers. Ann Rheum Dis. 2019;78(8):1025-32. doi: 10.1136/annrheumdis-2019-215048.

Gattorno M, Obici L, Cattalini M, Tormey V, Abrams K, Davis N, et al. Canakinumab treatment for patients with active recurrent or chronic TNF receptor-associated periodic syndrome (TRAPS): an open-label, phase II study. Ann. Rheum. Dis. 2017;76:173-8.

Hausmann JS. Targeting cytokines to treat autoinflammatory diseases. Clin Immunol. 2019;206:23-32. doi: 10.1016/j.clim.2018.10.016.

Jarosz-Griffiths HH, Holbrook J, Lara-Reyna S, McDermott MF. TNF receptor signalling in autoinflammatory diseases. Int Immunol. 2019;31(10):639-48. doi: 10.1093/intimm/dxz024.

Magnotti F, Vitale A, Rigante D, Lucherini OM, Cimaz R, Muscari I, et al. The most recent advances in pathophysiology and management of tumour necrosis factor receptor-associated periodic syndrome (TRAPS): personal experience and literature review. Clin Exp Rheumatol. 2013;31(3-77):141-9.

Manthiram K, Zhou Q, Aksentijevich I, Kastner DL. The monogenic autoinflammatory diseases define new pathways in human innate immunity and inflammation. Nat Immunol. 2017;18(8):832-42. doi: 10.1038/ni.3777.

Marino A, Tirelli F, Giani T, Cimaz R. Periodic fever syndromes and the autoinflammatory diseases (AIDs). Journal of Translational Autoimmunity. 2020;3:1000031.

McDermott MF, Aksentijevich I, Galon J, McDermott EM, Ogunkolade BW, Centola M, et al. Germline mutations in the extracellular domains of the 55 kDa TNF receptor, TNFR1, define a family of dominantly inherited autoinflammatory syndromes. Cell. 1999;97(1):133-44. doi: 10.1016/s0092-8674(00)80721-7.

Ozen S, Kuemmerle-Deschner JB, Cimaz R, Livneh A, Quartier P, Kone- Paut I, et al. International retrospective chart review of treatment patterns in severe FMF, TRAPS and MKD/HIDS. Arthritis Care Res. 2017;69:578-86. doi: 10.1002/acr.23120.

Papa R, Doglio M, Lachmann HJ, Ozen S, Frenkel J, Simon A, et al. Paediatric rheumatology international trials organisation (PRINTO) and the Eurofever Project. A web-based collection of genotype--phenotype associations in hereditary recurrent fevers from the Eurofever registry. Orphanet J Rare Dis. 2017;12(1):167. doi: 10.1186/s13023-017-0720-3.

Papa R, Lane T, Minden K, Touitou I, Cantarini L, Cattalini M, et al. Pediatric rheumatology international trials organization (PRINTO), the EUROTRAPS, and the Eurofever Project. INSAID Variant Classification and Eurofever Criteria Guide Optimal Treatment Strategy in Patients with TRAPS: data from the Eurofever Registry. J Allergy Clin Immunol Pract. 2021;9(2):783-91.e4. doi: 10.1016/j.jaip.2020.10.053.

Tanatar A, Sönmez HE, Karadağ ŞG, Çakmak F, Çakan M, Demir F, et al. Performance of tel-hashomer, livneh, pediatric and new Eurofever/PRINTO classification criteria for familial mediterranean fever in a referral center. Rheumatol Int. 2020;40(1):21-7. doi: 10.1007/s00296-019-04463-w.

Ter Haar N, Lachmann H, Ozen S, Woo P, Uziel Y, Modesto C, et al. Treatment of autoinflammatory diseases: results from the Eurofever Registry and a literature review. Ann Rheum Dis. 2013;72:678-85. doi: 10.1136/annrheumdis-2011-201268.

Ter Haar NM, Oswald M, Jeyaratnam J, Anton J, Barron KS, Brogan PA, et al. Recommendations for the management of autoinflammatory diseases. Ann Rheum Dis. 2015;74:1636-44. doi: 10.1136/annrheumdis-2015-207546.

Torene R, Nirmala N, Obici L, Cattalini M, Tormey V, Caorsi R, et al. Canakinumab reverses overexpression of inflammatory response genes in tumour necrosis factor receptor-associated periodic syndrome. Ann. Rheum. Dis. 2017;76(1):303-9.

Vitale A, Sota J, Obici L, Ricco N, Maggio MC, Cattalini M, et al. Role of colchicine treatment in tumor necrosis factor receptor associated periodic syndrome (TRAPS): real life data from the AIDA Network. Mediators Inflamm. 2020.

Williamson LM, Hull D, Mehta R, Reeves WG, Robinson BH, Toghill PJ. Familial hibernian fever. Q J Med. 1982;51(204):469-80.

Capítulo 4

Febre Familiar do Mediterrâneo (FMF)

André Luiz Oliveira Feodrippe • Alanna Batalha Pereira • Leonardo Oliveira Mendonça

Introdução

A febre familiar do Mediterrâneo (FFM) foi uma das primeiras síndromes febris recorrentes hereditárias descritas, mesmo antes da descoberta da base genética, tornando-se um grande protótipo desse grupo que agora se entende melhor como as doenças autoinflamatórias. Suas primeiras descrições datam da Antiguidade, quando existiam descrições de síndromes febris recorrentes, associadas ou não a outros sintomas, porém é creditada a Janeway e Mosenthal, em 1908, a primeira descrição de provável caso de FFM em uma menina de origem judaica, que, aos cerca de 16 anos, sofria de febres recorrentes e dor abdominal e tinha achados de leucocitose. Em 1945, Siegal agrupou cinco pacientes com características semelhantes: todos jovens, principalmente na 3ª década de vida; com episódios recorrentes de dor abdominal com sinais clínicos de peritonite e febre fugaz. A essa época, Siegal também descreveu outros sinais como dor torácica, além de manifestações articulares e, assim, denominou a síndrome de "peritonite paroxística benigna", visto a periodicidade observada sem, a princípio, consequências maiores. Essa nominação mostrou-se equivocada quando, em 1951, dois médicos franceses, Cattan e Mamou, descreveram alterações renais em 8 pacientes de uma série de 14, com o que tinha vinha sendo denominado, na França, de "doença periódica". Somente em 1958, Heller conseguiu, por meio de uma descrição detalhada da síndrome não só do ponto de vista clínico, mas também laboratorial e anatomopatológica, bem como a demonstração inequívoca do componente genético/hereditário associado a famílias – principalmente judias não asquenazes e armênias – oriundas da região do Mediterrâneo, cunhar o título "febre familiar do Mediterrâneo". Sua descrição reafirmou os achados prévios sobre o prejuízo do componente renal da doença, com o desenvolvimento de amiloidose secundária como o maior responsável pelos óbitos no curso da patologia. O componente autossômico recessivo da FFM foi posteriormente descrito em 1960, iniciando-se, então, uma busca por um tratamento eficaz, bem como a explicação fisiopatológica dos ataques febris estéreis recorrentes. Em 1972, Goldfinger publicou uma carta ao editor, na NEJM, mostrando a redução no número e frequência de crises em um grupo de cinco de seus pacientes diagnosticados com a doença com o uso de colchicina. Até hoje, quase 50 anos depois, a colchicina ainda é o tratamento padrão-ouro, evitando tanto a progressão para amiloidose como melhorando o prognóstico inclusive daqueles que já apresentavam os depósitos amiloides. Com o avanço e o investimento na pesquisa genômica na década de 1990, buscou-se encontrar um ou mais genes responsáveis pela doença, sendo observado, em 1997, por ambos os grupos que estudavam a doença – um americano e um francês –, o possível lócus do gene *MEFV* (***Me****diterranean* ***fev****er*), no braço curto do cromossomo 16. O gene foi identificado como responsável pela produção da proteína denominada, pelo grupo americano, "pirina" (termo oriundo do grego antigo *pyre*, relacionado às urnas em que eram cremados os mortos) e, pelo grupo francês, "marenostrum" (termo oriundo do latim *mare nostrum,* mar Mediterrâneo). A pirina teve seu papel bastante estudado no início dos anos 2000, sendo um marco no entendimento da inflamação como um todo. Essa proteína, mais encontrada em células imunes (macrófagos, neutrófilos e células dendríticas), faz parte da cascata dos inflamossomas, estruturas intracelulares, citoplasmáticas e complexas que se mostraram centrais em muitas doenças autoinflamatórias. O objetivo final dessa via pertencente à imunidade inata é a liberação de citocinas pró-inflamatórias como IL-1B a partir do reconhecimento de padrões ou de patógenos (PAMP) ou de perigos (DAMP). É justamente essa desregulação causada pelas mutações patogênicas na doença que desencadeiam processos inflamatórios espontâneos e, consequentemente, a amiloidose do tipo AA secundária.

Manifestações clínicas

A FFM é caracterizada, clinicamente, por episódios recorrentes e fugazes de febre e serosites, que incluem peritonite, sinovites/artrites, pleurites e, mais raramente, pericardite. A variação entre os espectros clínicos vem sendo bastante estudada, caracterizando algumas mutações como mais relacionadas a manifestações articulares, outras a maior gravidade. De um ponto de vista geral, esses episódios são autolimitados com duração de 12 a 72 horas, com intervalos irregulares. Nos períodos entre uma crise e outra, denominados "intercrises", esses pacientes vivem uma vida normal. Muitos indivíduos apresentam pródromos como desconforto, irritabilidade, mialgia e manifestações gastrointestinais como alterações gastrointestinais, náuseas e vômitos. Os fatores desencadeantes das crises podem incluir uma variedade de condições, como exposição ao frio, nutrição rica em lipídios, bem como estados de estresse, seja por exercício intenso, seja por cirurgias, além de infecções. Alguns trabalhos mostram a relação do *H. pylori* com crises mais intensas e frequentes. Vamos, neste capítulo, tentar organizar melhor as manifestações clínicas, permitindo assim apurar a suspeição do quadro e do diagnóstico e auxiliar no estabelecimento precoce do tratamento.

- **Febre**: pode ser o único sintoma durante a infância em alguns casos. Normalmente é alta, variando entre 38 ºC e 40 ºC e está presente praticamente em todos os episódios.
- **Sintomas abdominais**: a dor abdominal é tão característica quanto a febre. Ela pode ser localizada ou difusa, normalmente poupando o retroperitônio, apresentando-se como leve distensão ou até como peritonite, o que ocasiona a denominação inicial da doença. A constipação é o sintoma gastrointestinal mais comumente observado durante uma crise, com uma minoria dos pacientes apresentando diarreia posteriormente. As manifestações abdominais são as responsáveis por muitos pacientes serem submetidos a laparotomias brancas em vista de suspeita de apendicite. Os episódios

normalmente resolvem-se espontaneamente, sendo um sinal de alerta para outro diagnóstico quando há piora progressiva ao invés da melhora. As dores abdominais também podem ser vistas em quadros tardios relacionados à amiloidose, bem como efeitos adversos do próprio tratamento com colchicina.

- **Sintomas torácicos:** a dor torácica, relatada desde as primeiras descrições de casos, resulta geralmente a serosite/pleurite e/ou pericardite. A pleurite pode gerar dispneia, dor pleurítica e atrito pleural ao exame, de início agudo, com resolução usualmente rápida, apesar da duração do evento de até 1 semana em alguns pacientes. A efusão pleural é caracteristicamente exsudativa e tende a desaparecer em até 48 horas depois do final da crise. A pericardite é mais rara, podendo causar dor retroesternal e alterações do segmento ST no eletrocardiograma, raramente graves a ponto de gerar manifestações restritivas.
- **Sintomas articulares:** a artralgia é o sintoma articular mais observado e, raramente, observa-se a artrite. O padrão de acometimento é de grandes articulações sobretudo em membros inferiores, e as crises podem ser desencadeadas por trauma e exercício. A artrite em si pode ter duração maior, de 1 a 4 semanas, com dor e limitação articular, sendo um dos fatores que pode estar associado mais frequentemente com a evolução para amiloidose. Normalmente, os pacientes com acometimento articular são divididos em três fenótipos: 1) artralgia simples, o mais comum; 2) com monogoartrite ou oligoartrite assimétrica não destrutiva, com importante derrame articular; e 3) artrites piogênicas estéreis, acometendo principalmente joelho e tornozelos, de resolução espontânea e completa. Os padrões 2 e 3 geralmente associam-se com HLA B27 tipicamente negativo e assumem importante diagnóstico diferencial com artrite reumatoide.
- **Outras manifestações:** pode haver manifestação cutânea na forma de eritema símile à erisipela em até 40% dos pacientes, localizado principalmente nos membros inferiores, acompanhado, com frequência, por febre e, ocasionalmente, por artralgia. A resolução do quadro cutâneo é, em geral, rápida e sem sequelas. A esplenomegalia tem uma incidência relevante, podendo ser vista em até 50% dos pacientes quando em crise, sem estar, em sua maioria, associada à amiloidose. Menos frequentemente, também podem ser visualizadas hepatomegalia e linfadenomegalias. Sintomas raros incluem acometimento de outros sistemas, como meningite asséptica; orquite aguda por inflamação da túnica vaginalis gerando edema escrotal, úlceras orais, edemas de extremidades, púrpuras (p. ex., púrpura de Henoch-Schoenlein) e eritema nodoso. A mialgia é usualmente um pródromo que acompanha os outros, porém há uma condição em que ela se torna sintoma primário: a mialgia febril prolongada. Trata-se de quadro incomum e grave, com dor muscular intensa, febre, hipergamaglobulinemia, elevação de provas inflamatórias (principalmente a velocidade de hemossedimentação (VHS)), sem sinais específicos na eletroneuromiografia ou nas enzimas musculares. Normalmente, acomete as extremidades bilateralmente e, caso não tratada com a 1ª linha que são os corticosteroides, gera grande prejuízo na qualidade de vida. Se não reconhecida e tratada, pode durar até 6 semanas.
- **Complicações e suas manifestações:** a mais conhecida e grave complicação é a amiloidose secundária AA. Acomete predominantemente os rins, o que gera proteinúria e resulta em perda de função renal. Outros sistemas e órgãos acometidos incluem

o gastrointestinal, fígado, adrenais, pulmão, baço e, tardiamente, coração. Alguns estudos têm demonstrado mutações mais associadas à evolução para a amiloidose AA, podendo alguns pacientes, inclusive, evoluir para essa condição sem a clínica de crises, mas somente com inflamação crônica subjacente. Sua incidência evolutivamente vem diminuindo graças ao diagnóstico mais precoce e ao tratamento com a colchicina.

Todos os sinais e sintomas descritos estão reunidos na Figura 4.1.

Alguns estudos mostram que não apenas a amiloidose pode ser a responsável pelas consequências nocivas dessa síndrome familiar. Algumas glomerulonefrites bem como vasculites foram descritas, gerando manifestações múltiplas. Existem, também, relatos de sobreposição da FFM com outras doenças autoinflamatórias, como a de Behçet e outras doenças autoimunes.

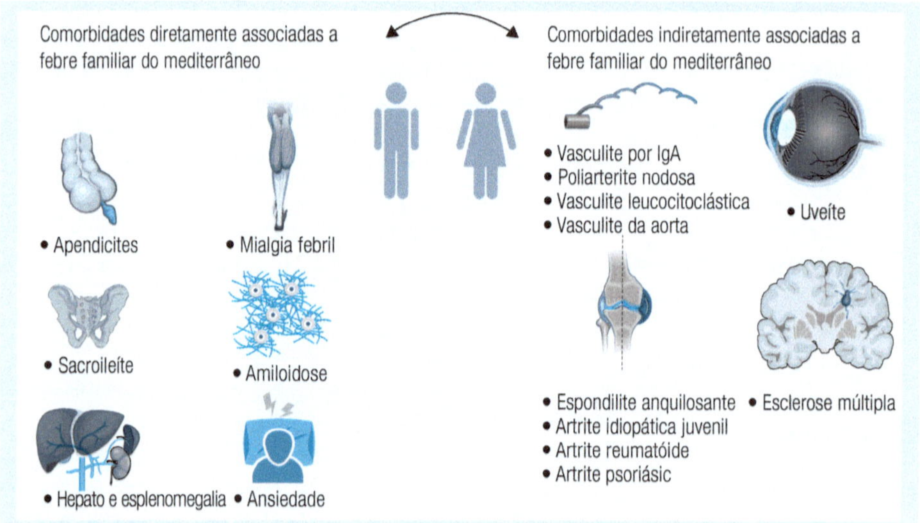

Figura 4.1. Sinais e sintomas.

Fonte: Desenvolvida pela autoria.

Alterações laboratoriais

Durante crises inflamatórias, é esperada a elevação de marcadores de fase aguda (proteína C-reativa (PCR), VHS, proteína amiloide A (SAA)), bem como moderada leucocitose com neutrofilia. São incomuns outras alterações como plaquetopenia e neutropenia, bem como níveis graves de anemia. O estado inflamatório crônico (incluindo os períodos intercrises) que causa a esplenomegalia acumula outros achados como densidade óssea reduzida, anemia normocítica e normocrômica e pode ser responsável por déficit de crescimento em crianças/adolescentes. A proteína A amiloide sérica é um bom marcador na pesquisa de complicações a longo prazo como a amiloidose, devendo, sempre que possível, ser dosada como critério de controle da doença (eventualmente a cada 6 meses em períodos longe de crise).

Diagnóstico

O diagnóstico deve ser suspeitado em indivíduos com episódios febris recorrentes, associados com peritonite, sinovite ou pleurite, eritema semelhante à erisipela, história familiar (um parente de 1º grau com febre familiar do mediterrâneo [FMF]) e/ou associação com um grupo étnico de risco. Também deve ser considerado quando esses sintomas são responsivos à colchicina, características típicas dos episódios e exclusão de outros motivos de febre periódica. Ou seja, os achados clínicos são fundamentais e não existe exame laboratorial específico para diagnóstico da doença.

O diagnóstico se baseia nos sintomas clínicos e inúmeros critérios diagnósticos já foram propostos ao longo dos anos, como o critério de Tel-Hashomer e Ankara. Contudo, esses critérios têm alta sensibilidade, mas baixa especificidade por não considerar a presença de achados genéticos. Sendo assim, são úteis quando utilizados como triagem, mas não têm grande utilidade para confirmação diagnóstica. Atualmente, o critério mais aceito e utilizado são os critérios PRINTO. Ambos critérios podem ser vistos nos Quadros 4.1, 4.2 e 4.3.

O teste genético, que antes era útil para apoiar o diagnóstico dos pacientes que atendem aos critérios clínicos, para aconselhar os membros da família e para excluir outras doenças autoinflamatórias, atualmente, é mandatório para confirmar o diagnóstico da FFM.

A FFM geralmente tem herança autossômica recessiva. A detecção de duas mutações patogênicas no gene *MEFV* em um indivíduo confirma o diagnóstico. Nos indivíduos

Quadro 4.1. Critérios propostos por Tel-Hashomer para o diagnóstico clínico de FMF

Critério maior	Critério menor
Crises típicas	Crises incompletas envolvendo um ou mais dos seguintes lugares:
2. Peritonite (generalizada)	1. Tórax
3. Pleurite unilateral ou pericardite	2. Artrite
4. Monoartrite (quadril, joelho)	3. Dor por esforço em membros inferiores
5. Febre isolada	4. Resposta favorável à colchicina
6. Crises de dores abdominais	

Diagnóstico absoluto: 2 critérios principais ou 1 critério principal e 2 critérios secundários.
Diagnóstico provável: 1 critério principal e 1 critério secundário.

Fonte: Desenvolvido pela autoria.

Quadro 4.2. Critérios utilizados na faixa etária pediátrica desenvolvidos por Yalcinkaya e Ozen

Critério	Descrição
Febre	Temperatura axilar > 38 °C 6 a 72 horas de duração ≥ 3 crises
Dor abdominal	6 a 72 horas de duração ≥ 3 crises
Dor torácica	6 a 72 horas de duração ≥ 3 crises
Artrites	6 a 72 horas de duração ≥ 3 crises de oligoartrites
História familiar de febre familiar do Mediterrâneo	

Fonte: Desenvolvido pela autoria.

Quadro 4.3. Critérios diagnóstico propostos por PRINTO para diagnóstico de febre familiar do Mediterrâneo	
Genético • obrigatório	• Presença de pelo menos 1 mutação patogênica confirmada em exame genético • Presença de pelo menos 1 sintoma clínico demonstrado a seguir
Clínicos	• Duração dos episódios de 1 a 3 dias • Artrite • Dor torácica • Dor abdominal

Fonte: Desenvolvido pela autoria.

que contemplam os critérios clínicos, mas o teste genético apresenta uma ou nenhuma mutação patogênica do *MEFV*, o diagnóstico não é confirmatório. Anteriormente, um ensaio terapêutico por 6 meses com colchicina, que resulta no alívio das crises e na recorrência dos sintomas sem interrupção do tratamento, era considerado uma prova diagnóstica, o que não é aceito atualmente. A análise genética é útil também para confirmar diagnóstico em pacientes com quadro clínico suspeito e de início tardio, sem história étnica ou familiar. Porém, essa mutação pode não ser encontrada em pacientes que já iniciaram e responderam ao tratamento com colchicina. Nestes, geneticamente negativos, e com febre recorrente denomina-se "síndrome inflamatória sistêmica indefinida" (SURFS, do inglês *systemic undefined recurrent fever syndrome*).

Para avaliar a gravidade da doença, foi desenvolvido o escore Pras, no qual a pontuação entre 3 e 5 pontos indica doença leve; pontuação entre 6 e 8 pontos, doença moderada; maior que 9 pontos, doença grave (Tabela 4.1).

Tabela 4.1. Critérios e pontuações para o escore PRAS para caracterização da gravidade da febre familiar do Mediterrâneo

Parâmetro		Grau de gravidade
Idade de Início	> 31	0
	31 a 21	1
	20 a 11	2
	10 a 6	3
	< 6	4
Número de crises por mês	< 1	1
	1 a 2	2
	> 2	3
Presença de artrite	Aguda	2
	Prolongada	3
Presença de eritema erisipela-like		2
Presença de amiloidose		3
Dose de colchicina (mg/dia)	1	1
	1,5	2
	2	3

Fonte: Desenvolvida pela autoria.

Diagnóstico diferencial

A FFM deve ser considerada diagnóstico diferencial de todas as outras síndromes febris periódicas hereditárias, visto que todas apresentam um achado em comum: febre periódica. No entanto, cada síndrome de febre periódica é acompanhada por características clínicas que diferem das da FFM.

Durante a infância, a FFM pode se manifestar apenas com artrite, logo, pode ser confundida com artrite idiopática juvenil, lúpus eritematoso sistêmico, infecções virais. Episódios de dores abdominais podem ser confundidos com abdômen agudo ou podem passar despercebidos ao longo de toda a infância. Os quadros de dores abdominais ainda podem ser confundidos com outras doenças, em razão do envolvimento com peritônio posterior, pode ser diferenciado com cólica renal ou doença pélvica aguda.

Pode ser confundido com outras síndromes de febres periódicas como aquela relacionada ao fator de necrose tumoral (TRAPS), a da hiperimunoglobulina D, a PFAPA (febre periódica, estomatite aftosa, faringite, adenopatia).

Tratamento

Os objetivos maiores do tratamento da FMF incluem controlar completamente as crises agudas inflamatórias e minimizar o estado pró-inflamatório crônico que existe nos períodos intercrises. A obtenção dessas metas é fundamental para evitar, além da queda na qualidade de vida oriunda dos ataques, a progressão da doença para sua mais temida complicação: a amiloidose AA secundária. Mencionamos, neste capítulo, os avanços no entendimento da fisiopatologia e genética da doença, porém, no tratamento, o pilar ainda é a mesma droga há aproximadamente 50 anos. A colchicina foi o primeiro agente desestabilizador de microtúbulos descrito e, em virtude de sua atividade antiproliferativa e anti-inflamatória, é eficaz tanto na prevenção de crises como na progressão para amiloidose. A introdução da medicação deve ser imediata após o diagnóstico da doença, sendo seu uso contínuo, como profilaxia para as crises. O seu uso como tratamento agudo para as crises não se mostrou eficaz. A dose varia conforme a idade e sugere-se o seguinte esquema: 1) crianças abaixo de 5 anos: 0,5 mg/dia; 2) crianças entre 5 e 10 anos: 0,5 a 1 mg/dia; 3) crianças acima de 10 anos e adultos: 1 a 1,5 mg/dia.

Essa dosagem pode ser dividida em tomadas diárias conforme a aderência e a aceitação, sendo normalmente realizada a estratégia de introdução inicial de 0,5 mg para todos, aumentando a dose para crianças maiores e adultos conforme a tolerância. A dose máxima da medicação é de 2 mg/dia para crianças menores de 12 anos e 3 mg/dia para adultos.

Apesar de não haver definição clara do que seriam critérios de controle de doença, é possível, além de elaborar questionários de qualidade de vida, monitorizar parâmetros inflamatórios como dosagem de PCR e proteína amiloide sérica, além de marcadores de lesão renal, como proteinúria e *clearance* de creatinina, e obter qual seria a dose otimizada de colchicina eficaz. Monitorização da enzimas e da função hepática, de marcadores de injúria renal, de hemograma e creatinofosfoquinase (CPK), por sua vez, é importante para avaliar efeitos colaterais do próprio medicamento. Esse acompanhamento deve ser feito inicialmente de 3 a 6 meses, podendo haver consultas espaçadas de acordo com o controle. O medicamento está contraindicado naqueles com alteração da função renal, principalmente quando o *clearance* de creatinina está abaixo de 50.

Nas crises, como mencionamos, o tratamento exclusivamente com colchicina não é eficaz. O consenso de especialistas orienta utilizar anti-inflamatórios não esteroides (AINE), sem redução da dosagem do medicamento contínuo. Corticosteroide pode até diminuir a duração dos ataques, porém pode aumentar sua frequência e, portanto, não é indicado, exceto no contexto da mialgia febril prolongada.

Um grupo de pacientes, porém, parece não respondedor à colchicina. Aqui, faz-se necessário diferenciar aqueles não aderentes daqueles realmente não respondedores. Os não respondedores são, por definição, aqueles que, apesar de aderentes à dose máxima, mantêm pelo menos um ataque mensal durante 6 meses. Também devem ser citados os que não toleram a dose máxima e mantêm atividade inflamatória relevante com PCR e SAA altas. Esses pacientes podem vir a se beneficiar de uma 2ª linha de tratamento com imunobiológicos. Também se encaixam nesse grupo de refratariedade aqueles pacientes com amiloidose AA definida por meio do encontro de depósito amiloide tecidual. O bloqueio de IL-1 com anakinra, canaquinumabe ou rilonacept já foi comprovado e tem bons resultados tanto no estudo original como em dados de vida real. Nos pacientes com quadro articular, ou seja, manifestações associadas, mas não diretamente ligadas à FMF, inibidores do TNF-alfa e até drogas modificadoras de atividade reumática (DARMD) podem ser utilizados, mostraram vários estudos.

Caso o paciente mantenha a doença completamente controlada por 5 anos, há a possibilidade de redução de dose da colchicina. Essa decisão, porém, deve ser tomada em conjunto com o seu especialista e muito bem acompanhada por meio de parâmetros laboratoriais e visitas frequentes ao médico.

Por fim, não se deve suspender o tratamento durante a gestação ou lactação, sendo maior o risco de complicações fetais e maternas em razão das crises da FFM do que em razão do uso da colchicina.

Bibliografia

Ben-Chetrit E. Clinical manifestations and diagnosis of familial Mediterranean fever. Siobhan M Case. 2024. [2024 Mar. 06] Disponível em: https://www.uptodate.com/contents/clinical-manifestations-and-diagnosis-of-familial-mediterranean-fever?search=febre%20familiar%20do%20mediterraneo&source=search_result&selectedTitle=1~67&usage_type=default&display_rank=1.

Kucuk A, et al. familial mediterranean fever. Acta Medica (Hradec Kralove). 2014;57(3):97-104.

Livneh A, Langevitz P, Zemer D, et al. Criteria for the diagnosis of familial Mediterranean fever. Arthritis Rheum 1997;40(10):1879-85.

Mor A, Shinar Y, Zaks N, et al. Evaluation of disease severity in familial Mediterranean fever. Semin Arthritis Rheum. 2005;35(1):57-64.

Onen F. Familial Mediterranean fever. Rheumatol Int 2006;26(6):489-96.

Yalcinkaya F, Ozen S, Ozcakar ZB, et al. A new set of criteria for the diagnosis of familial Mediterranean fever in childhood. Rheumatology 2009;48(4):395-8.

Capítulo 5

Deficiência de Mevalonato Quinase (Síndrome de Hiper IgD)

Alex Prado • Leonardo Oliveira Mendonça

Aspectos gerais

A deficiência de mevalonatoquinase (MKD, do inglês *mevalonate kinase deficiency*; ORPHA #343) é uma doença rara, autoinflamatória de origem genética e com base monogênica. Ela tem herança autossômica recessiva e espectral, ou seja, pode, na dependência de sua gravidade, ser dividida em dois polos: 1) síndrome de hiper-IgD, no polo mais brando; e 2) acidúria mevalônica, no polo mais grave. Sua primeira descrição foi realizada em 1984 por Van der Meer e colaboradores como uma síndrome periódica febril com elevação sérica nos níveis da imunoglobulina D, por isso essa denominação. Ao longo dos anos, observou-se que essa imunoglobulina aumentada não apresenta papel patológico na doença, mas se trata de um epifenômeno em que em cerca de 10% dos casos têm seus valores dentro da normalidade. Vale lembrar que a imunoglobulina D tem a função imunológica de marcador de linfócitos ainda em fase imatura, ou seja, nos estágios pré-linfócito B maduro. Ainda, em ordem de nível sérico, é a segunda mais baixa, perdendo apenas para o IgE. Em termos quantitativos, as imunoglobulinas observam a seguinte ordem: IgG; IgA; IgM; IgD; e IgE.

Sua incidência varia com a população estudada e, no Brasil, os respectivos dados são pouco conhecidos. Sabe-se que ao redor de 60% dos pacientes descritos são de ascendência holandesa ou francesa. Sua ocorrência se dá por mutações patogênicas distribuídas de forma heterogênea ao longo do gene MVK – localizado no cromossomo 12 (12q24). Esse gene tem como finalidade a produção da enzima mevalonatoquinase, responsável pela produção de colesteróis na via final. Com a falha na síntese dos produtos dessa via, reguladores negativos da inflamação (responsáveis por inibir o inflamassoma) estarão ausentes, culminando no acúmulo de metabólitos não perfeitamente metabolizados no citosol das células. Sendo assim, esses corpúsculos geram estresse celular, o que resulta na ativação não constitutiva do inflamassoma, principalmente o *NLRP3*. A ativação do *NLRP3* gera a produção de interleucina 1 (IL-1B) que se traduz nos sintomas clínicos observados. Esses fenômenos autoinflamatórios são: febre sem infecção; elevação de provas inflamatórias; e outros comemorativos, como linfonodomegalia generalizada. É amplamente conhecido que a vacinação é o principal gatilho para desencadeamento de crises nessa doença. Seu diagnóstico deve levar em consideração vários diagnósticos diferenciais além da exclusão de processos infecciosos. Classicamente, o início dos sintomas ocorre, em geral, ainda no 1º ano de vida.

Manifestações clínicas

A grande maioria dos pacientes apresenta-se com síndrome febril sem foco infeccioso geralmente no 1º ano de vida associada à linfadenopatia generalizada, cervical ou abdominal, que geralmente é dolorosa. A adenite mesentérica é comum nesses pacientes e pode confundir o diagnóstico, o que faz o clínico pensar em outras hipóteses que cursam com abdome agudo na faixa etária correspondente, assim como a febre familiar do Mediterrâneo (FFM). Assim como acontece na FFM, muitos pacientes chegam a ser submetidos a laparotomias na busca diagnóstica sem nenhum êxito.

Diferentemente da FFM, as dores abdominais cursam com diarreia em vez de constipação e comprometem muito a qualidade de vida do paciente. É muito comum o surgimento de lesões mucocutâneas diversas que vão desde exantema morbiliforme até úlceras orais, o que, muitas vezes, faz o clínico/pediatra confundi-la com a síndrome de febre periódica, estomatite aftosa, faringite e adenite (PFAPA). A febre costuma ser alta (acima de 39 ºC) e ter duração de 3 a 7 dias com padrão bastante regular; muitos pacientes referem, ainda durante o período febril, artralgia incapacitante e, em poucos casos, ocorre artrite com deformidade. Sabidamente, essa é a principal síndrome autoinflamatória que cursa com atividades de doença após vacinação.

Nos pacientes com a denominada hiper-IgD, não há acometimento do sistema nervoso central (SNC) porque a atividade da enzima MVK está próxima a 10%. Já nos pacientes classificados com acidúria mevalônica, no qual a enzima tem funcionalidade menor que 1%, é clinicamente evidenciado o atraso no desenvolvimento neuropsicomotor; bem como ataxia e dismorfismo facial, em casos mais graves.

Diversos fenótipos atípicos também já foram descritos, sendo o mais importante de ser relatado a doença inflamatória intestinal de início ultraprecoce (VEOIBD, do inglês *very early onset inflammatory bowel disease*). Trata-se de doença de início antes do 1º ano de vida com apresentação semelhante, senão idêntica, à das demais doenças inflamatórias iniciadas nesse período. Já foram descritos também quadros com fistulização, o que sugere que essa apresentação tenha maior mortalidade que as demais.

Apesar da gravidade do quadro, mesmo na acidúria mevalônica, o polo grave, a taxa de evolução para amiloidose é em torno de 3%. Há também relatos na literatura de episódios de síndrome de ativação macrofágica. Os principais achados clínicos encontrados na deficiência de mevalonatoquinase estão resumidos no Quadro 5.1.

Alterações laboratoriais

Como em toda doença autoinflamatória, na MKD os marcadores de atividade de doença devem ser sempre solicitados durante a crise febril e fora dela. Esse passo é fundamental para confirmar a inflamação que deve ser observada nos picos de atividade da doença e que devem normalizar-se ou tender à normalização fora dela. Assim, durante

Quadro 5.1. Principais achados clínicos e suas características encontrados nos pacientes com deficiência de mevalonatoquinase ou síndrome de Hiper IgD

Manifestações clínicas	Características
Idade de início dos sintomas	Antes do primeiro ano de vida
Trigger identificado	Vacinação Infecções
Febre	Duração de 3 a 7 dias, no geral 40 °C
Linfadenopatia	Cervical ou abdominal, geralmente dolorosa
Abdominais	Dor abdominal com comprometimento da qualidade de vida Diarreia Adenite mesentérical
Pele	Exantema morbiliforme Placas urticaformes erisipela-like Púrpura de Henoch-Scholein Úlceras bipolares
Articulares	Artralgia durante crise Deformidade articular – mais raramente
Neurológicas	Ataxia cerebelar Atraso no desenvolvimento neuropsicomotor
Outros	Dismorfismo facial Retinite pigmentosa e uveíte Amiloidose Síndrome de ativação macrofágica

Fonte: Desenvolvido pela autoria.

os episódios de febre, esperam-se elevação de marcadores de provas inflamatórias (velocidade de hemossedimentação (VHS); proteína C-reativa (PCR); ferritina; e substância amiloide A ou proteína amiloide A (SAA)). Também é comum observar nessa doença outras alterações laboratoriais no momento da crise, sendo elas a leucocitose com neutrofilia, apesar de esses achados não serem condição *sine qua non*.

A dosagem de imunoglobulinas pode revelar componente policlonal e com aumento de IgD (normal em 10% dos casos), IgA e, algumas vezes, também de IgM. A dosagem de colesterol, principalmente a fração HDL, e o aumento de níveis de triglicerídeos também podem ser observados durante crises e já foram considerados também biomarcadores possíveis. Porém esses achados revelam-se reduzidos em cerca de 50% dos pacientes além e não são específicos dessa condição; por isso, hoje, não são mais utilizados nem aconselhados.

Nos polos mais graves da doença – acidúria mevalônica –, a dosagem do ácido mevalônico urinário tem poder de auxiliar na triagem clínica, uma vez que apresenta especificidade próxima a 90%.

Achados genéticos

A pesquisa pela mutação no gene MVK permite concretizar o diagnóstico da doença e pode ser realizado por inúmeras técnicas; a mais antiga e ainda hoje utilizada é o sequenciamento por sanger. Contudo, esse método apresenta um custo alto em decorrência do número de éxons e *primmers* que devem ser feitos e também tem um *turnaround* longo, já que demanda muitos tempo para a realização. Contudo, ele pode ser facilmente utilizado em qualquer laboratório. Com a melhoria técnica das metodologias de sequenciamento genético, com o surgimento do sequenciamento de 2ª geração, o uso de painéis para doenças autoinflamatórias, de exoma ou de genoma também possibilita o diagnóstico da síndrome.

Já existem mais de 120 variantes descritas, sendo a mais comum a V377I. Mutações que afetam o centro da proteína tendem a apresentar manifestação clínica mais grave por provavelmente afetar a estrutura quaternária da enzima produzida, e mutações mais periféricas como a V377I estão mais associadas ao polo de menor gravidade da doença.

Vale lembrar que toda mutação encontrada deve ser segregada aos familiares, principalmente aquelas em heterozigose composta. O achado de mutações em posição trans, ou seja, cada uma em uma fita de DNA, confirma o diagnóstico. O aconselhamento genético passa a ser imperativo a partir desse momento. A lista com todas as variantes já descritas ao longo dos 11 éxons/íntrons do gene pode ser consultada no site https://infevers.umai-montpellier.fr/web/.

Tratamento

Em casos mais brandos, o controle clínico pode ser atingido com uso de corticosteroide sob demanda (prednisona 1 mg/kg no dia da crise e no dia subsequente) e, em alguns casos, até anti-inflamatórios não esteroidais (AINE). Contudo, essas medicações não têm efeito quando se trata de pacientes com alterações neurológicas. Diferentemente da FFM e das síndromes autoinflamatórias sistêmicas indefinidas, a resposta à colchicina é muito pobre e o controle das crises abdominais e febris é incompleto afetando diretamente a qualidade de vida do paciente. Diversos estudos tentaram utilizar estatinas como forma de controle das crises a fim de inibir a HMG-CoA-redutase mas, paradoxalmente, os pacientes apresentavam piora do quadro.

O uso dos medicamentos anti-TNF apresentam-se como 1ª escolha para tratamento da MVK. Para casos de resposta parcial ou para casos de evolução para amiloidose, utilizamos os anti-IL1 (canaquinumab, anakinra ou rilonacept) com racional fisiopatológico na tentativa de bloquear a principal citocina implicada na ativação exagerada do inflamassomo. Para casos mais graves e refratários, pode ser indicado transplante de células-tronco hematopoiéticas.

Uma dúvida existente na prática clínica é se os pacientes podem ou não ser submetidos à vacina pelo risco de crises. A resposta mais adequada é que os pacientes devem ser vacinados considerando-se o risco de apresentarem doenças infecciosas se não receberem o imunizante e a crise deve ser prontamente tratada se ocorrer.

Bibliografia

Abbas AK, Lichtman AH. Imunologia celular e molecular. 9. ed. São Paulo: Elsevier. 2019.

Bousfiha A, Jeddane L, Picard C, Al-Herz W, Ailal F, Chatila T, et al. Human inborn errors of immunity: 2019 update of the iuis phenotypical classification. J Clin Immunol. 2020;40(1):66-81. doi: 10.1007/s10875-020-00758-x.

Forsvoll JA, Oymar K. C-reactive protein in the periodic fever, aphthous stomatitis, pharyngitis and cervical adenitis (PFAPA) syndrome. Acta Paediatr. 2007;96(11):1670-3.

Manthiram K, Li SC, Hausmann JS, Amarilyo G, Barron K, Kim H, et al. Childhood Arthritis and Rheumatology Research Alliance (CARRA) PFAPA Subcommittee. Physicians' perspectives on the diagnosis and management of periodic fever, aphthous stomatitis, pharyngitis, and cervical adenitis (PFAPA) syndrome. Rheumatol Int. 2017;37(6):883-9.

McDermott MF, Aksentijevich I, Galon J, McDermott EM, Ogunkolade BW, Centola M, et al. Germline mutations in the extracellular domains of the 55 kDa TNF receptor, TNFR1, define a family of dominantly inherited autoinflammatory syndromes. Cell. 1999;97(1):133-44. doi: 10.1016/s0092-8674(00)80721-7.

Mendonça LO, Azzolini RK, Assis JP, Franco A, Kalil J, Castro FM, et al. Uma nova classe de doenças: doenças autoinflamatórias. Arq Asma Alerg Imunol. 2017;1(3):263-71.

Mendonça LO, Dias GMFS, Sousa NC, Francesco R, Castro FFM, Barros MT. Síndrome PFAPA (febre periódica, aftas orais, faringite e adenite cervical) em crianças e adultos. Arq Asma Alerg Imunol. 2019;3(1):29-36.

Mendonça LO, Prado AI, Kalil J, Fonseca LAM, Castro FFM, Barros MAMT. Atualizando e expandindo o universo de: "Uma nova classe de doenças – doenças autoinflamatórias". Arq Asma Alerg Imunol. 2021;5(1):51-5.

Papa R, Picco P, Gattorno M. The expanding pathways of autoinflammation: a lesson from the first 100 genes related to autoinflammatory manifestations. Adv Protein Chem Struct Biol. 2020;120:1-44. doi: 10.1016/bs.apcsb.2019.11.001.

Wekell P, Karlsson A, Berg S, Fasth A. Review of autoinflammatory diseases, with a special focus on periodic fever, aphthous stomatitis, pharyngitis and cervical adenitis syndrome. Acta Paediatr. 2016;105(10):1140-51.

Capítulo 6

Síndrome Associada à Artrite Piogênica, Pioderma Gangrenoso, Acne (PAPA) e outras doenças relacionadas

Luciana Martins de Carvalho • Virgínia Paes Leme Ferriani

Introdução

Os achados clínicos observados na síndrome PAPA (artrite piogênica, pioderma gangrenoso e acne) foram expandidos para um espectro de outras síndromes com sobreposição de características clínicas, histológicas e genéticas, porém com aspectos particulares a cada uma delas (Tabela 6.1). Ao todo, até o momento, pelo menos seis grandes grupos de síndromes clinicamente distintas podem ser observados:

1. PASH: pioderma gangrenoso, acne e hidradenite supurativa;
2. PAPASH: PASH combinada com artrite piogênica estéril;
3. PsPASH: PASH associada com artrite psoriásica;
4. PASS: pioderma gangrenoso, acne, espondilite anquilosante, com ou sem hidradenite supurativa;
5. PAC: pioderma gangrenoso, acne e colite ulcerativa;
6. PAMI: síndrome inflamatória relacionada à proteína mieloide associada com *proline-serine-threonine phosphatase interacting protein 1 (PSTPIP1)*.

A PAPA e as doenças relacionadas são consideradas dentro do espectro das síndromes autoinflamatórias, e o respectivo quadro clínico é associado à desregulação do sistema imune inato. Dermatologicamente, são consideradas dermatoses neutrofílicas, tendo a maioria herança monogênica, porém a hipótese de herança poligênica/multifactorial foi sugerida para alguns casos, como na PASH. Vários genes são descritos como associados às síndromes, e o principal deles é o *PSTPIP1*, o gene responsável pela síndrome PAPA. Os sintomas se iniciam geralmente na puberdade, caracterizando-se principalmente por artrites e acnes, com atraso no diagnóstico em décadas em razão da inespecificidade e da pluralidade dos sintomas. São síndromes raras, com discreta predominância no sexo masculino (Tabela 6.1).

Tabela 6.1. Principais características das síndromes relacionadas à PAPA e síndromes relacionadas

Sigla	Sintomas	Idade de início Sintomas/anos (intervalo)	Idade ao diagnóstico anos (intervalo)	Genes associados
PAPA	Artrite piogênica, pioderma gangrenoso e acne	8 (1 a 33)	37 (11 a 63)	*PSTPIP1*
PASH	Pioderma gangrenoso, acne e hidradenite supurativa	17 (11 a 33)	33 (11 a 48)	*PSTPIP1, NCSTN, MEFV, NOD2, PSMB8, NLRP3, IL1RN*
PAPASH	Pioderma gangrenoso, acne, hidradenite supurativa e artrite piogenica estéril	15	31 (16 a 44)	*PSTPIP1, IL1RN, MEFV*
PsAPASH	Pioderma gangrenoso, acne e hidradenite supurativa e artrite psoriásica	–	50	*PSTPIP1, IL1RN, MEFV*
PASS	Pioderma gangrenoso, acne e hidradenite supurativa e espondilite anquilosante	13	32 e 33	*PSTPIP1, IL1RN, MEFV*
PAC	Pioderma gangrenoso, acne e colite ulcerativa	–	33	*PSTPIP1*
PAMI	Síndrome inflamatória relacionada à proteína mieloide associada ao *PSTP1P1*	4,8 (1 mês de vida a 18 anos)	–	*PSTPIP1, TERT, MEFV*

Fonte: Desenvolvida pela autoria.

Conceitos gerais

A PAPA é uma doença autoinflamatória hereditária rara (OMIM: *# 604416)*, de herança autossômica dominante, descrita pela primeira vez em 1997 por Lindor *et al*. Tem como quadro clínico principal inflamação cutânea estéril (proeminentemente pioderma gangrenoso) e artrite recorrente (classicamente artrite piogênica), desencadeadas por traumas mínimos ou sem causa aparente. É causada por mutações no gene *PSTPIP1*, localizado no cromossomo 15, localização q24.3. Esse gene codifica a proteína PSTPIP1, fundamental na cascata inflamatória por associar os filamentos de actina do citoesqueleto celular (Figura 6.1). Esse gene apresenta variantes patogênicas de penetrância incompleta com expressão variável e a lista das variantes já descritas e associadas a fenótipos de PAPA está disponível no *site* do INFEVER (https://infevers.umai-montpellier.fr/web/search.php?n=5).

A proteína PSTPIP1 está envolvida na resposta imune inata e impacta em diversas vias inflamatórias. Ela interage com a purina, codificada pelo gene *MEFV*, associado à febre familiar do Mediterrâneo (FFM). As formas *homotrimers* da pirina e PSTPIP1 se ligam à pirina formando complexos pirina-PSTPIP1 que causam a interação e a dimerização da ASC (apoptose-associada *Speack-like* proteína) contendo *caspase recruitment domains* (CARD).

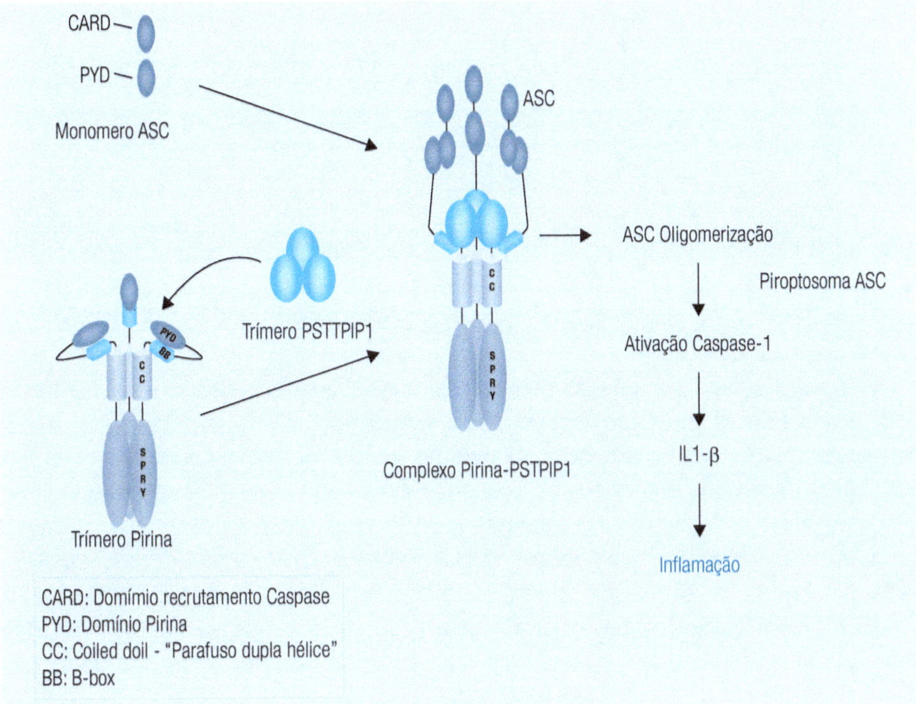

Figura 6.1. Representação esquemática da ativação do inflamassem pela pirina.

Fonte: Adaptada de: Yu JW, Fernandes-Alnemri T, Datta P, Wu J, Juliana C, Solorzano L, *et al.*; 2007.

Consequentemente, ocorre a formação de um piroptossoma que recruta e ativa a capase-1 (CASP1), uma enzima proinflamatória, resultando na produção de IL1β (Figura 6.1). Dessa forma, há a hipótese de que o sequestro da pirina, no complexo PSTPIP1-pirina, poderia alterar as funções imunoregulatórias normais da pirina, resultando em excesso de interleucina 1 B (IL-1β). A proteína PSTPIP1 está também envolvida na regulação do citoesqueleto e, pelo menos parcialmente, na interação com a WASp (*Wiskott-Aldrich protein*). Outras funções da proteína incluem migração celular e formação de podossomas pelos macrófagos, função diminuída nos pacientes com PAPA. Outra alteração imunológica também descrita na PAPA é o desequilíbrio na formação e degradação de NET (*neutrophil extracelular traps*), o que pode aumentar a meia-vida dessas estruturas *in vivo*, promovendo a inflamação. O recombinante humano da IL-1β pode induzir a formação de NET em neutrófilos de pacientes com PAPA, e o bloqueio de IL-1 diminui esse efeito. Dessa forma, a terapia anti-IL-1 é promissora no tratamento desses pacientes. Outras citocinas também estão envolvidas, como as IL-6 e IL-17, que também podem ser alvos terapêuticos em casos graves e refratários. Até o momento, 70 variantes foram descritas no gene PSTPIP1.

Manifestações clínicas

Geralmente, o primeiro sinal clínico nos pacientes é a artrite piogênica estéril, presente em 70% dos casos, associada a trauma mínimo ou de ocorrência espontânea. A média de idade do início dos sintomas é variável e pode ser em média por volta dos 8 (1 a 33) anos de idade, sendo muitas vezes o diagnóstico retardado em décadas.

As manifestações articulares geralmente se apresentam como artrite monoarticular recorrente, dolorosa, acometendo sobretudo as grandes articulações como cotovelos, tornozelos e joelhos. Menos frequentemente, envolve ombros, quadris, metacarpofalangianas e metatarsofalangianas. Infiltrado purulento, neutrofílico estéril, é encontrado nas punções articulares Os diagnósticos diferenciais incluem artrite idiopática juvenil, artrites sépticas de baixa virulência, como por tuberculose e por *Kingella kingae*, e a osteomielite crônica multifocal recorrente. O quadro articular pode se tornar crônico, manifestando-se com sinovite erosiva, diminuição do espaço articular e deformidades articulares com evolução para anquiloses.

As manifestações cutâneas são polimórficas, mais graves em adultos jovens, quando comparadas ao acometimento de crianças menores, caracterizadas histologicamente por dermatose neutrofílica, ocorrendo após mínimo trauma local. Úlceras dolorosas, únicas ou múltiplas, com halo eritematoviolácio, bem definido, são frequentes nesses pacientes, principalmente na infância e na adolescência. As acnes nodulocísticas e o pioderma gangrenoso, muito semelhante ao que se manifesta fora do contexto da doença específica, geralmente se iniciam na puberdade e continuam na fase adulta. A etiologia da acne tem sido recentemente associada com um componente autoinflamatório induzido pela *Cutibacterium acnes* por meio da ativação do inflamassoma. Em estudo de revisão de 49 casos descritos na literatura, a média de idade do início da acne foi 13 (10 a 18) anos, estando presente em 87% dos casos. A localização mais frequente foi descrita como em face e tronco, sendo principalmente caracterizada como acne nodulocística, com 3% dos casos descritos como acne fulminante. O fenômeno de *pathergy*, caracterizado pelo aparecimento de pústulas ao mínimo atrito na pele, é frequente.

A PAPA foi descrita em associação com outras doenças incluindo a de Crohn, hepatite autoimune, colangite esclerosante, vasculites, vasculopatias de sistema nervoso central (SNC) e hipogamaglobulinemia.

Uma cuidadosa história familiar pode aumentar a probabilidade diagnóstica de casos suspeitos. Como a doença é autossômica dominante, outros membros da família podem apresentar manifestações da doença.

Alterações laboratoriais

Quanto a exames complementares, testes inespecíficos como provas de atividade inflamatórias (velocidade de hemossedimentação (VHS), proteína C-reativa (PCR) e proteína S-100) geralmente mostram estas aumentadas na fase ativa da doença, principalmente quando o paciente apresenta artrite. Aqui, o uso de imagens radiológicas também é muito importante tanto para o diagnóstico como para o diagnóstico diferencial. Os achados radiológicos incluem, artrite erosiva, formação de osteófitos, afilamento difuso de falanges, esclerose subcondral e formações císticas, com deformidades articulares e destruição resultando em anquiloses. Nos episódios de artrite, o líquido sinovial apresenta infiltrado neutrofílico estéril.

Achados genéticos

A confirmação diagnóstica se faz pela análise genética e pelo encontro de mutação patogênica no gene *PSTPIP1*. Em revisão de literatura, 36 pacientes foram avaliados geneticamente para a mutação do PSTPIP1 (CD2BP1), sendo a maioria em heterozigose e apenas um caso descrito em homozigose.

Até o momento, não existe um tratamento padronizado para a doença, sendo o anti-IL-1 a terapêutica mais promissora, seguida do anti-TNF. O quadro articular é responsivo a corticosteroide, mas o tratamento à base de esteroides pode exacerbar a acne. Uma opção seria a punção articular com drenagem, para alívio da dor, e infiltração intra-articular ou de corticosteroide ou de anestésicos, efetiva em alguns casos. Retinoides sistêmicos e tópicos podem ser usados para as formas mais intensas de acne. O registro EURFEVER descreveu o tratamento de cinco pacientes com PAPA que apresentaram pouca resposta aos anti-inflamatórios não hormonais; corticosteroides em monoterapia induziram remissão completa em dois de cinco casos, apesar de a terapêutica ser substituída por medicação biológica em razão dos efeitos deletérios do corticosteroide a longo prazo. Resposta completa foi atingida por etanercepte, em combinação com isotretinoina, anakinra e adalimumabe. Outros relatos de casos da literatura descrevem pacientes tratados com corticosteroide sistêmicos, corticosteroide intra-articular, anti-inflamatórios não hormonais, metotrexato, dapsona, talidomida, tocilizumabe, adalimumabe e infliximabe com resposta variável, sendo os relatos mais frequentes de remissão naqueles pacientes em uso de anti-IL1 (Quadro 6.1).

Quadro 6.1. Relatos de casos com terapêutica realizada para pacientes com PAPA

Paciente Avaliação genética	Tratamentos anteriores	Tratamento atual	Ref.
Feminino, 12 anos Heterozigose *PSTPIP-1* (c.688G > A, p.A230T)	Naproxeno Metotrexato AINH	Adalimumabe: 40 mg a cada 2 semanas – resposta parcial/Associação tacrolimus 3 mg 2 vezes/dia: controle doença em 18 meses sem efeitos colaterais	(18)
Masculino, 31 anos Heterozigose *PSTPIP-1* G > C posição 748	Minociclina 100 mg/dia, dapsona 100 mg/dia e deflazacort 30 mg em dias alternados com melhora em 2 meses do quadro cutâneo. Associação metotrexato 15 mg/semana para quadro articular	Após controle, manteve dapsona e metotrexato. Mantendo remissão por 2 anos	(19)
Feminino 33 meses, *PSTPIP-1*E250Q mutação patogênica	Infiltração intra-articular com hexacetonido triancinolona	Antagonista receptor IL1 – remissão em 6 meses	(20)
22 anos, troca nucleotídia homozigota c.773G > C *PSTPIP-1* (p.Gly258Ala)	Pulso de metilprednisolona e corticosteroide via oral. Por corticosteroidedependência iniciado anakira (efeitos colaterais)	Canaquinumabe 150 mg a cada 8 semanas – resposta completa do pioderma e acnes em 8 semanas	(21)
Feminino, 7 anos PSTPIP1 (c.688 G>A (p. Ala 230Thr)		Corticosteroide 1 mg/kg por 3 semanas	(22)

(Continua)

Quadro 6.1. Relatos de casos com terapêutica realizada para pacientes com PAPA *(Continuação)*

Paciente Avaliação genética	Tratamentos anteriores	Tratamento atual	Ref.
Masculino, 9 anos PSTPIP1 c.748G > A(p. E250K)	Glicocorticosteroide tópico para lesões cutâneas Tocilizumabe (5 mg/kg) e imunoglobulina humana 400 mg/kg (3 vezes) – sem resposta infliximabe (5 mg/kg) – sem resposta	Remissão com anakinra (300 mg/dia) por 10 meses Após ficar sem uso de anakinra na pandemia, retorna após 3 meses e iniciou 20 mg acetato de prednisolona e talidomida 25 mg uma vez/dia	(23)
Masculino, 6 anos PSTPIP1 gene (c.748G > A, p.E250K)	Tocilizumabe infliximabe	Anakinra –remissão completa	(24)

AINH: anti-inflamatório não hormonal.

Fonte: Desenvolvido pela autoria.

No Brasil, o primeiro caso de PAPA foi descrito em 2021, por Fernandes, *et al.*, em uma menina de 7 anos e 3 meses nascida de pais não consanguíneos. Apresentava abscessos odontogênicos e sinusites, sem causas definidas, desde os 4 anos de idade. Com 5 anos, apresentou quadro de artrite purulenta estéril de cotovelo direito após trauma local leve. Após esse episódio, desenvolveu febre e provas de atividade inflamatória elevadas. A tomografia de ombro mostrou reação periostal difusa afetando as regiões metafisárias proximal do radio e da ulna, bem como a região metafisária distal do úmero e aumento importante dos tecidos moles do cotovelo (Figura 6.2).

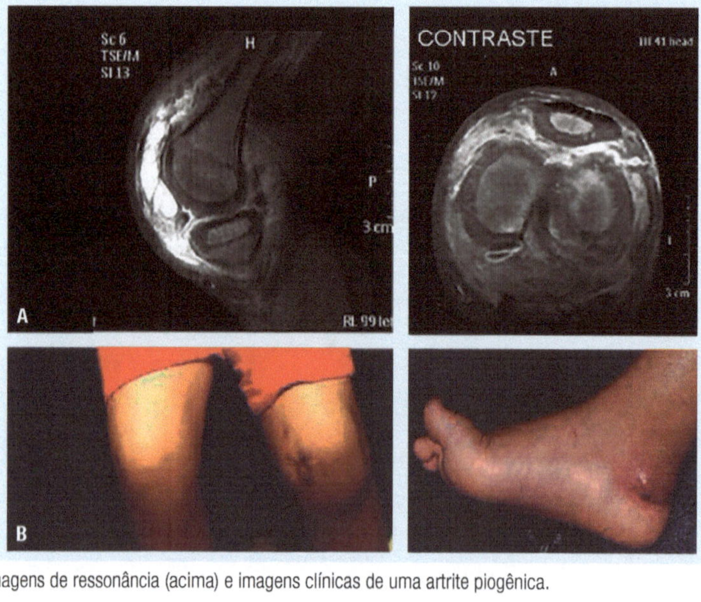

Figura 6.2. Imagens de ressonância (acima) e imagens clínicas de uma artrite piogênica.

Fonte: Adaptada de Fernandes SJ, Valdomir Nadaf MI, Monteiro NH, Nadaf IN, Lélis CR, Takano BY, *et al.*; 2021.

Realizada inicialmente a antibioticoterapia, não apresentando resposta e com evolução de artrite também para joelho esquerdo. Apresentava líquido purulento em drenagem de joelho esquerdo com culturas negativas. Em sequenciamento de painel genético, foi identificada a mutação PSTPIP1 (c.688 G >A (p. Ala 230Thr.) já vista, confirmada como patogênica e atribuída a fenótipos semelhantes. A paciente foi tratada com prednisona 1 mg/kg por 3 semanas com resposta satisfatória.

Overview de outras variantes da PAPA

PASH

Os pacientes com PASH apresentam pioderma gangrenoso, acne e hidradenite supurativa (HS), na ausência de artrite piogênica. A hidradenite supurativa, ou doença de Verneuil ou acne inversa, é considerada um espectro não tão grave do pioderma gangrenoso e também é uma dermatose neutrofílica.

Maitrepierre *et al.*, em revisão literatura, descreveram 43 casos de PASH. A média de idade do diagnóstico foi de 33 (11 a 33) anos, com a acne como o primeiro sinal da doença aparecendo em torno de 17 anos, ocorrendo principalmente na face em 57% dos casos. Outros locais de acometimento foram o tronco, geralmente associado à face em 33% dos casos, e face e couro cabeludo em 10% dos casos. Descrita sobretudo como nodulocística, sendo a forma fulminante mais raramente.

Múltiplos genes estão envolvidos na doença. A primeira variante genética associada à síndrome foi o aumento do numero de repetições do CCTG microssatélite na região PSTPIP1 5'UTR. A presença de alelo carreando alto número de repetições CCTG predispõe à desregulação da expressão da PSTPIP1 e também a formas de inflamação tecidual rica em neutrófilos e à formação de abcessos. Recentemente, vários outros genes têm sido associados à síndrome (Tabela 6.1).

A PASH também é um protótipo de dermatoses neutrofílicas com expressão aumentada de IL-1β e seus receptores por desregulação da função do inflamassoma. A IL-1β promove a produção e a liberação de citocinas pró-inflamatórias como interferon alfa (IFN-α) e gama (IFN-γ) e um grande número de outras citocinas como IL-8, IL-17, CXCL 1/2/3, CXCL-16 e RANTES.

O pioderma gangrenoso e a HS estão presentes classicamente na PASH. A HS é uma doença inflamatória crônica recidivante de folículos capilares. Ocorre geralmente depois da puberdade e afeta as glândulas apócrinas da pele (com mais frequência em axilas, região inguinal e anogenital). É caracterizada clinicamente por nódulos dolorosos profundos que geralmente se tornam abcessos com supuração e cicatrizes.

Como na PAPA, os achados laboratoriais são inespecíficos, como aumento de PCR e surgimento de discreta anemia durante as crises.

A PASH é uma doença rara, também sem protocolo de tratamento estabelecido. Em relatos de casos de literatura, os pacientes apresentam falha de resposta com antibióticos sistêmicos, corticosteroides tópicos e sistêmicos, dapsona e isotretionoina. Há relatos de melhora parcial com anti-TNF como infliximabe e adalimumabe e anti-IL1, como anankira. Um estudo mostrou remissão de paciente masculino de 22 anos em associação com ciclosporina 5 mg/kg/dia, infliximabe 5 mg/kg nas semanas 0, 2 e após a cada 8 semanas e dapsona 50 mg dia. O paciente já havia feito uso, sem sucesso, de corticosteroides, anti--TNF, anti-IL-1 e ácido fumárico. A expressão aumentada de IL-17 em biópsias de pacientes com PASH sinaliza o possível efeito dos antagonistas IL-17 na síndrome.

PAPASH/ PsAPASH e PASS

Trata-se de formas ainda mais raras das variantes de PAPA. Quando há associação da artrite piogênica ao pioderma gangrenoso, acne e hidradenite supurativa, é denominada "PAPASH". Quando associada à psoríase, denomina-se "PsAPASH" e, com espondiloartrite anquilosante, "PASS".

Em relatos de casos na literatura, essas síndromes são associadas a mutações dos genes PSTPIP1, IL1RN e *MEFV* principalmente.

A presença e as características de HS são indistinguíveis no contexto da PASH, PAPASH, PsAPASH e PASS, sendo consideradas um espectro contínuo de dermatoses neutrofílicas nas síndromes autoinflamatórias.

O diagnóstico desses pacientes é realizado em média aos 31 anos de idade (16 a 50). A média do inicio dos sintomas nesses casos é de 24,4 (14 a 40) anos. Os casos foram tratados com sucesso com a associação de infliximabe e metotrexato; sirolimus e adalimumabe; e adalimumabe e metotrexato.

PAMI

A síndrome PAMI, síndrome inflamatória relacionada à proteína mieloide associada ao *PSTP1P1*, foi descrita em 2002 por Sampson, antes da associação com a mutação genética e era conhecida pelos níveis aumentados de zinco e calprotectina. A síndrome está associada com altos níveis de substância amiloide, 20 vezes mais altos do que na PAPA.

Difere das outras síndromes por apresentar alterações hematológicas, principalmente neutropenia, associadas à linfoproliferação, como hepatoesplenomegalia e linfadenopatia. Raros casos foram descritos. Huang *et al.* descreveram 35 casos da literatura com dois relatos de casos do seu próprio serviço: um homem de 44 anos apresentando lesões nodulares em face e úlceras em mãos com provas de atividade inflamatórias altas e leucopenia ($2{,}7 \times 10^9$/L), referindo acnes desde 13 anos de idade; e seu filho de 21 anos que apresentava displasia óssea e acnes císticas em face, queixando-se de dor abdominal recorrente, e atividade inflamatória elevada e leucopenia ($1{,}2 \times 10^9$/L). Detectou-se a mutação c.748G > A(p.E250K) em ambos. Foram tratados com doxiciclina (100 mg, 2 vezes/dia) e prednisona com melhora das lesões após 3 meses de tratamento. Os outros casos descritos na literatura apresentavam mutação principalmente do gene *PSTPIP*, com uma mãe e filho carreando mutação no *TERT* e três pacientes em *MEFV*. A idade de início foi mais precoce que em outras síndromes, com média de 4,8 anos (1 mês de vida a 18 anos). Nesses pacientes, o nível sérico de S100A8/9 foi um marcador e usado como *screening* em alguns deles. A contagem de leucócitos variou de $0{,}08 \times 10^9$/L a $3{,}8 \times 10^9$/L nesses pacientes. Como tratamento, foram usados mais frequentemente corticosteroides, ciclosporina, metotrexato e anakinra, em associação em alguns pacientes.

Bibliografia

Braun-Falco M, Kovnerystyy O, Lohse P, Ruzicka T. Pyoderma gangrenosum, acne, and suppurative hidradenitis (PASH) – a new autoinflammatory syndrome distinct from PAPA syndrome. Journal of the American Academy of Dermatology. 2012;66(3):409-15.

Bruzzese V. Pyoderma gangrenosum, acne conglobata, suppurative hidradenitis, and axial spondyloarthritis: efficacy of anti-tumor necrosis factor α therapy. Journal of Clinical Rheumatology: practical reports on rheumatic & musculoskeletal diseases. 2012;18(8):413-5.

Caorsi R, Picco P, Buoncompagni A, Martini A, Gattorno M. Osteolytic lesion in PAPA syndrome responding to anti-interleukin 1 treatment. J Rheumatol. 2014;41(11):2333-4.

Cortesio CL, Wernimont SA, Kastner DL, Cooper KM, Huttenlocher A. Impaired podosome formation and invasive migration of macrophages from patients with a PSTPIP1 mutation and PAPA syndrome. Arthritis Rheum. 2010;62(8):2556-8.

Cugno M, Borghi A, Marzano AV. PAPA, PASH and PAPASH syndromes: pathophysiology, presentation and treatment. American Journal of Clinical Dermatology. 2017;18(4):555-62.

Dessinioti C, Katsambas A, Antoniou C. Hidradenitis suppurrativa (acne inversa) as a systemic disease. Clinics in Dermatology. 2014;32(3):397-408.

Edrees AF, Kaplan DL, Abdou NI. Pyogenic arthritis, pyoderma gangrenosum, and acne syndrome (PAPA syndrome) associated with hypogammaglobulinemia and elevated serum tumor necrosis factor-alpha levels. Journal of Clinical Rheumatology: practical reports on rheumatic & musculoskeletal diseases. 2002;8(5):273-5.

Fernandes SJ, Valdomir Nadaf MI, Monteiro NH, Nadaf IN, Lélis CR, Takano BY, et al. Clinical and genetic findings of the first report of PAPA syndrome in Brazil. Case Reports in Immunology. 2021;2021:6660937.

Garcovich S, Genovese G, Moltrasio C, Malvaso D, Marzano AV. PASH, PAPASH, PsAPASH, and PASS: the autoinflammatory syndromes of hidradenitis suppurativa. Clinics in Dermatology. 2021;39(2):240-7.

Garzorz N, Papanagiotou V, Atenhan A, Andres C, Eyerich S, Eyerich K, et al. Pyoderma gangrenosum, acne, psoriasis, arthritis and suppurative hidradenitis (PAPASH)-syndrome: a new entity within the spectrum of autoinflammatory syndromes? Journal of the European Academy of Dermatology and Venereology: JEADV. 2016;30(1):141-3.

Genovese G, Moltrasio C, Garcovich S, Marzano AV. PAPA spectrum disorders. Giornale italiano di dermatologia e venereologia : organo ufficiale, Societa italiana di dermatologia e sifilografia. 2020;155(5):542-50.

Geusau A, Mothes-Luksch N, Nahavandi H, Pickl WF, Wise CA, Pourpak Z, et al. Identification of a homozygous PSTPIP1 mutation in a patient with a PAPA-like syndrome responding to canakinumab treatment. JAMA Dermatology. 2013;149(2):209-15.

Gottlieb J, Madrange M, Gardair C, Sbidian E, Frazier A, Wolkenstein P, et al. PAPASH, PsAPASH and PASS autoinflammatory syndromes: phenotypic heterogeneity, common biological signature and response to immunosuppressive regimens. The British Journal of Dermatology. 2019;181(4):866-9.

Holzinger D, Fassl SK, de Jager W, Lohse P, Röhrig UF, Gattorno M, et al. Single amino acid charge switch defines clinically distinct proline-serine-threonine phosphatase-interacting protein 1 (PSTPIP1)-associated inflammatory diseases. The Journal of Allergy and Clinical Immunology. 2015;136(5):1337-45.

Huang X, Xu M, Dai S, Wang M, Zheng H, Zeng K, et al. Rare cases of PAMI syndrome in both father and son with the same missense mutation in PSTPIP1 gene and literature review. The Journal of Dermatology. 2021;48(4):519-28.

Janssen WJM, Grobarova V, Leleux J, Jongeneel L, van Gijn M, van Montfrans JM, et al. Proline-serine-threonine phosphatase interacting protein 1 (PSTPIP1) controls immune synapse stability in human T cells. The Journal of Allergy and Clinical Immunology. 2018;142(6):1947-55.

Khatibi K, Heit JJ, Telischak NA, Elbers JM, Do HM. Cerebral vascular findings in PAPA syndrome: cerebral arterial vasculopathy or vasculitis and a posterior cerebral artery dissecting aneurysm. Journal of Neurointerventional Surgery. 2016;8(8):e29.

Li ZJ, Choi DK, Sohn KC, Seo MS, Lee HE, Lee Y, et al. Propionibacterium acnes activates the NLRP3 inflammasome in human sebocytes. The Journal of Investigative Dermatology. 2014;134(11):2747-56.

Liang WL, Li HG, Zhong G, Wang BS, Ma JD, Chen JL, et al. [Targeted therapy of pyogenic sterile arthritis, pyoderma gangrenosum, and acne syndrome (PAPA): a case report and literature review]. Zhonghua Er Ke Za Zhi. 2020;58(12):977-81.

Lindor NM, Arsenault TM, Solomon H, Seidman CE, McEvoy MT. A new autosomal dominant disorder of pyogenic sterile arthritis, pyoderma gangrenosum, and acne: PAPA syndrome. Mayo Clinic proceedings. 1997;72(7):611-5.

Maitrepierre F, Marzano AV, Lipsker D. A unified concept of acne in the PAPA spectrum disorders. Dermatology (Basel, Switzerland). 2021;237(5):827-34.

Martinez-Rios C, Jariwala MP, Highmore K, Duffy KW, Spiegel L, Laxer RM, et al. Imaging findings of sterile pyogenic arthritis, pyoderma gangrenosum and acne (PAPA) syndrome: differential diagnosis and review of the literature. Pediatric radiology. 2019;49(1):23-36.

Marzano AV, Ceccherini I, Gattorno M, Fanoni D, Caroli F, Rusmini M, et al. Association of pyoderma gangrenosum, acne, and suppurative hidradenitis (PASH) shares genetic and cytokine profiles with other autoinflammatory diseases. Medicine (Baltimore). 2014;93(27):e187.

Mistry P, Carmona-Rivera C, Ombrello AK, Hoffmann P, Seto NL, Jones A, et al. Dysregulated neutrophil responses and neutrophil extracellular trap formation and degradation in PAPA syndrome. Ann Rheum Dis. 2018;77(12):1825-33.

Sampson B, Fagerhol MK, Sunderkötter C, Golden BE, Richmond P, Klein N, et al. Hyperzincaemia and hypercalprotectinaemia: a new disorder of zinc metabolism. Lancet. 2002;360(9347):1742-5.

Sardana K, Bajaj S, Bose SK. Successful treatment of PAPA syndrome with minocycline, dapsone, deflazacort and methotrexate: a cost-effective therapy with a 2-year follow-up. Clinical and Experimental Dermatology. 2019;44(5):577-9.

Schäffler H, Blattmann T, Findeisen A, Meinel FG, Meyer-Bahlburg A, Lamprecht G, et al. [PAPA syndrome with Crohn's disease and primary sclerosing cholangitis/autoimmune hepatitis overlap syndrome]. Der Hautarzt; Zeitschrift fur Dermatologie, Venerologie, und verwandte Gebiete. 2019;70(2):116-22.

Shoham NG, Centola M, Mansfield E, Hull KM, Wood G, Wise CA, et al. Pyrin binds the PSTPIP1/CD2BP1 protein, defining familial Mediterranean fever and PAPA syndrome as disorders in the same pathway. Proc Natl Acad Sci U S A. 2003;100(23):13501-6.

Sood AK, McShane DB, Googe PB, Wu EY. Successful treatment of PAPA syndrome with dual adalimumab and tacrolimus therapy. Journal of Clinical Immunology. 2019;39(8):832-5.

Staub J, Pfannschmidt N, Strohal R, Braun-Falco M, Lohse P, Goerdt S, et al. Successful treatment of PASH syndrome with infliximab, cyclosporine and dapsone. Journal of the European Academy of Dermatology and Venereology: JEADV. 2015;29(11):2243-7.

Tan J, Zhang T, Hao Z, Wang L, Feng S, Yu L, et al. What can we learn from a tortuous diagnosis and treatment experience for a child with PAPA syndrome? A Case Report. Indian Journal of Dermatology. 2022;67(1):79-84.

Ter Haar N, Lachmann H, Özen S, Woo P, Uziel Y, Modesto C, et al. Treatment of autoinflammatory diseases: results from the Eurofever Registry and a literature review. Ann Rheum Dis. 2013;72(5):678-85.

Whiteside BG, Titheradge H, Al-Abadi E. PSTPIP1-associated myeloid-related proteinaemia inflammatory (PAMI) syndrome; a case presenting as a perinatal event with early central nervous system involvement? Pediatr Rheumatol Online J. 2022;20(1):49.

Yu JW, Fernandes-Alnemri T, Datta P, Wu J, Juliana C, Solorzano L, et al. Pyrin activates the ASC pyroptosome in response to engagement by autoinflammatory PSTPIP1 mutants. Molecular cell. 2007;28(2):214-27.

Capítulo 7

Síndromes Associadas ao Gene NOD2 (Síndrome de Blau e Sarcoidose de Início Precoce)

Danilo Gois Gonçalves • Mariana Fernandes Mousinho • Leonardo Oliveira Mendonça

Introdução

A síndrome de Blau (SB) causa um processo inflamatório granulomatoso que se apresenta dentro do espectro da sarcoidose de início precoce (SIP) e é marcada pela manifestação de granulomas epitelioides de células gigantes não caseificados em diversos órgãos e tecidos. Em 1985, o fenótipo ligado a uma herança de padrão autossômica dominante foi descrito. A primeira doença monogênica granulomatosa inflamatória foi relatada após o achado de uma mutação no domínio de oligomerização ligante de nucleotídeo 2/domínio de recrutamento e ativação de Caspase 15 (*NOD2/CARD15*) em pacientes com SB em 2001. Atualmente, já são reconhecidas formas familiares e esporádicas.

A SB é rara e não há estudos epidemiológicos que descrevam especificamente a sua prevalência, porém a maior parte dos casos pode ser vista em crianças menores de 5 anos. Foi identificada uma proporção de 1:5 da forma familiar para esporádica em um documento internacional que avaliou 53 pacientes apresentando sarcoidose pediátrica, entre os quais 14 pacientes tinham história familiar. No Registro Internacional de Sarcoidose Pediátrica, instituído em 2005, não há a descrição de diferença de prevalência de gênero ou de região geográfica. A tríade clássica de poliartrite, uveíte e sarcoidose cutânea se manifesta, na maioria dos pacientes, antes dos 5 anos de idade.

Fisiopatologia

A SB associa-se a mutações de ganho de função de NOD2, enquanto a doença de Crohn (DC) tem ligação com mutações de perda de função do mesmo gene, em especial em casos de início precoce. Foi evidenciado que as modificações de NOD2 associadas à SB estavam situadas em um domínio distinto da proteína, quando comparada à DC. Wang *et al.* detectaram mutações NOD2 em 50% de dez linhagens com o fenótipo SB. As mutações NOD2 mais frequentes em SB são as substituições R334W (arginina por glutamina em posição 334) e R334Q (arginina para triptofano) e têm padrão autossômico dominante. Novas técnicas de sequenciamento de NOD2 possibilitaram a descrição de mosaicismo genético e de mutações somáticas vistas em alguns pacientes. Mutações NOD2 podem ser encontradas em pacientes com tríade clínica completa, tríade incompleta e nos fenótipos expandidos. A penetrância incompleta em pacientes portadores assintomáticos é rara. Não há evidência que estabeleça uma legítima associação entre mutações específicas de NOD2 e gravidade do acometimento ocular.

A proteína NOD2 faz parte da família do receptor proteínas citosólicas semelhantes à NOD (NLR), que atuam nas vias que promovem fagocitose, inflamação e apoptose. NOD tem função importante no estímulo do fator nuclear-κB (NFκB) e na liberação de citocinas pró-inflamatórias, como o interferon gama (IFN-γ). A oligomerização de NOD2 atua na estrutura dos CARD, possibilitando a interação com a quinase proteica de interação com receptores 2 (RIP2) e subsequente ativação. Os pacientes apresentam uma expressão importante de IFN-γ, interleucina (IL) 6, fator de crescimento transformador beta (TGF-β) e IL-17 e do receptor de IL-23 em células que compõem o granuloma, achados que indicam a ativação de linfócitos TCD4+ subgrupo Th17 em granulomas de SB.

No citoesqueleto e na membrana celular, local em que se encontra a maquinaria de fusão celular implicada na multinucleação e na composição de granuloma, proteínas de interação se associam à NOD2. A existência de granulomas epitelioides não caseosos é uma característica em comum entre a SB e a sarcoidose. Granulomas são formados por um grupo de monócitos ou macrófagos em diversos estágios de ativação, células epitelioides dispostas de forma semelhante às células epiteliais, além de células gigantes multinucleadas. Os granulomas de Blau apresentam-se como grandes granulomas policíclicos com densas coronas linfocíticas E revelam uma resposta inflamatória demasiada compatível com mutação de ganho de função em NOD2.

Manifestações clínicas

A SB apresenta a tríade clínica poliartrite, dermatite e acometimento ocular. Em razão dos testes genéticos desenvolvidos nos últimos anos, uma maior variedade de fenótipos clínicos foi revelada. Os pacientes manifestam inicialmente um exantema micropapular monomórfico e, meses depois, poliartrite simétrica. O acometimento ocular apresenta-se, habitualmente, como sintoma mais tardio durante a evolução da doença. A mediana da idade de início de doença manifesta foi de 26 meses com um intervalo entre as idades de 2 meses e 14 anos.

As lesões de pele surgem na região do tronco, de preferência em dorso com extensão para face e membros, que tendem a se tornar escamosas e a sua coloração é variável, desde rosa claro até eritema intenso. As lesões são pequenas, em torno de 5 a 7 mm, arredondadas e pouco elevadas. Nódulos subcutâneos, situados principalmente em membros inferiores, são manifestações de pele também frequentes.

A manifestação clínica articular mais frequente é a artrite poliarticular simétrica ou a aditiva com acometimento de grandes e pequenas articulações periféricas. As articulações mais acometidas são punhos, joelhos, tornozelos e interfalangianas proximais. Os pacientes costumam apresentar dor e rigidez matinal leve a moderada. Principalmente na infância, os pacientes não apresentam limitação de movimento, com exceção das articulações interfalangianas proximais que apresentam contratura de flexão denominada camptodactilia. Apesar de a evolução da artrite ser variável, as erosões articulares são raras e leves.

A doença ocular pode se iniciar como uma uveíte assintomática nos primeiros 2 anos de doença. Outras manifestações são nódulos de íris, sinéquias focais e precipitados queráticos no limbo, além de catarata e aumento da pressão intraocular. O surgimento de nódulos na conjuntiva pode possibilitar diagnóstico precoce. O dano à região posterior dos olhos nesses pacientes compreende vitrite, coroidite multifocal, edema do nervo óptico e acometimento vascular da retina. Os pacientes podem cursar com uma iridociclite granulomatosa insidiosa e uveíte posterior com evolução para uma grave panuveíte destrutiva. O acometimento ocular é a manifestação com desfecho funcional mais reservado e de difícil controle, o que pode ocasionar grave perda da acuidade visual.

Além da tríade clínica clássica, o envolvimento sistêmico e visceral atinge 48% dos pacientes com SB (12) e inclui nefrite granulomatosa e intersticial, insuficiência renal crônica, vasculite de pequenos vasos, pneumonite intersticial, linfadenite periférica e mediastinal (exceto hilar), linfadenite, pericardite, neuropatia craniana (VII nervo craniano) e parotidite. Febre prolongada e recorrente, entre outros sintomas sistêmicos, podem ser a forma de apresentação. Vasculopatia de grandes vasos na SB foi observada em estudos prévios e em uma família NOD2 mutada, como descrito por Wang. Hipertensão arterial sistêmica também foi relatada em alguns estudos e foi proposto que a vasculopatia renal precede essa manifestação e está associada a ela. Famílias que carregavam a mutação E383K são compostas por indivíduos com e sem sintomas.

Pode-se observar anemia leve, leucopenia ou linfopenia, embora, na maioria das vezes, o número de células do sangue periférico apresenta-se dentro da normalidade. Os reagentes de fase aguda habitualmente não se tornam elevados quando os pacientes com SB estão em atividade de doença. Entretanto, os valores de proteína plasmática S100 estão aumentados e foi demonstrada correlação considerável com a quantidade de articulações acometidas. As proteínas S100 são liberadas por fagócitos e podem retratar o grau de inflamação granulomatosa na SB.21 Hipercalciúria e hipercalcemia podem surgir pela atuação dos macrófagos em granulomas. A hipercalciúria pode causar nefrocalcinose e nefrolitíase na SB.

Diagnóstico

O diagnóstico categórico de SB fundamenta-se na confirmação genética de uma mutação NOD2 na condição de um fenótipo clínico típico ou da apresentação de inflamação granulomatosa não caseosa.

Nas biópsias de pele, sinóvia, linfonodo, rim ou fígado, podem ser visualizados granulomas epitelioides não caseosos e granulomas de células gigantes multinucleados. A biópsia de pele é a melhor alternativa para os pacientes com dermatite granulomatosa, já a biópsia sinovial é outra possibilidade quando o paciente não apresenta lesão de pele ativa. A inflamação granulomatosa é a alteração encontrada em pacientes com SB.

A presença de mutação NOD2 nos pacientes com clínica correspondente à SB variou entre 50% nas formas familiares e 90% nas formas esporádicas. Observaram-se mutações no gene NOD2 em 98% dos pacientes do Registro Internacional de Artrite Granulomatosa Pediátrica com manifestação da tríade clássica, esporádica ou familiar. A evidência de mutações no NOD2 em membros assintomáticos e a variedade clínica multifacetada apontam a participação de genes moduladores complementares ainda não descritos. Alguns pacientes com a tríade clássica também não apresentam mutação NOD2.

Para fim diagnóstico da síndrome de Blau, devem-se descartar infecções crônicas, principalmente fúngicas e por micobactéria, essa última especialmente em regiões endêmicas. O achado de caseificação nos granulomas exige terapia específica para tuberculose. Ademais, poliartrite não granulomatosa reativa (doença de Poncet) pode ser encontrada em tuberculose ativa e apresenta boa resposta ao tratamento para tuberculose. Outro diagnóstico diferencial de sinovite granulomatosa monoarticular é a apresentação de artrite de corpo estranho como inserção de espinhos de plantas, espinhos de ouriço, entre outros. A SB com poliatrite e uveíte apresenta como diagnóstico diferencial a artrite idiopática juvenil e, nos adultos, a artrite reumatoide e espondiloartropatias. Devem-se excluir também imunodeficiências primárias que cursam com inflamação granulomatosa sem etiologia infecciosa como imunodeficiência comum variável, defeitos imunológicos combinados com diversos distúrbios monogênicos, principalmente síndrome de mutação de genes ativadores de recombinação hipomórfica (RAG), deficiência de CD40L, ataxia telangiectasia, síndrome de Nijmegen, doença granulomatosa crônica, entre outras.

Assim como na SB, a sarcoidose em adultos pode ter início na adolescência e demonstra um comprometimento de órgão visceral. Entretanto, o acometimento articular e ocular é divergente e a adenopatia hilar não foi descrita na SB. Além disso, a mutação NOD2 apresenta-se dentro da normalidade na doença em adultos. A hipótese de SB deve ser aventada entre pacientes com aortite abdominal, estenose da artéria renal, arterite de Takayasu e doença da raiz aórtica, pois a vasculite de grandes vasos é uma forma de apresentação.

Tratamento

Não há informações fundamentadas em evidências sobre o melhor tratamento para a SB. Corticosteroideterapia em dose baixa a moderada diariamente é eficiente no manejo da doença articular e ocular, porém há o inconveniente dos efeitos secundários ao uso duradouro.

O medicamento metotrexate na posologia 10 a 15 mg/m^2 1 vez/semana possivelmente apresenta eficácia na atividade da doença articular e pode auxiliar no tratamento como poupador de corticosteroides. O imunobiológico mais usado na terapia é o antifator de necrose tumoral (TNF), eficaz no manejo de um caso descrito de glomerulonefrite associada à SB. O infliximabe e o adalimumabe foram utilizados para tratamento de artrite crônica e manifestações viscerais, porém sua atuação no controle da uveíte é menos evidente. A persistência da doença na maior parte dos pacientes com SB demonstra a real importância de novos estudos que constatem opções terapêuticas mais eficazes. Casos isolados foram descritos com uso de outros imunobiológicos como anakinra, canaquinumabe e tocilizumabe, porém necessita-se de mais estudos que atestem sua eficácia.

No caso de pacientes com envolvimento leve renal, pulmonar, salivar e/ou hepático, as manifestações podem ter resolução total com a instituição do tratamento. Os casos que cursaram com hipercalcemia de uma coorte foram abordados com aumento da dose de esteroide por um período de algumas semanas e não evoluíram com recorrência. Anti-hipertensivos podem ser necessários em pacientes hipertensos.

Visões futurísticas

A elucidação dos mecanismos imunológicos envolvidos em manifestações inflamatórias, como a formação de granulomas, artrite e uveíte, possibilita o melhor entendimento fisiopatológico, que deve ser usado para a formulação de novas terapêuticas. A detecção de mutações, como aquelas que envolvem NOD2, pode auxiliar em um contexto de medicina personalizada, em que a maior efetividade para acompanhamento médico e para a terapêutica pode ser atingida. Dessa forma, espera-se que a evolução do conhecimento acerca do espectro de doenças que compõem a SIP, a SB e as mutações de ganho de função de NOD2 leve benefícios aos pacientes.

Bibliografia

Arostegui JI, Arnal C, Merino R, et al. NOD2 geneassociated pediatric granulomatous arthritis: clinical diversity, novel and recurrent mutations, and evidence of clinical improvement with interleukin-1 blockade in a Spanish cohort. Arthritis Rheum. 2007;56:3805-13.

Becker ML, Martin TM, Doyle TM, Rose CD. Interstitial pneumonitis in Blau syndrome with documented mutation in CARD15. Arthritis Rheum. 2007;56:1292-4.

Blau EB. Familial granulomatous arthritis, iritis, and rash. J Pediatr. 1985;107:689-93.

Brescia A, McIlvain-Simpson G, Rose CD . Infliximab therapy for steroid-dependent early onset sarcoid arthritis and Blau syndrome. Arthritis Rheum. 2014;46:S313.

Byg KE, Milman N, Hansen S. Sarcoidosis in Denmark 1980-1994. A registry-based incidence study comprising 5536 patients. Sarcoidosis Vasc Diffuse Lung Dis. 2003;20:46-52.

De Inocencio J, Mensa-Vilaro A, Tejada-Palacios P, et al. Somatic NOD2 mosaicism in Blau syndrome. J Allergy Clin Immunol. 2015;136:484.

Gross KR, Malleson PN, Culham G, Lirenman DS, McCormick AQ, Petty RE. Vasculopathy with renal artery stenosis in a child with sarcoidosis. J Pediatr. 1986;108:724-6.

Jabs DA, Houk JL, Bias WB, Arnett FC. Familial granulomatous synovitis, uveitis, and cranial neuropathies. Am J Med. 1985;78:801-4.

Janssen CE, Rose CD, De HG, et al. Morphologic and immunohistochemical characterization of granulomas in the nucleotide oligomerization domain 2-related disorders Blau syndrome and Crohn disease. J Allergy Clin Immunol. 2012;129:1076-84.

Kanazawa N, Okafuji I, Kambe N, et al. Early-onset sarcoidosis and CARD15 mutations with constitutive nuclear factor-kappaB activation: common genetic etiology with Blau syndrome. Blood. 2005;105:1195-7.

Lindsley CB, Petty RE. Overview and report on international registry of sarcoid arthritis in childhood. Curr Rheumatol Rep. 2000;2:343-8.

Miceli-Richard C, Lesage S, Rybojad M, et al. CARD15 mutations in Blau syndrome. Nat Genet. 2001;29:19-20.

Milman N, Andersen CB, Hansen A, et al. Favourable effect of TNF-alpha inhibitor (infliximab) on Blau syndrome in monozygotic twins with a de novo CARD15 mutation. APMIS. 2006;114:912-9.

Rose CD, Arostegui JI, Martin TM, et al. NOD2-associated pediatric granulomatous arthritis, an expanding phenotype: study of an international registry and a national cohort in Spain. Arthritis Rheum. 2009;60:1797-803.

Rose CD, Neven B, Wouters CH. Granulomatous inflammation: the overlap of immunodeficiencies and inflammation. Best Pract Res Clin Rheumatol. 2014;28:191-212.
Rose CD, Pans S, Casteels I, et al. Blau syndrome: baseline data from a prospective multicenter cohort study of clinical, radiological and functional outcomes. Rheumatology (Oxford). 2015;54:1008-16.
Rose CD, Wouters CH, Meiorin S, et al. Pediatric granulomatous arthritis: an international registry. Arthritis Rheum. 2006;54:3337-44.
Saini SK, Rose CD. Liver involvement in familial granulomatous arthritis (Blau syndrome). J Rheumatol. 1996;23:396-9.
Sarens IL, Casteels I, Anton J, et al. Blau syndrome associated uveitis: preliminary results from an international prospective interventional case series. Am J Ophthalmol. 2018;187:158-66.
Saulsbury FT, Wouters CH, Martin TM, et al. Incomplete penetrance of the NOD2 E383K substitution among members of a pediatric granulomatous arthritis pedigree. Arthritis Rheum. 2009;60:1804-6.
Simonini G, Xu Z, Caputo R, et al. Clinical and transcriptional response to the long-acting interleukin-1 blocker canakinumab in Blau syndrome-related uveitis. Arthritis Rheum. 2013;65:513-8.
Takada S, Kambe N, Kawaski Y, et al. Pluripotent stem cell models of Blau syndrome reveal an IFN-γ-dependent inflammatory response in macrophages. J Allergy Clin Immunol. 2018;141:339-49.
Wang L, Rosé CD, Foley KP, et al. S100A12 and S100A8/9 proteins are biomarkers of articular disease activity in Blau syndrome. Rheumatology. 2018;57:1299-304.
Wang X, Kuivaniemi H, Bonavita G, et al. CARD15 mutations in familial granulomatosis syndromes: a study of the original Blau syndrome kindred and other families with large-vessel arteritis and cranial neuropathy. Arthritis Rheum. 2002;46:3041-5.
Wouters C, Rose CD, Prieur AM. Rhumatologie pédiatrique. Paris: Flammarion Médicine-Sciences; 2009.
Wouters C, Rose CD. Childhood sarcoidosis. In: Cimaz R, Lehman T (eds). Pediatrics in systemic auto¬immune diseaeses. Amsterdam: Elsevier. 2008;6:16.

Capítulo 8

Síndrome Associada a Mutações no Gene NLRP1 (NAIAD)

Jaqueline Cubo Brandão • Francine Albino Zanetti • Leonardo Oliveira Mendonça

Introdução

A síndrome associada a mutações no gene NLRP1 (NAIAD) é uma doença genética de herança autossômica dominante e recessiva, rara, que está associada a variantes patogênicas no inflamassoma NLRP1. A primeira descrição da síndrome é recente, datada de 2016, quando da realização do sequenciamento do exoma em uma família francesa com sintomas semelhantes de disqueratose cutânea, artrite e febres recorrentes com achados de inflamação sistêmica e expansão clonal de células B. Nessa ocasião, foram descobertas duas mutações distintas no mesmo gene: NLRP1 (p.Arg726Trp); e (p.Pro1214Arg). Essas mutações estão localizadas entre os domínios NACTH e LRR, em um grande complexo denominado "FIIND". Outros achados de autoimunidade flutuante (positividade de autoanticorpos), expressão e ativação de inflamassoma NLRP1 com secreção de IL-1 e IL-18 também corroboraram a patogenicidade nesses casos.

Fisiopatologia

Inflamassomas são grandes complexos multiproteicos responsáveis pela modulação do sistema imune inato frente tanto à infecção como ao dano celular. São formados no citosol em resposta aos padrões moleculares associados a patógenos (PAMP) e padrões moleculares associados a perigo (DAMP) cuja função é de gerar formas ativas de interleucina (IL) 1ß e IL-18 por meio da clivagem pela enzima caspase-1 (pré-requisito para induzir as respostas imunes) das formas inativas de todas as citocinas da família IL-1. Portanto, a ativação da caspase-1 por meio da maturação autoproteolítica resulta no processamento e na secreção das citocinas pró-inflamatórias IL-1β e a IL-18.

As citocinas IL-1β e IL-18 geram uma ampla variedade de efeitos biológicos associados à infecção, inflamação e ativação imune. A IL-1β participa diretamente da geração de respostas sistêmicas e locais à infecção e lesão, gerando o sinal mais conhecido da resposta inflamatória sistêmica: a febre. Após esse primeiro evento, a ativação do inflamassoma ativa linfócitos, promovendo a infiltração de leucócitos na corrente sanguínea e nos tecidos-alvo. Já a IL-18 induz a produção de interferon gama (IFN-γ) que contribui para a polarização da resposta inflamatória em T-helper 1.

Até agora, 22 inflamassomas foram identificados, dos quais quatro foram associadas à função biológica no sistema humano. Todos são definidos pela proteína NLR que contêm: o inflamassoma NLRP1; o NLRC4; o *NLRP3*; e o AIM2.

Visto que a síndrome de NAIAD está associada à variante do inflamassoma da molécula de NLRP1, sua formação consiste em montar um inflamassoma complexo multimolecular contendo caspase-1, caspase-5, ASC e um ribonucleotídeo trifosfato. O NLRP1 liga-se diretamente ao ASC, por meio de seu domínio de pirina (PYD) e diretamente à caspase-1 por meio de seu domínio CARD. A ativação do inflamassoma NLRP1 está intimamente ligada à via apoptótica. As proteínas antiapoptóticas Bcl-2 e Bcl-X (L) ligam-se ao NLRP1 em condições de repouso, suprimindo a ativação da caspase-1 e a secreção de IL-1β. Polimorfismos no gene NRLP1 estão associados a distúrbios imunológicos com tendência à autoimunidade, como: vitiligo; diabetes tipo 1; lúpus eritematoso sistêmico; e artrite reumatoide. No entanto, o papel preciso do inflamassoma de NLRP1 nas respostas imunes permanece pouco compreendido.

Características clínicas

Há poucas descrições dessa doença na literatura e suspeita-se que deva ser subdiagnosticada ao redor do mundo. A primeira descrição é de Sanchez *et al.*, em 2016, quando relataram duas famílias com apenas três pacientes afetados. Na família 1, havia dois membros afetados (pacientes 1 e 2) que eram primos-irmãos nascidos de pais consanguíneos saudáveis, originários da Argélia. Na família 2, havia um membro afetado do sexo feminino (paciente 3) que foi encaminhado por médico do consórcio EUROFEVER porque apresentava um fenótipo muito semelhante ao dos pacientes da família 1. A paciente 3 era a segunda filha de pais holandeses saudáveis não consanguíneos. Recentemente, em 2020, foi relatado outro caso relacionado à mutação do NLRP1 mostrando um fenótipo diferente das lesões de pele com eczema leve, mas sem disqueratose, artrite ou febre, em um menino de 5 anos, filho único de pais dinamarqueses, não consanguíneos (paciente 4). Ele apresentava inflamação severa da mucosa gengival e perda prematura de vários dentes, além de inflamação dolorosa da córnea e conjuntiva em ambos os olhos, resultando em fotofobia, opacificação da córnea e perda de visão.

Os pacientes das famílias 1 e 2 apresentavam febre diária recorrente com duração de 3 a 5 dias com níveis elevados de proteína C-reativa nas crises, não foram avaliados os valores na ausência da febre. O paciente apresentava também alterações cutâneas de variada gravidade com início já no 1º ano de vida. Quadro articular também foi observado em todos os pacientes, inicialmente com acometimento oligoarticular sobretudo em joelhos, evoluindo para poliarticular, acometendo tornozelos, joelhos e punhos. Os pacientes 1 e 2 foram diagnosticados com artrite idiopática juvenil (AIJ) atípica inicialmente.

Os pacientes 2 e 3 eram positivos para anticorpos antinucleares (FAN) e apenas o paciente 3 apresentava positividade para anticorpos anticélulas parietais e apresentou quadro de anemia hemolítica e tireoidite autoimune. O paciente 1 foi negativo para anticorpos antinucleares. O paciente 3 apresentou hepato e esplenomegalia, tendo sido necessária a realização de esplenectomia posteriormente. O achado mais marcante no quadro cutâneo foi a hiperqueratose folicular, tanto congênita como adquirida, secundária à deficiência de vitamina A. O paciente 1 apresentava também quadro recorrente de infecção por *Giárdia intestinalis* e níveis elevados e sustentados de IgG e IgA, o que sugere uma resposta imune inflamatória/autoimune crônica. As alterações oftalmológicas observadas foram uveíte sem sinais de disqueratose corneana no paciente 1, fotofobia progressiva evoluindo com disqueratose corneana e neovascularização na paciente 2 e inflamação dolorosa da córnea e conjuntiva em ambos os olhos, o que provocou fotofobia, opacificação da córnea e perda de visão no paciente 4. Não foram descritas alterações oftalmológicas na paciente 3. As radiografias do esqueleto dos pacientes 2 e 3 mostraram epífise femoral inferior anormal e metáfises anormais de joelhos e também estrias anormais bilaterais das metáfises inferiores. Essas características radiográficas não foram descritas em pacientes com AIJ.

O curso da gravidez e o nascimento de todos os pacientes foram normais e apenas o paciente 3 apresentou déficit de crescimento aos 6 meses de idade com recuperação após início do tratamento. Os achados clínicos de todos os pacientes são apresentados na Tabela 8.1.

Tabela 8.1. Achados clínicos dos pacientes e idade do início dos sintomas

Alterações	Paciente 1	Paciente 2	Paciente 3	Paciente 4
Idade (meses de início)	4,5 m	5 m	6 m	60 m
Dermatológicas	+	+	+	+
Hiperqueratose folicular	+	-	+	-
Hiperqueratose filiforme	-	+	-	-
Eczema	-	-	-	+
Oculares	+	+	+	+
Uveíte	+	-	-	-
Disqueratose corneana	-	-	+	+
Fotofobia	-	-	+	+
Neovascularização	-	+	-	-
Ceratite	-	-	-	+
Ósseas	+	+	+	-
Articulares	+	+	+	-
Artrite	+	+	+	-
Autoimunidade	-	+	+	-
Anemia hemolítica	-	-	+	-
Tireoidite	-	-	+	-
Autoanticorpos	-	+	+	-
Viscerais	-	-	+	-
Hepatomegalia	-	-	+	-
Esplenomegalia	-	-	+	-
Febre	+	+	+	-
Alterações dentárias	-	-	+	+

Fonte: Adaptada de Grandemange S, Sanchez E, Louis-Plence P, 2017.

A histologia das cordas vocais do paciente 1 e a biópsia de pele dos pacientes 2 e 3 mostraram ancantose, com queratinócitos disqueratóticos dispersos e confluentes. As células disqueratóticas foram caracterizadas por núcleos com coloração escura picnótica e citoplasma eosinofílico denso. Essa característica afetou todas as camadas epidérmicas, mas predominou na camada superficial da epiderme. As lesões eram recobertas por densa ortoqueratose com paraqueratose focal e eliminação de células disqueratóticas. As pregas vocais e o espaço interaritenóideo apresentavam características epiteliais semelhantes, demonstrando hiperplasia epidérmica, queratinócitos disqueratóticos dispersos e hiperqueratose.

O irmão do avô e o bisavô do paciente 4 tinham dermatose hiperqueratótica, mucosa gengival edemaciada, com perda prematura dos dentes, e sintomas oculares recorrentes com conjuntivite, mas sem ceratite. Esses membros da família foram previamente descritos em uma publicação de 1978 e sugeriu-se que a doença seria causada por uma mutação autossômica dominante de origem desconhecida e, no momento atual, na suspeita clínica de síndrome autoinflamatória, o gene NLRP1 foi sequenciado e a mutação, então, encontrada.

Achados laboratoriais

Laboratorialmente, os pacientes 1,2 e 3 apresentaram alto número de neutrófilos e baixo número de linfócitos T. O paciente 4 apresentava poucas alterações em números de neutrófilos, contagem de linfócitos e perfil de sorologia de autoanticorpos. Os pacientes 2 e 3 apresentaram um número reduzido de células B CD27 + circulantes (zona marginal ou células B de memória), o que sugeria baixa circulação de células secretoras de anticorpos e que estas estavam confinadas a tecidos linfoides, como a medula óssea.

Como o NLRP1 está implicado na via de sinalização do inflamassoma, foram medidos os principais biomarcadores de sua ativação. Os pacientes apresentaram maior nível de caspase-1 e IL-18 no soro do que os controles saudáveis, assim como aumento de IL-1β, o que confirma hiperativação do inflamassoma NLRP1. Assim, a análise de citocinas indicou uma desregulação imunológica geral e compatível com o quadro inflamatório do paciente, possivelmente secundária ao aumento da produção de IL-1β e IL-18 ocasionado pela atividade excessiva do inflamassoma de NLRP1, o que explica o quadro autoinflamatório e a apresentação clínica dos pacientes.

Após filtrar variantes raras e herança recessiva, Sylvie *et al.* identificaran duas mutações distintas em NLRP1: uma mutação homozigótica (p.Arg726Trp) na família 1; e uma mutação *de novo* (p.Pro1214Arg) em heterozigose na família 2. Essas mutações estão localizadas em duas regiões diferentes da proteína NLRP1: entre os domínios NACHT e LRR; e no FIIND, respectivamente. No paciente 4, a sequenciação de Sanger identificou uma variante heterozigótica em NLRP1 (c.175G > C, p.A59P; NM_033004.4). O sequenciamento revelou outras variantes (p.L155H, p.V1059M e p.M1184V) previamente associadas a doenças autoimunes, mas com altas frequências de alelos menores e, portanto, foram interpretadas como mais provavelmente benignas. A análise de linhagem mostrou que as variantes NLRP1 A59P e L155H também foram carregadas pelo pai, pelo avô e pelo irmão do avô. A variante NLRP1 A59P identificada está localizada no domínio N-terminal da pirina da molécula, que tem uma função autoinibitória em manter NLRP1 em uma forma inativa como um monômero.

Tratamento

A artrite foi tratada inicialmente por artrocentese local com injeções intra-articulares de corticosteroides no joelho e, depois, aliviada com etanercepte, 25 mg por via subcutanea, 2 vezes/mês, com boa resposta da paciente 2.

Metotrexate foi iniciado para a paciente 3, mas não houve melhora da febre e da inflamação. Em razão de uma das causas das manifestações ser o excesso de IL-1β, a terapia com anakinra, indisponível no Brasil, substituiu o metotrexate, o que ocasionou a remissão total da artrite e da inflamação e a descontinuação dos corticosteroides. O anakinra foi recentemente substituído por canakinumab, que apresentou uma melhor resposta terapêutica. Terapia anti-IL1 também foi utilizada no paciente 4 que fez uso de canakinumab sistêmico (Ilaris) e doses de anakinra (Kineret) e, em poucos meses, apresentou excelente resposta clínica, com regressão acentuada da gengivite, alívio significativo da ceratite e restauração parcial da visão. Não há informações mais detalhadas sobre o tratamento do paciente 1.

As doenças de pele dos pacientes das famílias 1 e 2 foram tratadas com acitretina, alcançando boa resposta clínica, o que proporcionou redução importante das lesões cutâneas.

A Tabela 8.2 mostra o tratamento medicamentoso utilizado pelos pacientes.

Em virtude do número muito baixo de pacientes com essa síndrome reportados até o momento, conclusões definitivas sobre o tratamento ainda não são possíveis.

Tabela 8.2. Tratamento utilizado nos pacientes

Terapêutica	Paciente 1	Paciente 2	Paciente 3	Paciente 4
Corticosteroides intra-articulares	-	+	-	-
Etanercepte	-	+	-	-
Metotrexato	-	-	+	-
Anakinra sistêmico	-	-	+	-
Anakinra colírio	-	-	-	+
Cnakinumabe	-	-	+	+
Acitretina	+	+	+	-

Fonte: Adaptada de Grandemange S, Sanchez E, Louis-Plence P, 2017.

Bibliografia

Abbas AK, Lichtman AH, Pillai S. Imunologia celular e molecular. 9. ed. São Paulo: Elsevier. 2012.

Broderick L, De Nardo D, Franklin BS, Hoffman HM, Latz E. The inflammasomes and autoinflammatory syndromes. Annual Review of Pathology: Mechanisms of Disease. 2015;10(1):395-424. doi:10.1146/annurev-pathol-012414- 040431.

Grandemange S, et al. A new autoinflammatory and autoimmune syndrome associated with NLRP1 mutations: NAIAD (NLRP1-associated autoinflammation with arthritis and dyskeratosis). Annals of the rheumatic diseases. 2017;76(7):1191-8. doi:10.1136/annrheumdis-2016-210021.

Herlin T, Jørgensen SE, Høst C, Mitchell PS, Christensen MH, Laustsen M, et al. Autoinflammatory disease with corneal and mucosal dyskeratosis caused by a novel NLRP1 variant. Rheumatology. 2020;59(9):2334-9.

Capítulo 9

Síndromes Associadas ao Gene NLRC4

Leonardo Oliveira Mendonça

Introdução e fisiopatologia

Os inflamassomas são complexos proteicos que desempenham um papel importante na resposta inflamatória do organismo. Eles são ativados como parte do sistema imunológico em resposta a danos teciduais, a infecções ou a estresse celular. Os inflamassomas são compostos por proteínas como a proteína 1 semelhante ao receptor de NOD (NLRP), a proteína adaptadora ASC (*apoptose-associated speck-like protein containing a CARD*) e uma enzima denominada "caspase-1". Esses componentes se unem para formar uma estrutura multiproteica denominada "inflamassoma".

Quando um estímulo inflamatório é detectado, o inflamassoma é ativado e a caspase-1 é ativada dentro do inflamassoma. A caspase-1, então, promove a maturação e a liberação de citocinas pró-inflamatórias, como a interleucina 1 beta (IL-1β) e a IL-18. A ativação dos inflamassomas desempenha um papel na defesa do organismo contra infecções, mas também está relacionada a várias doenças inflamatórias crônicas, como doenças autoimunes, diabetes tipo 2, doenças cardiovasculares e certos tipos de câncer.

O inflamassoma NLRC4, também conhecido como "inflamassoma de receptores de nucleotídeo de oligomerização do domínio de ligação a citocinas 4", é um tipo específico de inflamassoma envolvido na resposta à detecção de sinais de invasão bacteriana intracelular. Ele reconhece a presença de proteínas bacterianas, como a flagelina e as proteínas tipo III de secreção, que são liberadas por bactérias patogênicas durante a infecção.

Quando o NLRC4 é ativado, forma-se o inflamassoma NLRC4, que provoca a ativação da caspase-1. Esta, por sua vez, promove a maturação e a liberação das citocinas pró-inflamatórias IL-1β e IL-18, além de induzir um tipo de morte celular programada denominada "piroptose". A ativação do inflamassoma NLRC4 desencadeia uma resposta inflamatória intensa e direcionada contra as bactérias invasoras, estimulando a eliminação do patógeno e promovendo a defesa imunológica.

No entanto, mutações ou disfunções no inflamassoma NLRC4 podem estar associadas a doenças inflamatórias crônicas, como a síndrome de Dorfman-Chanarin, uma doença genética rara caracterizada por anormalidades cutâneas, hepáticas e neuromusculares.

Doenças associadas ao gene NLRC4 e genética

O gene NLRC4 está associado a várias doenças genéticas raras que afetam o sistema imunológico. As mutações nesse gene podem ocasionar distúrbios autoinflamatórios hereditários, também conhecidos como "síndromes autoinflamatórias associadas ao gene NLRC4".

Uma dessas síndromes é a de NLRC4, mediada por patógenos, também denominada "síndrome de ativação maciça de inflamassoma associada ao NLRC4" (MAS). Essa condição é caracterizada por episódios recorrentes de febre, inflamação sistêmica, hepatoesplenomegalia (aumento do fígado e do baço) e linfadenopatia (aumento dos linfonodos), além de manifestações clínicas variáveis, como erupções cutâneas, diarreia e acometimento neurológico. Também foi descrita recentemente uma forma de início tardio da MAS em paciente adulto com mutações somáticas no gene NLRC4 cuja clínica é semelhante à já descrita.

Outra condição associada a mutações no gene NLRC4 é a síndrome de artrite sistêmica infantil com linfadenopatia, também conhecida como "síndrome de ativação macrofágica" (*macrophage activation syndrome*). Essa síndrome é caracterizada por febre persistente, inflamação sistêmica, linfadenopatia, hepatoesplenomegalia, anemia e disfunção de múltiplos órgãos. É uma forma grave de artrite idiopática juvenil, que afeta principalmente crianças.

Também foi descrito recentemente um único caso de forma homozigótica associada à doença autoinflamatória associada, por sua vez, ao gene NLRC4; tratava-se de uma paciente brasileira.

O gene NLRC4 também foi associado ao perfil CAPS (*cryopirin associated periodic syndrome*) no espectro mais leve da doença, FCAS (*familial cold autoinflamatory syndrome*), que apresenta herança autossômica dominante.

Manifestações clínicas

Levando-se em conta os três espectros clínicos da doença – MAS, NLRC4 com imunodesregulação e CAPS –, os sintomas que podem ser encontrados encontram-se resumidos no Quadro 9.1.

Quadro 9.1. Quadro comparativo entre as manifestações clínicas das três síndromes associadas ao gene NLRC4

NLRC4 – AD (MAS)	NLRC4 – AR	NLRC4 – AD (CAPS)
1. Febre recorrente	1. Febre recorrente	1. Febre recorrente
2. *Rash* macular	2. *Rash* macular	2. *Rash* urticariforme
3. Diarreia com colite eosinofílica	3. Diarreia com colite inespecífica	3. Artralgia
4. Citopenias com característica de ativação macrofágica	4. Hipogamglobulinemia com aumento de células T duplo negativas	4. Conjuntivite

Fonte: Desenvolvido pela autoria.

Tratamento

A forma associada à síndrome de ativação macrofágica deve ser tratada na versão aguda conforme os protocolos já estabelecidos, utilizando-se dexamentadosa associada à ciclosporina. Em virtude da raridade, não existe literatura evidente para afirmar que um tratamento seja melhor que o outro. Relatos de casos esporádicos sugerem que o uso de inibidores de IL-1, como anakinra, seja útil no tratamento das crises agudas e também na profilaxia de novas crises. O tratamento com transplante fecal, com controle da microbiota, foi utilizado em apenas um paciente com bons resultados. Contudo, essa modalidade terapêutica teve impacto no controle das crises reentrantes, sendo que a profilaxia ainda foi realizada com drogas inibidoras da interleucina 1.

Os casos relatados na forma recessiva e no espectro de síndromes CAPS também foram tratados com inibidores da IL-1. Até o momento somente um paciente foi relatado com a forma recessiva da doença e foi tratado com canaquinumabe por causa da impossibilidade de tratamento com anakinra. As formas autossômicas dominantes do espectro CAPS foram todas tratadas com inibidores de IL-1, anakinra.

Em nenhuma das três formas existe acompanhamento a longo prazo nem risco de mortalidade.

Visões para o futuro

Até este momento, não há relatos de manipulação do DNA para desenvolvimento de terapia gênica nem de manipulação de genes estimulados pelo gene NLRC4 para a formação de novas armas terapêuticas. A doença ainda carece de *disease awareness*, pois estima-se que ela seja pouco reconhecida.

Bibliografia

Alehashemi S, Goldbach-Mansky R. Human autoinflammatory diseases mediated by NLRP3-, Pyrin-, NLRP1-, and NLRC4-inflammasome dysregulation updates on diagnosis, treatment, and the respective roles of IL-1 and IL-18. Front Immunol. 2020;11:1840. doi: 10.3389/fimmu.2020.01840.

Bracaglia C, Marucci G, Del Chierico F, Russo A, Pardeo M, Pires Marafon D, et al. Microbiota transplant to control inflammation in a patient with NLRC4 gain-of-function-induced disease. J Allergy Clin Immunol. 2023;152(1):302-3. doi: 10.1016/j.jaci.2023.03.031.

Gil-Lianes J, Gariup G, Iranzo-Fernández P, Mensa-Vilaró A, Peñín-Franch A, Hurtado-Navarro L, et al. Early-onset recurrent panniculitis as a phenotype of NLRC4-associated autoinflammatory syndrome: characterization of pathogenicity of the p.Ser445Pro NLRC4 variant. Australas J Dermatol. 2023;64(2):260-7. doi: 10.1111/ajd.14005.

Rodrigues F, Hentgen V, Bachmeyer C, Kone-Paut I, Belot A, Grateau G, et al. Les maladies auto-inflammatoires associées aux mutations de NLRC4 : revue systématique de la littérature [NLRC4 associated autoinflammatory diseases: a systematic review of the current literature]. Ver Med Interne. 2018;39(4):279-86. Doi: 10.1016/j.revmed.2018.02.003.

Wang J, Ye Q, Zheng W, Yu X, Luo F, Fang R, et al. Low-ratio somatic NLRC4 mutation causes late-onset autoinflammatory disease. Ann Rheum Dis. 2022;81(8):1173-8. doi: 10.1136/annrheumdis-2021-221708.

Seção 2

Proteossomopatias

Capítulo 10

Síndrome CANDLE

Bruna Gehlen • Dewton de Moraes Vasconcelos • Leonardo Oliveira Mendonça

Introdução

A sigla CANDLE vem do termo em inglês *chronic atypical neutrophilic dermatosis with lipodystrophy and elevated temperature*, traduzido de forma literal como "dermatose neutrofílica atípica crônica com lipodistrofia e temperatura corporal elevada". Essa condição é classificada como uma doença autoinflamatória rara, causada por mutações em diferentes genes que codificam subunidades de proteínas associadas ao proteassomo. Os proteassomos são proteases multiméricas que degradam a maioria das proteínas não lisossomais nas células eucarióticas.

O proteassomo é um complexo proteico em formato de um cilindro oco que destrói proteínas danificadas ou com erros de síntese ou de dobramentos. Essas proteínas danificadas são marcadas por meio da ligação de cadeias de ubiquitina, que serão reconhecidas para que o processo se inicie. Os proteassomos degradam as proteínas ubiquitinadas, gerando a maioria dos peptídeos apresentados pelas moléculas do complexo principal de histocompatibilidade do tipo 1. Os proteassomos são também responsáveis pela eliminação de proteínas anormais como as induzidas por uma infecção viral. A face externa dos proteassomos se liga ativamente às ubiquitinas enquanto a face interna tem a atividade enzimática proteolítica de modo a não destruir proteínas na proximidade das proteínas marcadas para destruição.

Decorre desse distúrbio a ativação das vias responsáveis pela atividade antiviral que degradam as proteínas ubiquinadas e induzem uma grande produção de interferons do tipo I e, consequentemente, estimulam pelo interferon do tipo 1 (assinatura de interferon do tipo 1 – genes estimulados por interferon (GSIFN-1)). Assim, os pacientes com essa síndrome apresentam manifestações relacionadas a esses genes.

As manifestações clínicas têm início precoce e apresentam-se como febre recorrente ou, até mesmo, diária, lesões cutâneas e manifestações inflamatórias multissistêmicas, resultando que esses pacientes tenham um fenótipo único e inconfundível. Além disso, a síndrome pode cursar com complicações graves, incluindo defeitos imunológicos e diabetes *mellitus*.

Fisiopatologia

As doenças autoinflamatórias monogênicas são condições imunodesregulatórias e apresentam defeitos genéticos nas vias imunes inatas, podendo causar estresse intracelular e desregular a síntese ou a sinalização das citocinas.

Na presença de mutações de perda de função homozigótica autossômica recessiva ou heterozigótica composta na subunidade β8 do proteassoma (*PSMB8*), que codifica o componente de proteassoma induzível β5i, estamos diante de condições que formam um espectro de doença conhecido como "síndrome autoinflamatória associada ao proteassomo-imunoproteassomo" (PRAAS). Entre essas condições, está a JMP (*joint contractures – muscular atrophy – microcytic anemia – panniculitis-associated lipodystrophy syndrome*), caracterizada por contraturas articulares, atrofia muscular, anemia microcítica e síndrome de lipodistrofia de início infantil associada à paniculite, à síndrome de Nakajo-Nishimura (NNS) e, por fim, à síndrome abordada neste capítulo, a CANDLE.

Além das mutações no gene *PSMB8*, foram identificadas mutações em genes adicionais que codificam outras subunidades de imunoproteassomo e proteassomo: PSMB4; PSMA3; PSMB9. Mais recentemente, mutações heterozigotas *de novo* na proteína reguladora POMP (proteína de montagem de proteassomo) foram relatadas em pacientes com autoimunidade, imunodeficiência e autoinflamação, condição semelhante à CANDLE. Assim, o padrão de herança na síndrome CANDLE pode ser autossômico recessivo ou dominante.

A disfunção proteassomo-imunoproteassomo causa hipersecreção constitucional de interferons do tipo 1 (IFN), que, por vários mecanismos, produzem acúmulo de proteínas ubiquitinadas residuais dentro das células e isso resulta em estresse celular com aumento da produção de IFN do tipo 1. Logo, esses altos níveis de IFN do tipo I secretados recrutam células inflamatórias que causarão danos aos tecidos. Além disso, os IFN do tipo 1 recrutam neutrófilos e células mieloides e, em virtude da liberação aumentada e contínua dessas citocinas, as células mieloides são rapidamente mobilizadas da medula óssea e, assim, células "atípicas" ou imaturas atingem os órgãos-alvo, provocando surtos inflamatórios graves que podem ocorrer em qualquer órgão do corpo, contribuindo para o caráter sistêmico da doença (Figura 10.1).

Embora o mecanismo exato que ocasiona a transcrição de IFN em CANDLE/PRAAS permaneça desconhecido. O que sabemos é que situações de estresse, como infecções virais ou estresse físico, podem desencadear crises, pois os requisitos de remoção de proteínas residuais não são atendidos, resultando no acúmulo, nas células, das proteínas derivadas do patógeno e de outras proteínas danificadas, o que estimula a produção de IFN.

Manifestações clínicas

As manifestações clínicas são precoces, sendo a maioria presente já no 1º ano de vida. Entre elas, destaca-se a febre recorrente, que é a manifestação mais comum, podendo eventualmente ser diária, além de lesões cutâneas purpúricas e lipodistrofia progressiva. Já foram descritas algumas alterações que não são habituais a todos os pacientes, por exemplo, manifestações dentárias como microdontia.

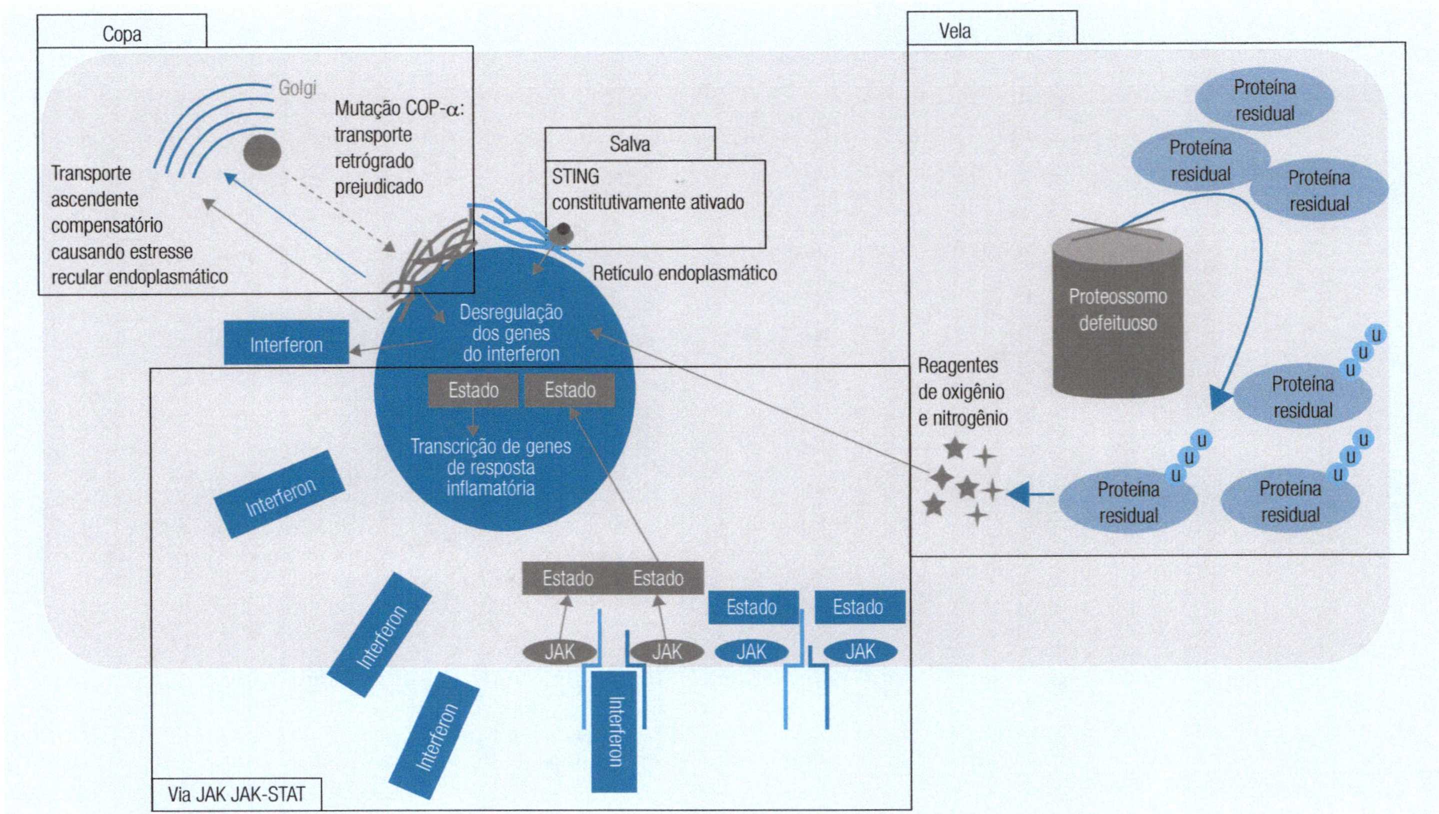

Figura 10.1. Bases moleculares das síndromes SAVI, COPA e CANDLE.

Fonte: Adaptada de Ghirardo S *et al.*, 2022.

Algumas características fenotípicas adicionais relatadas incluem olhos proeminentes, nariz e lábios aumentados; dedos alongados e largos; atrofia grosseira de braços e pernas, fortes dores nas articulações, atrofia muscular e fraqueza; além de retardo mental leve; calcificações dos gânglios basais bilaterais, hepatomegalia, macroglossia e baixa estatura. Sabemos ainda que a síndrome CANDLE pode cursar com complicações graves, incluindo alterações imunológicas (linfopenia e queda dos níveis de anticorpos) além de diabetes *mellitus*.

As características clássicas histopatológicas das lesões de pele associadas à combinação de febre são o que nos ajudará a fazer um diagnóstico rápido de CANDLE, por isso a importância em conhecê-las.

Na pele, podemos encontrar lesões acrais, que são geralmente visualizadas em recém-nascidos e bebês e não são vistas regularmente na primeira infância ou na vida adulta. Essas lesões consistem em placas edematosas intensas, vermelhas ou arroxeadas, localizadas principalmente no nariz, orelhas, dedos das mãos ou dos pés.

Na infância, costumam-se visualizar placas anulares, que são lesões edematosas eritematosas ou purpúricas, frequentemente com formato anular com bordas elevadas e um centro purpúrico plano. Essas lesões tendem a desbotar dentro de dias ou semanas, deixando uma mácula purpúrica. Lesões novas e ativas coexistem ao longo do tempo com essas máculas residuais e conferem aos pacientes uma aparência muito típica.

Além das características descritas, há o edema perioral e periocular que costuma se desenvolver na infância. É um edema eritematoso a violáceo persistente e afeta a região periorbital e, menos comumente, a área perioral. Pode ser menos visível após a puberdade e na doença de longo tempo de evolução.

Uma manifestação-chave da síndrome CANDLE é a lipodistrofia, caracterizada por perda de gordura subcutânea que geralmente começa na face e progride para o tronco e membros superiores. Os membros inferiores geralmente são menos afetados. Ainda não sabemos ao certo qual a causa da lipodistrofia, mas pode estar relacionada à inflamação crônica envolvendo o tecido adiposo, visto que os IFN do tipo 1 podem ser tóxicos para os adipócitos. Por último, associadas à ausência de gordura corporal, podem ocorrer desordens caracterizando um distúrbio imunológico que pode prejudicar o metabolismo dos hidrocarbonetos e causar acantose nigricante e hirsutismo.

Outro ponto a ser considerado é que pacientes com interferonopatias conhecidas podem apresentar algum grau de imunodeficiência, seja em razão da doença crônica e de citopenias, seja em razão do tratamento com imunossupressores. Logo, nos pacientes com CANDLE/PRAAS, infecções podem estar associadas ao desenvolvimento da síndrome de ativação de macrófagos. Além disso, defeitos na maturação das células CD8+ são identificados nessa doença. Por último, foram relatadas infecções graves em dois pacientes com mutações POMP, que podem ser modificadas por variantes genéticas adicionais.

Resumindo, encontramos, nessa síndrome, febres recorrentes nos primeiros meses de vida, juntamente com lesões cutâneas características, lipodistrofia, pálpebras edemaciadas violáceas, artralgias, contraturas de extremidades e atraso no desenvolvimento físico (Quadro 10.1). Além disso, marcadores de inflamação sistêmica foram identificados como manifestações clínicas relacionadas à CANDLE. Esta tem sido associada a taxas de mortalidade precoce por cardiomiopatia, infecções e arritmias cardíacas. Os sintomas mais comuns estão resumidos no Quadro 10.1.

Quadro 10.1. Características clínicas sugestivas de CANDLE	
Manifestações clínicas – CANDLE	
Inflamação sistêmica	Febre recorrente, hepatoesplenomegalia
Manifestações cutâneas	Paniculite neutrofílica, erupções nodulares, erupções anulares violáceas, lipodistrofia
Manifestações neurológicas	Características clínicas: dor de cabeça, comprometimento cognitivo Punção lombar: pleocitose estéril Neuroimagem: calcificações nos gânglios da base
Manifestações pulmonares	Hipertensão pulmonar sem fibrose
Manifestações hepáticas	Transaminases elevadas, esteatose hepática
Manifestações metabólicas e endócrinas	Hipertensão, hiperlipidemia, intolerância à glicose (= síndrome metabólica)
Manifestações musculoesqueléticas	Miosite, artrite, contraturas articulares
Crescimento e desenvolvimento	Retardo do crescimento, osteoporose, atraso no desenvolvimento ósseo, atraso puberal
Manifestações hematológicas	Anemia, leucopenia, linfopenia e/ou trombocitopenia
Manifestações oftalmológicas	Episclerite e ceratite

Fonte: Adaptado de Cetin Gedik *et al.*, 2022.

Histologia

As características histológicas são vistas na derme papilar e reticular e que contém um infiltrado perivascular e intersticial de intensidade variável, estendendo-se à gordura subcutânea tipicamente descrito como paniculite lobular. Podem-se observar células mononucleares nesse infiltrado, muitas das quais com núcleos grandes e de formato irregular; o aspecto atípico do infiltrado pode resultar no diagnóstico incorreto de malignidade da pele. Além disso, neutrófilos maduros, alguns eosinófilos e alguns linfócitos maduros também podem estar presentes.

A imuno-histoquímica mostra que o infiltrado é misto, com importante presença de células mieloides (positivas para mieloperoxidase) e proeminente população de macrófagos (positivas para CD163 e CD68 / PMG1). Células dendríticas plasmocitoides positivas para CD123 são vistas em agrupamentos e a leucocitoclasia é frequentemente observada, sem necrose fibrinoide dos vasos. Essas células podem estar envolvidas na produção aumentada de interferon, contribuindo significativamente para as manifestações da síndrome. A expressão de FoxP3 nas lesões cutâneas indica que existem eventos regulatórios, que, todavia, não são suficientes para controlar o processo inflamatório.

Tratamento

O objetivo do tratamento é o controle das manifestações clínicas e órgãos-específicas da doença, além de gerenciar as complicações dos danos nos órgãos que são consequências da doença não tratada. Diferentes tratamentos já foram propostos, a maioria envolvendo imunossupressores; no entanto, empregados com resposta irregular. Os corticosteroides (dose diária equivalente de prednisolona de 1 a 2 mg/kg para crianças, 0,4 a 1 mg/kg para adultos, manter a dose de prednisolona em 5 a 10 mg/dia em adultos) mostraram sucesso moderado ou parcial na CANDLE, assim como o metotrexato. Já os inibidores do fator de necrose tumoral alfa (TNF-α) mostraram respostas pobres para esses pacientes e os outros imunossupressores (medicamentos antirreumáticos modificadores de doença (DMARD)) usados para tratar outras interferonopatias demonstraram não ter eficácia ou causaram toxicidade.

Nos últimos anos, foram desenvolvidos fármacos que inibem diferentes proteínas da via JAK/STAT a principal fonte de sinalização dos interferons. Os fármacos que inibem essa via representam uma oportunidade terapêutica para esses pacientes. Alguns desses fármacos (baricitinibe, ruxolitinibe e tofacitinibe) já foram utilizados em pacientes com CANDLE e a maioria apresentou melhora clínica e analítica variável.

Embora ainda não esteja claro se o baricitinibe é eficaz para a lipodistrofia, ele é atualmente uma das opções de tratamento mais promissora, sendo que, no estudo de Sanchez et *al.*, nenhum dos pacientes alcançou remissão antes de iniciar o tratamento com baricitinibe, e 50% dos pacientes com CANDLE/PRAAS alcançaram remissão duradoura sem sintomas clínicos e normalização dos marcadores inflamatórios com essa medicação, além de conseguirem descontinuar todos os corticosteroides. Outro ponto importante é que esses pacientes também tiveram melhora na miosite e nas citopenias (hemoglobina, linfócitos e plaquetas).

PATEL *et al.* descreveram um relato de sucesso no tratamento de uma menina de 12 anos com tofacitinibe, sendo inicialmente utilizados 5 mg de tofacitinibe associados a corticosteroide (prednisona) e, após, aumento do inibidor de JAK para 10 mg 2 vezes/dia, com retirada da prednisona. A paciente teve melhora da anemia e da inflamação sistêmica, além de não necessitar mais dos corticosteroides diariamente e não ter apresentado nenhum efeito colateral da monoterapia com o tofacitinibe.

O prognóstico da síndrome CANDLE é historicamente pobre, no entanto o principal mecanismo da autoinflamação parece ser a interferonopatia do tipo I. Investigações adicionais trarão melhorias à compreensão dessas doenças raras e propiciarão novos tratamentos.

Bibliografia

Boyadzhiev M, Marinov L, Boyadzhiev V, Iotova V, Aksentijevich I, Hambleton S. Disease course and treatment effects of a JAK inhibitor in a patient with CANDLE syndrome. Pediatr Rheumatol Online J. 2019;17(1):19.

Brehm A, Liu Y, Sheikh A, et al. Additive loss-of-function proteasome subunit mutations in CANDLE/PRAAS patients promote type I IFN production. J Clin Invest. 2016;126(2):795.

Cetin Gedik K, Lamot L, Romano M, Demirkaya E, Piskin D, Torreggiani S, et al. The 2021 European Alliance of Associations for Rheumatology/American College of Rheumatology points to consider for diagnosis and management of autoinflammatory type I interferonopathies: CANDLE/PRAAS, SAVI and AGS. Ann Rheum Dis. 2022;81(5):601-13. doi: 10.1136/annrheumdis-2021-221814.

Dong Y, Zhang S, Wu Z, Li X, Wang WL, Zhu Y, et al. Cryo-EM structures and dynamics of substrate-engaged human 26S proteasome. Nature 2018;565(7737):49-55.

Finley D. Recognition and processing of ubiquitinprotein conjugates by the proteasome. Annu Rev Biochem. 2009;78:477-513.

Ghirardo S, Mazzolai M, Di Marco A, Petreschi F, Ullmann N, Ciofi degli Atti ML, et al. Biological treatments and target therapies for pediatric respiratory medicine: not only asthma. Frente. Pediatra. 2022;10:837667. doi: 10.3389/fped.2022.837667.

Gómez-Arias PJ, Gómez-García F, Hernández-Parada J, Montilla-López AM, Ruano J, Parra-Peralbo E. Efficacy and safety of janus kinase inhibitors in type I interferon-mediated monogenic autoinflammatory disorders: a scoping review. Dermatol Ther (Heidelb). 2021;11(3):733-750. doi: 10.1007/s13555-021-00517-9.

Kim H, Sanchez GAM, Goldbach-Mansky R. Insights from mendelian interferonopathies: comparison of CANDLE, SAVI with AGS, Monogenic Lupus. J Mol Med. 2016;94:1111-27.

Kitamura A, Maekawa Y, Uehara H, Izumi K, Kawachi I, Nishizawa M, et al. A mutation in the immunoproteasome subunit PSMB8 causes autoinflammation and lipodystrophy in humans. J Clin Invest. 2011;121:4150-60.

Ohmura K. Nakajo-Nishimura syndrome and related proteasome-associated autoinflammatory syndromes. J Inflamm Res. 2019;12:259-265. doi: 10.2147/JIR.S194098.

Patel PN, Hunt R, Pettigrew ZJ, Shirley JB, Vogel TP, de Guzman MM. Successful treatment of chronic atypical neutrophilic dermatosis with lipodystrophy and elevated temperature (CANDLE) syndrome with tofacitinib. Pediatr Dermatol. 2021;38(2):528-9.

Roberts T, Stephen L, Scott C, et al. CANDLE Syndrome: oro-facial manifestations and dental implications. Head Face Med. 2015;11:38.

Torrelo A. CANDLE Syndrome as a paradigm of proteasome related autoinflammation. Front. Immunol. 2017;8:927.

Tufekci O, et al. CANDLE syndrome: a recently described autoinflammatory syndrome. J Pediatr Hematol Oncol. 2015;37(4):296-9.

Wang H, Das L, Tan Hung Tiong J, Vasanwala RF, Arkachaisri T. CANDLE syndrome: an extended clinical spectrum. Rheumatology (Oxford). 2014;53(11): 2119-20.

Wang J, Maldonado MA. The ubiquitin-proteasome system and its role in inflammatory and autoimmune diseases. Cellular & Molecular Immunology. 2006;3(4):255-61.

Capítulo 11

Síndrome Nakajo-Nishimura ou Síndrome Autoinflamatória Japonesa com Lipodistrofia (JASL)

Melissa Mariti Fraga • Priscilla Rios Cordeiro Macedo

Introdução

A síndrome Nakajo-Nishimura (SNN) (MIM #256040, ORPHA2615) é uma desordem autoinflamatória hereditária rara associada à lipodistrofia. Foi inicialmente descrita por Nakajo, em 1939, com a descrição de dois irmãos japoneses, filhos de pais consanguíneos, que apresentavam eritema nodular, emagrecimento, cardiomegalia, insuficiência cardíaca e dedos alongados e finos, denominando-a de "osteoperiostose hipertrófica secundária com pernio". Em 1950, Nishimura descreveu o caso de três pacientes japoneses de duas famílias que apresentavam osteoartropatia pulmonar hipertrófica com lesões cutâneas pernio-like.

A SNN corresponde a um espectro da síndrome autoinflamatória associada ao proteossoma (PRAAS), juntamente com a síndrome de dermatose neutrofílica crônica atípica associada à lipodistrofia e à temperatura elevada (CANDLE), e a síndrome de contraturas articulares, atrofia muscular, anemia microcítica e paniculite associada à lipodistrofia (JMP), causadas por uma mutação homozigótica do gene *PSMB8*, que codifica a subunidade β5i do imunoproteossomo.

A SNN era considerada uma doença endêmica da região de Kansai, no Japão. Atualmente, pacientes com fenótipos semelhantes e presença de mutação do gene *PSMB8* foram descritos em outros países com denominações distintas como "CANDLE" e "JMP".

Fisiopatologia

Os proteossomas compreendem um complexo proteico responsável pela degradação de proteínas no espaço intracelular. São responsáveis pelo controle de quase todos os processos celulares básicos – ciclo celular, transdução de sinal, morte celular, respostas imunológicas, metabolismo, controle de qualidade de proteína e desenvolvimento –, degradando proteínas regulatórias ou estruturalmente aberrantes de vida curta.

O proteassoma é formado pela montagem de uma partícula central 20S (CP) e duas partículas reguladoras 19S (RP) – também denominado "proteassoma 26S constitutivo" ou "proteassoma 26S padrão" – cuja ativação ocorre a partir da polimerização de ubiquitina. As ubiquitinas se ligam às proteínas-alvo, sinalizando-as e transportando-as para o proteossoma. A partícula central 20S consiste em dois anéis α e dois anéis β. Cada anel α tem sete subunidades (α1-7) e cada anel β sete subunidades (β1-7). Apenas três das subunidades β (β1, β2 e β5) são proteoliticamente ativas na unidade 20S padrão.

Nos vertebrados, as subunidades-padrão β1, β2 e β5 do proteossoma 20S são substituídas pelas subunidades β1i, β2i e β5i, formando os imunoproteossomas. Sua expressão ocorre constitutivamente em células imunes, como macrófagos, células T e B e células dendríticas, enquanto, nos tecidos periféricos não linfoides, apresentam baixa expressão, porém induzidos por estímulos inflamatórios, como interferon gama (IFN-γ). Os proteassomas, ao serem estimulados com o IFN-γ, β1i, β2i e β5i, são incorporados os anéis β substituindo β1, β2 e β5, que formam o imunoproteassoma.

O gene *PSMB8* é responsável pela codificação da subunidade β5i. A clivagem entre os resíduos de aminoácidos Gly72 (localizado na posição 201) e Thr73 induz a sua forma ativa, gerando o centro catalítico Thr73, Asp89, Arg91 e Lys105. Nos pacientes portadores de SNN, observam-se mudanças nos resíduos de aminoácidos nessa posição (posição 201) e consequente alteração conformacional do centro catalítico. O mutante β5i não é incorporado de forma eficiente durante a biogênese do imunoproteassoma, resultando na redução da atividade do proteassoma e na elevação dos níveis de IFN-γ (Figura 11. 1).

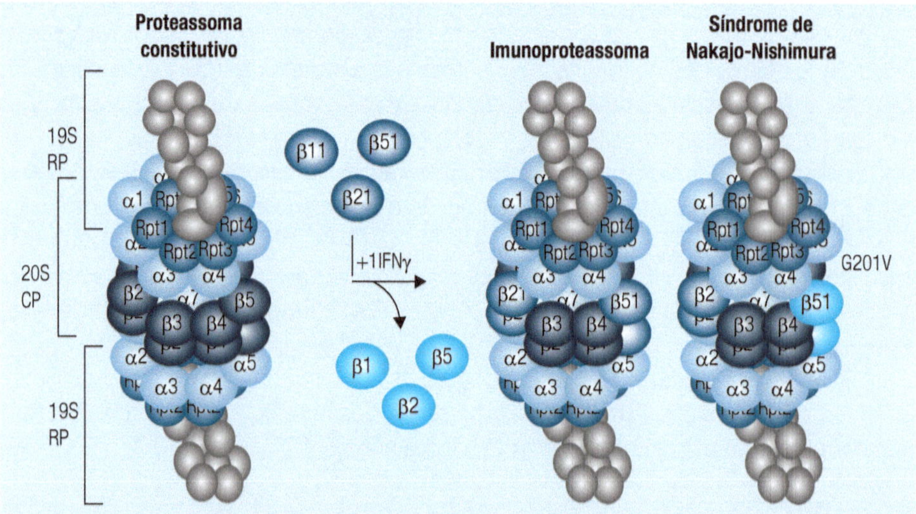

Figura 11.1. O proteassoma é formado pela montagem de uma partícula central 20S (CP) e duas partículas reguladoras 19S (RP) e denomina-se "proteassoma 26S constitutivo" ou "proteassoma 26S padrão". O 20S CP consiste em dois anéis α (verde claro) e anéis β (roxo); cada anel α tem sete subunidades (α1-7) e cada anel β sete subunidades (β1-7). Os proteassomas, ao serem estimuladas com o IFNγ, β1i, β2i e β5i são incorporados aos anéis β substituindo β1, β2 e β5, que formam o imunoproteassoma. A mutação G201V na subunidade β5i gera disfunção do proteassoma, causando a síndrome de Nakajo-Nishimura.

Fonte: Desenvolvida pela autoria.

Apesar do estímulo constante via IFN-γ, com a atividade do proteossoma reduzida, observa-se um acúmulo de proteínas ubiquitinadas e oxidadas, revelando que as vias pró-inflamatórias parecem ser dependentes tanto da atividade proteassomal como da ubiquitinação, uma vez que o proteossoma é ativado pela presença de proteínas ubiquitinadas (Figura 11.2).

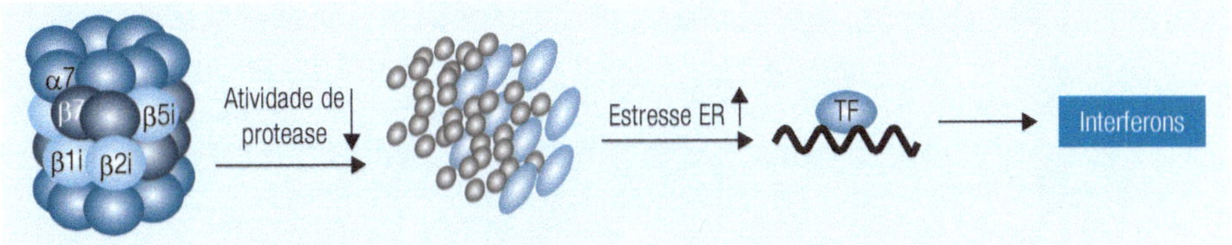

Figura 11.2 Acúmulo de proteínas ubiquitinadas aumenta a atividade dos fatores de transcrição de interferons.

Fonte: Desenvolvida pela autoria.

O complexo proteassoma-ubiquitinas é responsável pela coordenação de vários processos celulares, incluindo a resposta imune inata. O complexo proteassoma-ubiquitina regula as principais cascatas de sinalização da resposta imune inata; por exemplo, a ativação das vias NF-B e MAPK em resposta ao envolvimento dos receptores de reconhecimento de padrões (PRR). Assim, uma vez que o IP não é ativado, não ocorre a desfosforilação do p38 MAPK, mantendo-o ativado e induzindo a superprodução de IL-6. Além da elevação nos níveis de IL-6, outras citocinas encontram-se elevadas, como IP-10 (ou CXCL10), proteína quimioatrativa de monócitos (MCP)-1 de colônias de granulócitos (G-CSF); contribuindo para o estado de hiperinflamatório nos portadores de SNN (Figura 11.3).

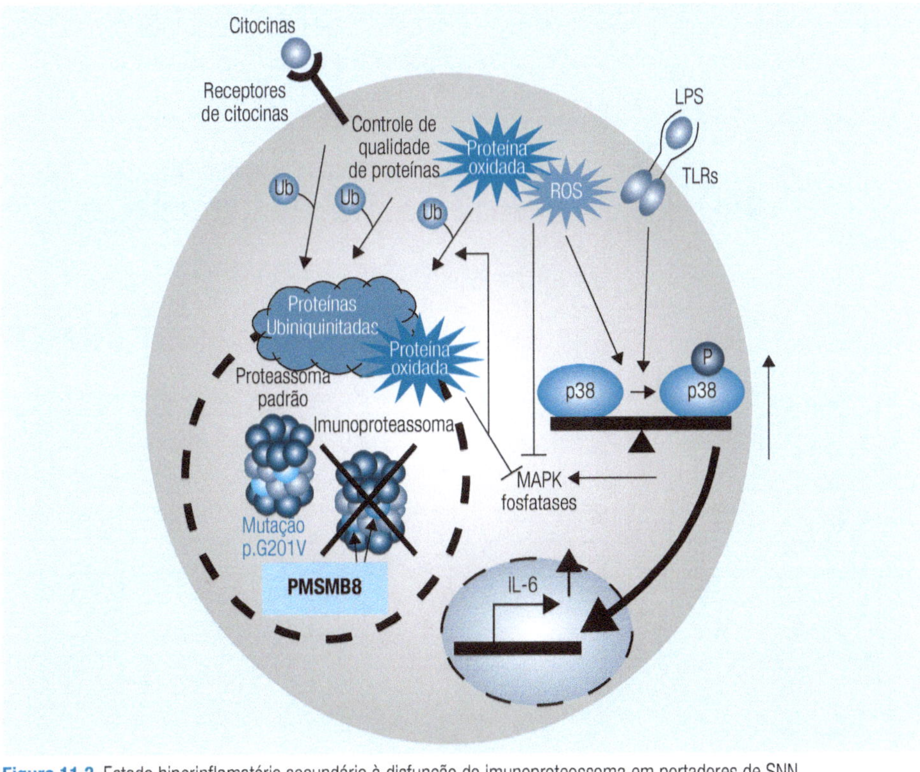

Figura 11.3. Estado hiperinflamatório secundário à disfunção do imunoproteossoma em portadores de SNN.

Fonte: Desenvolvida pela autoria.

Quanto à patogênese da lipodistrofia progressiva nos portadores de SNN, ainda não foi definida associação ou não com o estado inflamatório contínuo e repetitivo. Observa-se que, apesar do tratamento com medicações anti-inflamatórias, não se observou inibição na progressão da lipodistrofia. Estudos com camundongos deficientes em *PSMB8* sugerem que a lipodistrofia encontrada na SNN é secundária ao envolvimento da subunidade β5i na diferenciação de adipócitos.

Manifestações clínicas

A SNN geralmente se inicia na primeira infância, por volta dos 2 anos de idade, mas alguns pacientes apresentam os primeiros sintomas mais tardiamente entre 6 e 12 anos de idade.

O fenótipo da SNN é de febre periódica, *rash* pérnio-like, erupções cutâneas nodulares eritema-like, miosite, lipodistrofia e atrofia muscular principalmente em face, membros superiores e tórax. Fraqueza muscular e dedos alongados e com baqueteamento digital são característicos. A febre nem sempre é concomitante aos outros sintomas e pode ocorrer também retardo mental em alguns casos assim como hepatoesplenomegalia (Tabela 11.1). É frequente ocorrer a calcificação dos gânglios da base. Apesar de os primeiros relatos de descrição da síndrome fazerem referência à presença de osteoperiostite, essa apresentação não é comum. Outros achados são conjuntivite, episclerite, macroglossia e afinamento dos lábios. Alguns pacientes podem apresentar insuficiência cardíaca e arritmia.

Tabela 11.1. Frequência das características clínicas na síndrome Nakajo-Nishimura

	Frequência (%)
Sintomas	
Pérnio	100
Eritema nodoso	100
Baqueteamento digital	100
Lipodistrofia	100
Distrofia muscular	88
Febre recorrente	85
Contraturas articulares	78
Linfadenopatia	67
Atraso cognitivo	36
Exame clínico	
VHS (velevada)	100
Calcificação nos gânglios da base	88
Hipergamaglobulinemia	84
FAN positivo	71
Hepatoesplenomegalia	70
CPK elevado	38
Osteopetrose	15
História de consanguinidade	70

CPK: creatinofosfoquinase; FAN: fator antinuclear ; VHS: velocidade de hemossedimentação.

Fonte: Desenvolvida pela autoria.

Alterações laboratoriais

Assim como em outras síndromes autoinflamatórias, as provas inflamatórias de fase aguda como velocidade de hemossedimentação (VHS) e proteína C-reativa (PCR) estão sempre elevadas. No hemograma, podemos encontrar anemia microcítica e plaquetopenia transitória. Aumento de triglicérides é outro achado assim como aumento transitório das enzimas hepáticas. Podem ocorrer hipergamaglobulinemia e aumento de gama interferon. Um terço dos pacientes pode apresentar elevação da enzima creatina quinase (CPK) ou desidrogenase lática (DHL). Os pacientes podem ainda apresentar elevação de IgA, IgG, IL-6, Il-8.

Alterações imunológicas como presença de anticorpo antinúcleo (FAN), anticorpo anti-Ro (anti-SSA), anticorpo anti-DNA dupla hélice e anticorpo antimieloperoxidase (p-ANCA) podem ocorrer no curso da doença (Tabela 11.1).

Na avaliação anatomopatológica das lesões de pele, encontram-se vasculopatia e infiltrado celular focal mononuclear. Entre os achados da biópsia muscular, pode-se encontrar características histológicas típicas da polimiosite e, em alguns casos, vacúolos marginados como da dermatomiosite e miosite por corpúsculo de inclusão.

Diagnóstico

Os critérios de diagnóstico de NNS foram propostos pelos japoneses e estão associados à presença de cinco ou mais das oito características clínicas seguintes:

1. Padrão de herança autossômico recessivo;
2. Lesões cutâneas pernio-like nas mãos e pés;
3. Eritema nodular *haunting*;
4. Febre periódica;
5. Dedos longos, com baqueteamento digital e contraturas articulares;
6. Lipodistrofia principalmente na região superior do corpo;
7. Hepatoesplenomegalia;
8. Calcificação dos gânglios da base visualizados em tomografia computadorizada.

O diagnóstico é considerado definitivo na presença de mutações homozigóticas no *PSMB8*, independentemente do número de características clínicas; e provável na presença de cinco ou mais das oito características clínicas, mas sem mutações no gene PSB 8.

Diagnóstico diferencial

O diagnóstico diferencial inclui outras proteassomopatias (CANDLE e JMP, fenótipo similar quanto a convulsões, anemia, contratura articular mas sem apresentar febre ou retardo mental), lipodistrofia familiar parcial (lipodistrofia sem febre ou elevação de provas inflamatórias de fase aguda), mucopolissacaridose, polimiosite/dermatomiosite e miosite por corpúsculo de inclusão (elevação de CK, DHL, *rash* semelhante ao heliotropo), lúpus eritematoso sistêmico, paniculite lúpica, síndrome de Sjogren, síndrome Aicardi-Goutières (SAG) (*rash* pérnio-like e calcificação de gânglios da base), doença de Weber-Christian (paniculite, febre recorrente, lipodistrofia, localização distinta à SNN), síndrome periódica associada às criopirinas (CAPS) e síndrome periódica associada ao receptor de fator de necrose tumoral (TRAPS).

Na Tabela 11.2, estão descrias as semelhanças e diferenças entre essas três síndromes relacionadas ao gene *PSMB8*.

Tabela 11.2. Semelhanças e diferenças entre as síndromes de Nakajo-Nishimura, JMP e Candle relacionadas ao gene *PSMB8*

Características	SNN	JMP	CANDLE
Febre	+	–	+
Rash pérnio-like	+	–	+
Eritema nodoso	+	+	+
Dedos longos + baqueteamento digital	+	+	+
Lipodistrofia muscular	+	++	+
Hepatoesplenomegalia	±	+	+
Calcificação dos gânglios da base	±	+	±
Convulsão	–	+	–
Contraturas articulares	+	+++	–
Anemia	±	++	+
Mutações descritas INFEVERS	G201V/ Q125P	T75M	T75M/ C135X/ A94P/ A92T

Fonte: Desenvolvida pela autoria.

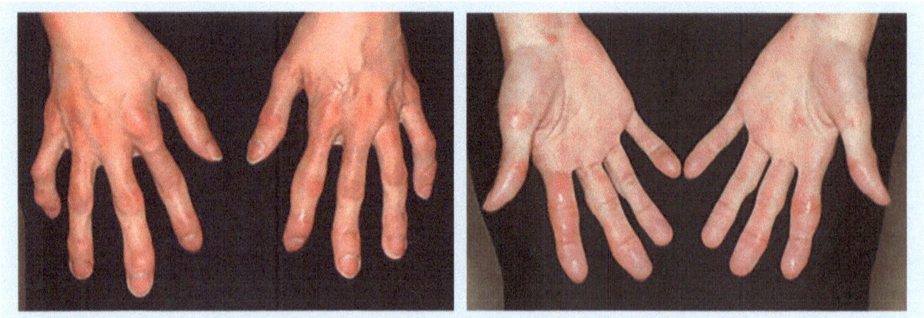

Figura 11.4. Dedos alongados com baqueteamento digital.

Fonte: Acervo da autoria.

Tratamento

Até o momento, não existem protocolos terapêuticos para SNN e para as demais PRAAS, porém sabe-se que as interferonopatias respondem mal aos medicamentos antirreumáticos modificadores da doença biológicas (DMARD) que têm como alvo as citocinas pró-inflamatórias (ou seja, IL-1, TNF e IL-6) ou aos DMARD convencionais. A identificação dos IFN do tipo I, incluindo IFN alfa (IFN-α) e beta (IFN-β), como citocinas inflamatórias envolvidas na patogênese das PRAAS, bem como o reconhecimento de receptores envolvidos (receptor IFN-α/β (IFNAR) e o receptor IFN-γ (IFNGR)) e a sua principal via de sinalização (via JAK) têm permitido o surgimento de novas opções terapêuticas. Entre estas, encontram-se o uso de inibidores seletivos da JAK, uso de terapia antirretroviral e anticorpos monoclonais.

Na fase aguda da doença, pulsoterapia com metilprednisolona ou imunomodulação com administração de altas doses de imunoglobulinas são comumente realizadas. Geralmente, é utilizada dose equivalente de prednisolona diária de 1 a 2 mg/kg para crianças, 0,4 a 1 mg/kg para adultos; com dose de manutenção de prednisolona em 5 a 10 mg/dia em adultos. O tratamento com corticosteroides sistêmicos e imunoglobulinas possibilita o controle da fase aguda, da febre e de erupções cutâneas; mas não previne recidivas nem é eficaz para a distrofia lipomuscular. As recidivas são comuns nas tentativas de redução da dose de corticosteroide, com necessidade de novas opções terapêuticas.

Inibidores seletivos da JAK

Inibidores da JAK (inibidores seletivos de JAK1/JAK2 como baricitinibe e o ruxolitinibe e o inibidor de JAK1/JAK3 tofacitinibe) têm se destacado como opções terapêuticas promissoras para SNN/PRAAS, com destaque para o baricitinib. O uso de baricitinibe tem apresentado bons resultados em pacientes portadores da síndrome CANDLE, com cerca de 50% deles alcançando a remissão da doença após aproximadamente 3 anos de tratamento. Sugere-se que os inibidores da JAK atuem inibindo a ativação constitutiva de STAT1, resultando em melhora das lesões vasculíticas e da função pulmonar em criança e redução na necessidade de glicocorticosteroides. Como ganho secundário da redução do corticosteroide, observam-se recuperação do crescimento e melhora da densidade mineral óssea.

Estudos envolvendo a farmacocinética dos inibidores da JAK têm identificado um efeito dose-dependente de inibição da via de sinalização de IFN – atualmente, a dose de 4 mg/dia de baricitinibe, estudo de fase III, está associada à resposta clínica e tem sido bem tolerada. Contudo, até o momento, não se pode definir a eficácia dos inibidores da JAK (em especial o baricitinibe) no envolvimento neurológico e na lipodistrofia. Entre os principais efeitos adversos, observou-se aumento das infecções de vias respiratórias.

Terapia antirretroviral

A terapia antirretroviral (terapia de RT), comumente utilizada nos portadores do vírus da imunodeficiência humana (HIV), é também considerada uma opção terapêutica. Estudos analisando a urina de pacientes portadores de SAG (associada à mutação no gene TREX-1) têm demonstrado que o acúmulo de cDNA, secundário a alterações no processo de transcrição reversa de um intermediário de RNA (cDNA) e inserção de seu cDNA, é um fator importante de ativação da via INF.

O uso combinado de antirretrovirais (combinação do inibidor de RT não nucleosídeo nevirapina a inibidores de RT de nucleosídeo tenofovir e emtricitabina) no controle da inflamação cardíaca de camundongos knockout para TREX1 tem demonstrado redução na inflamação cardíaca. Efeitos do tratamento combinado de antirretrovirais na redução da neurotoxicidade dos portadores de SAG também vêm sendo observados. O uso dos antirretrovirais parece estar associado à redução da atividade do IFN no líquido cefalorraquidiano, permitindo aumento no fluxo sanguíneo cerebral.

Anticorpos monoclonais

Anticorpos monoclonais direcionados ao IFN-α (sifalimumabe) e IFNAR (anifrolumabe) vêm apresentando uma redução significativa dos níveis de IFN nos portadores de interferonopatias, com destaque para o seu uso potencial em regimes terapêuticos das interferonopatias.

Inibidor específico do proteassoma β5i

O inibidor específico do proteassoma β5i, especificamente bortezomibe, vem sendo aplicado no tratamento de mieloma múltiplo, e no tratamento da artrite reumatoide. Estudos avaliando sua eficácia e efeitos adversos têm sido realizados, permitindo, em breve, seu uso no tratamento das interferonopatias.

Por fim, o transplante de células-tronco alogênicas e o transplante de células-tronco autólogas que permitem a correção da mutação genética são possibilidades futuras para os portadores de SNN.

Bibliografia

Agarwal AK, Xing C, DeMartino GN, Mizrachi D, Hernandez MD, Sousa AB, et al. PSMB8 encoding the beta5i proteasome subunit is mutated in joint contractures, muscle atrophy, microcytic anemia, and panniculitis-induced lipodystrophy syndrome. Am J Hum Genet. 2010;87:866-72.

Arima K, Kinoshita A, Mishima H, Kanaawa N, Kaneko T, Mizushima T, et al. Proteasome assembly defect due to a proteasome subunit beta type 8 (PSMB8) mutation causes the autoinflammatory disorder, Nakajo-Nishimura syndrome. Proc Natl Acad Sci USA. 2011;108:14914-9.

D'ângelo DM, et al. Type I interferonopathies in children: an overview. Frontiers in Pediatrics. 2021;9:631329.

de Jesus AA, Canna SW, Liu Y, Goldbach-Mansky R. Molecular mechanisms in genetically defined autoinflammatory diseases: disorders of amplified danger signaling. Annu Rev Immunol. 2015;33:823-74. doi:10.1146/annurev-immunol-032414-112227.

Garg A, Hernandez MD, Sousa AB, et al. An autosomal recessive syndrome of joint contractures, muscular atrophy, microcytic anemia, and panniculitis-associated lipodystrophy. J Clin Endocrinol Metab. 2010;95:E58-E63.

Goetzke CC, Ebstein F, Kallinich T. Role of proteasomes in inflammation. J. Clin. Med. 2021;10:1783. doi: 10.3390/jcm10081783.

Kanazawa N. Nakajo-Nishimura syndrome: an autoinflammatory disorder showing pernio-like rashes and progressive partial lipodystrophy. Allergol Int. 2012;61(2):197-206. doi: 10.2332/allergolint.11-RAI-0416.

Kanazawa N. Tentative diagnostic criteria for Nakajo-Nishimura syndrome. Allergol Int 2012;61:197-206.

Kim H, et al. Pharmacokinetics, pharmacodynamics and proposed dosing of the oral JAK1 and JAK2 inhibitor baricitinib in pediatric and young adult CANDLE and SAVI Patients. Clin Pharmacol Ther. 2018;104(2):364-73. doi: 10.1002/cpt.936.

Kitamura A, Maekawa Y, Uehara H, Izumi K, Kawachi I, Nishizawa M, et al. A mutation in immunoproteasome subunit PSMB8 causes autoinflammation and lipodystrophy in humans. J Clin Invest. 2011;121:4150-60.

Lamprecht P, Moosig F, Adam-Klages S, et al. Small vessel vasculitis and relapsing panniculitis in tumour necrosis factor receptor associated periodic syndrome (TRAPS). Ann Rheum Dis. 2004;63:1518-20.

Liu Y, Ramot Y, Torrelo A, Paller AS, Si N, Babay S, et al. Mutations in proteasome subunit beta type 8 cause chronic atypical neutrophilic dermatosis with lipodystrophy and elevated temperature with evidence of genetic and phenotypic heterogeneity. Arthritis Rheum. 2012;64:895-907.

Nakajo A. Secondary hypertrophic osteoperiostosis with pernio. J Dermatol Urol. 1939;45:77-86.

Nishimura N, Deki T, Kato S. Secondary hypertrophic osteoperiostosis with pernio-like skin lesions observed in two families. J Dermatol Venereol. 1950;60:136-41.

Ohmura K. Nakajo-Nishimura syndrome and related proteasome-associated autoinflammatory syndromes. J Inflamm Res. 2019;259-65.

Oyanagi K, Sasaki K, Ohama E, Ikuta F, Kawakami A, Miyatani N, et al. An autopsy case of a syndrome with muscular atrophy, decreased subcutaneous fat, skin eruption and hyper gamma-globulinemia: peculiar vascular changes and muscle fiber degeneration. Acta Neuropathol. 1987;73:313-9.

Sanchez, et al. JAK1/2 inhibition with baricitinib in the treatment of autoinflammatory interferonopathies. J Clin Invest. 2018;128(7):3041-52. doi: 10.1172/JCI98814.

Tanaka K. The proteasome: overview of structure and functions. Proc Jpn Acad Ser B Phys Biol Sci. 2009;85(1):12-36. doi: 10.2183/pjab.85.12.

Torrelo A, Patel S, Colmenero I, et al. Chronic atypical neutrophilic dermatosis with lipodystrophy and elevated temperature (CANDLE) syndrome. J Am Acad Dermatol. 2010;62:489-95.

Capítulo 12

Síndrome SAVI

Maria Teresa Terreri • Daniela Gerent Petry Piotto

Introdução

A vasculopatia associada a STING (*stimulator interferon gene*) com início na infância (SAVI, do inglês *STING associated vasculopathy of infancy*) faz parte do grupo das interferonopatias e pertence ao grupo das síndromes autoinflamatórias.

É uma doença genética rara, causada por mutação monogênica no gene STING que promove a ativação constitutiva de uma proteína denominada STING, que está envolvida na função do sistema imunológico.

As mutações do gene STING que causam SAVI são descritas como de "ganho de função" porque aumentam a atividade dessa proteína, resultando na superprodução de beta1-interferon (IFNB1), o que gera inflamação excessiva com dano tecidual e nos vasos, com sinais e sintomas de SAVI.

A doença com início neonatal é caracterizada por inflamação sistêmica relacionada à vasculopatia de pequenos vasos resultando em lesões cutâneas graves, como ulceração, necrose e, em alguns casos, amputações, lesões pulmonares e articulares.

É importante o conhecimento sobre essa doença, mesmo esta sendo rara, como o diagnóstico diferencial de causas de febre estabelecido na idade neonatal, o que permite o diagnóstico e o tratamento precoce por parte dos especialistas.

Fisiopatologia

A doença tem herança autossômica dominante. Na maioria dos casos, essa condição resulta de "mutações *de novo*" em uma pequena região do éxon 5 do gene TMEM173, que codifica a proteína STING. Essas mutações ocorrem durante a formação de células reprodutivas (óvulos ou espermatozoides) ou, ainda, no início do desenvolvimento embrionário. Esses casos se manifestam em pessoas sem histórico familiar da doença.

Em 2014, Liu *et al.* descreveram seis casos de SAVI. Três mutações em heterozigose foram identificadas no gene STING (N154S, V155M e V147L) e todas conferem um ganho de função e de ativação constitutiva de STING, resultando na ativação crônica da via do interferon (IFN). Em 2021, foi descrita pela primeira vez uma variante homozigótica, no gene STING, em dois irmãos, que resultou na ativação constitutiva do gene STING e do fenótipo SAVI. Em uma recente revisão com 51 casos de SAVI, dez diferentes mutações foram identificadas no gene STING, sendo a V155M a mais prevalente.

STING é uma proteína de transmembrana do retículo endoplasmático, fundamental para a indução de IFNB1 e funciona como um adaptador para detecção de DNA citosólico. A ligação de guanosina-adenosina monofosfato cíclico (cGAMP) ao homodímero de STING ativa o fator regulador de interferon 3 (IRF-3) e promove a indução de IFNB1. Além disso, em pacientes com SAVI, o gene STING constitutivamente ativado aumenta a transcrição do gene do IFN do tipo 1, que codifica o IFNB1. A ligação do IFNB1 ao seu receptor ativa a enzima janusquinase (JAK), incluindo JAK1 e tirosina quinase 2 (TYK2), que, por sua vez, fosforila o receptor. Esse processo permite a ligação dos transdutores de sinal das proteínas de ligação ao DNA e de ativadores da transcrição 1 (STAT1) e 2 (STAT2) ao receptor, processo no qual eles se tornam fosforilados. A síntese e a liberação de IFN e sua ligação ao receptor de IFN regulam positivamente a proteína STING e a transcrição de outros genes de citocinas pró-inflamatórias em um processo de retroalimentação positiva.

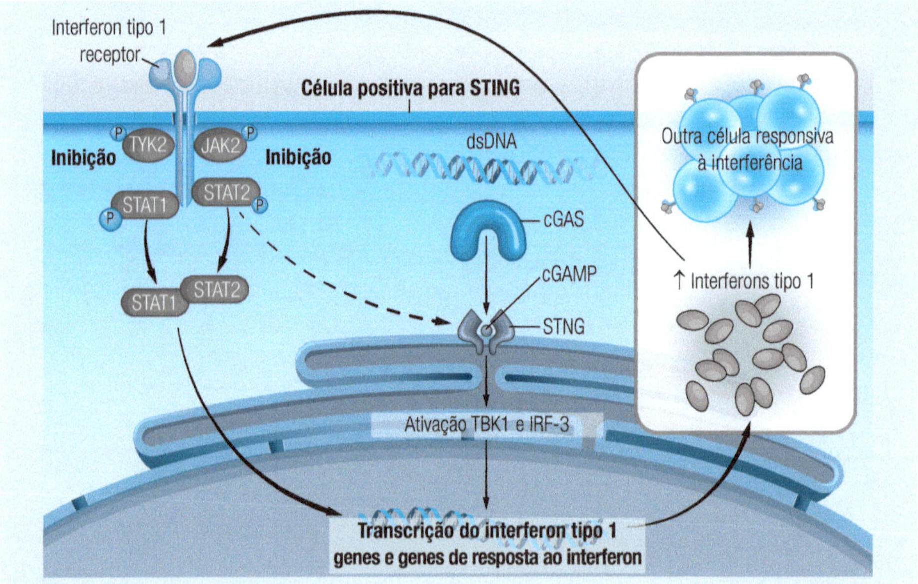

Figura 12.1. Fisiopatologia da síndrome SAVI.

Fonte: Liu Y, *et al.*, 2014.

Manifestações clínicas

SAVI está presente na infância precoce (desde o período neonatal até lactentes) e é caracterizada por inflamação sistêmica, vasculopatia cutânea e inflamação pulmonar. Manifesta-se por uma vasculopatia autoinflamatória com assinatura aumentada de IFN, causando lesões cutâneas graves.

O quadro clínico típico da doença é o aparecimento, antes dos 6 meses de idade, de febre recorrente, de lesões de pele e doença pulmonar intersticial. Em uma série de casos com seis pacientes, todos eram sintomáticos dentro das primeiras 8 semanas de vida, sem predomínio de sexo. Em recente revisão de literatura com 51 casos (média de idade do início dos sintomas aos 3 meses), as lesões de pele foram os sintomas mais comuns em 94,1% dos pacientes, seguidas pelo envolvimento pulmonar em 68,6%.

A vasculopatia se caracteriza por lesões de pele com eritema malar recorrente, porém se diferenciam do *rash* do lúpus eritematoso, pois são lesões violáceas ovaladas e não difusas, mais proeminentes em áreas expostas ao frio. Esses pacientes apresentam lesões eritematovioláceas e descamativas dos dedos das mãos, pés, bochechas, nariz e orelhas que pioram com a exposição ao frio. Estas podem evoluir para placas e nódulos e podem culminar com úlceras cutâneas, infartos, gangrena e necrose, deixando lesões cicatriciais e crostas dolorosas em regiões acrais como cartilagem da orelha e perfuração de septo nasal. São comuns necrose e gangrena de dígitos, reabsorção das falanges distais dos dedos das mãos e dos pés e alterações distróficas das unhas. Ocorrem também teleangiectasias das extremidades e do palato duro, livedo reticular, pústulas e vesículas. Eventualmente, há necessidade de amputação cirúrgica.

Podem aparecer também artrite e miosite. Foi descrita poliartrite soropositiva simétrica com erosões e desvio ulnar progressivo.

A doença pulmonar intersticial pode evoluir para uma forma fibrosante muitas vezes fatal. Hipertensão pulmonar também é descrita. A hemorragia alveolar difusa foi relatada como associada à SAVI. Três casos de fibrose pulmonar, todos com indicação de transplante, associados à assinatura de IFN e mutação de SAVI, foram descritos, reforçando a necessidade de se considerar essa possibilidade diagnóstica em crianças e adultos jovens com fibrose pulmonar, após a exclusão de causas mais comuns.

O acometimento do sistema nervoso central é muito raro e são descritos infartos cerebrais e estenose da artéria cerebral.

Os sintomas sistêmicos como febre recorrente e dificuldade de crescimento acompanham o quadro clínico clássico.

Exames subsidiários

Laboratorialmente, assim como em todas as doenças autoinflamatórias, há elevação de provas de fase aguda. Trombocitose e anemia são comuns. Anticorpos antinucleares, anticorpos anticardiolipina e anticorpos anti-beta-2 glicoproteína I podem estar presentes em baixos títulos, assim como aumento da imunoglobulina, principalmente IgG; e a frequente positividade de anticorpos anticitoplasma de neutrófilos (ANCA) resulta em um diagnóstico equivocado de granulomatose com poliangeíte. Na série de casos de Liu *et al.*, três pacientes tiveram baixos títulos de ANCA (citoplasmático e perinuclear) e anticorpos antifosfolípides (anticardiolipina e anticorpos anti-beta-2 glicoproteína 1), porém todos esses anticorpos desapareceram na evolução. Fatores reumatoide e antipeptídeo citrulinado C também foram encontrados.

Na tomografia de tórax, são observadas opacidades em vidro fosco como achado mais frequente e, menos frequentemente, cistos e opacidades reticulares. Em uma série de casos, Liu *et al.* Observaram, na tomografia de pulmão, doença intersticial em cinco de seis pacientes e linfadenomegalia hilar e paratraqueal em todos. Esse acometimento pode ser assintomático. A prova de função pulmonar estava alterada em cinco pacientes.

Na avaliação anatomopatológica das lesões de pele, observa-se um padrão histológico misto consistindo em um proeminente infiltrado dérmico inflamatório neutrofílico com cariorrexis limitado aos capilares com características de vasculite leucocitoclástica e angiopatia microtrombótica de pequenos e médios vasos dérmicos. Ainda são descritos placas telangiectásicas, infiltrado perivascular de linfócitos e neutrófilos com leucocitoclasia, sem envolvimento das paredes do vaso. Amostras de biópsia de pele de quatro pacientes mostraram evidência de depósitos de IgM em dois deles e depósito de C3 em vasos dispersos com depósitos de fibrina em três, sugerindo a presença de imunocomplexos.

A biópsia de pulmão mostra infiltrado inflamatório linfocítico misto difuso, fibrose intersticial e alterações enfisematosas. Na biópsia transbrônquica de pulmão, foi relatada vasculite em um paciente.

Achados histológicos de miosite e atrofia muscular são encontrados.

O STING foi expresso em células endoteliais de amostras de biópsia de pele. Também foi expresso em pneumócitos alveolares do tipo 2, epitélio brônquico e macrófagos alveolares no tecido pulmonar.

Na capilaroscopia periungueal, observam-se capilares tortuosos e perda de capilares (deleção) na fase precoce da doença.

Diagnóstico diferencial

O diagnóstico diferencial de febre no período neonatal inclui doenças excepcionalmente raras e é um desafio para os neonatologistas.

Causas de febre não infecciosa são a doença de Kawasaki, a doença de Behçet e a linfo-histiocitose hemofagocítica. Porém, essas doenças raramente acometem recém-nascidos.

Vasculites necrosantes, vasculite crioglobulinêmica, vasculopatia trombótica associada à hiperfibrinogenemia, granulomatose com poliangeíte e síndrome antifosfolípide são outros diagnósticos diferenciais. A negatividade de anticorpo antimieloperoxidase e de antiproteinase 3 fala contra granulomatose com poliangeíte.

Síndromes autoinflamatórias como síndrome articular cutânea neurológica infantil crônica (CINCA-NOMID), deficiência de mevalonatoquinase, deficiência do antagonista do receptor de interleucina-1 (DIRA), otulipenias e artrite granulomatosa pediátrica são importantes diagnósticos diferenciais de SAVI.

Os pacientes com SAVI apresentam vasculopatia com início precoce, dermatose neutrofílica em infiltrado inflamatório da pele e uma assinatura de IFN proeminente no sangue periférico com ativação de células B. Portanto, outras interferonopatias como CANDLE (*chronic atypical neutrophilic dermatosis with lipodystrophy and elevated temperature*), síndrome de Aicardi-Goutières e lúpus familiar mediado por TREX1 compartilham características clínicas, histológicas e funcionais com a SAVI.

Na presença de hemorragia alveolar difusa, faz-se necessário o diagnóstico diferencial com lúpus eritematoso sistêmico e síndrome COPA. A SAVI também é incluída no diagnóstico diferencial de fibrose pulmonar.

Tratamento

O tratamento para SAVI ainda não está definido. Embora muitas das doenças autoinflamatórias geneticamente definidas estejam associadas à sinalização aumentada da interleucina-1, a resposta clínica à sua inibição não se mostra eficaz em alguns pacientes.

Agentes imunossupressores, como corticosteroides em altas doses, cloroquina, azatioprina, colchicina, metotrexato, micofenolato de mofetila, ciclofosfamida, agentes anti-TNF, bloqueadores de IL-1 e I-L6 e medicações anti-CD20, não trouxeram respostas sustentadas a longo prazo.

Alguns autores demonstraram que o bloqueio da sinalização de IFN com inibidores de JAK, como tofacitinibe, ruxolitinibe e baricitinibe, pode ter algum benefício na SAVI e em outras doenças mediadas pelo IFN.

Tang *et al.* relataram três pacientes com doença pulmonar intersticial e um com hemorragia alveolar difusa associada que foram tratados com corticosteroides e tratamento combinado com tofacitinibe em dois pacientes. Os efeitos terapêuticos do tofacitinibe foram limitados na doença pulmonar intersticial em ambos os pacientes e modestos nas erupções cutâneas em um paciente. Um paciente em tratamento com tofacitinibe morreu.

Nos casos de não resposta a corticosteroides e ruxolitinibe, o baricitinibe pode ser iniciado como em caso descrito em um lactente de 15 meses, com melhora dos surtos de febre, das manifestações cutâneas e dos sintomas respiratórios após 2 meses do início do tratamento.

Terapia com agentes anti-IFN como sifalimumabe ou rontalizumabe podem ser tentativas alvo-específicas.

A mortalidade é alta (23% dos casos), principalmente em virtude da doença intersticial pulmonar associada à infecção. Na série de Liu *et al.*, dois pacientes morreram por complicações pulmonares e infecção secundária. Outro paciente relatado na literatura faleceu por pneumotórax na adolescência.

Na revisão sistemática de 51 casos publicados até o momento, dos 18 pacientes tratados com inibidores de JAK, seis tiveram recidiva e dois morreram de insuficiência respiratória aguda causada por infecção viral. Pacientes com mutação p.N154S tiveram um início mais precoce da doença ($p = 0{,}002$) e lesões cutâneas mais graves ($p < 0{,}001$) do que aqueles pacientes com mutação p.V155M. Uso associado de antibioticoterapia e imunoterapia pode prevenir a infecção e melhorar o prognóstico desses pacientes.

O reconhecimento precoce dessas doenças complexas pode propiciar o uso de medicamentos mais específicos ou racionais, evitando consequências permanentes.

Mais estudos envolvendo a patogênese, as vias de inflamação dessa doença, as mutações desses pacientes e seu espectro clínico podem viabilizar novos focos terapêuticos.

Inibidores de *JAK* parecem ser as terapias disponíveis com melhores resultados, até o momento, para tratamento de SAVI.

Bibliografia

Alghamdi MA, Mulla J, Saheb Sharif-Askari N, Guzmán-Vega FJ, Arold ST, Abd-Alwahed M, et al. A novel biallelic STING1 gene variant causing SAVI in two siblings. Front Immunol. 2021;11:599564.

Balci S, Ekinci RMK, de Jesus AA, Goldbach-Mansky R, Yilmaz M. Baricitinib experienceon STING-associated vasculopathy with onset in infancy: a representative case from Turkey. ClinImmunol. 2020;212:108273.
Cao Y, Jiang LP. The challenge of diagnosing SAVI: case studies. Pediatr Allergy Immunol Pulmonol. 2019;32(4):167-72.
Chia J, Eroglu FK, Ozen S, et al. Failure to thrive, interstitial lung disease, and progressive digital necrosis with onset in infancy. J Am Acad Dermatol. 2016;74:186-9.
Crow YJ, Casanova JL. STING-associated vasculopathy with onset in infancy – a new interferonopathy. N Engl J Med. 2014;371(6):568-71.
Dai Y, Liu X, Zhao Z, He J, Yin Q. Stimulator of interferon genes-associated vasculopathy with onset in infancy: a systematic review of case reports. Front Pediatr. 2020;8:577918.
de Jesus AA, Goldbach-Mansky R. Monogenic autoinflammatory diseases: concept and clinical manifestations. Clin Immunol. 2013;147(3):155-74.
De Rose DU, Coppola M, Gallini F, Maggio L, Vento G, Rigante D. Overview of therarest causes of fever in newborns: handy hints for the neonatologist. J Perinatol. 2021;41(3):372-82.
Demir S, Sag E, Dedeoglu F, Ozen S. Vasculitis in systemic autoinflammatory diseases. Front Pediatr. 2018;6:377.
Figueras-Nart I, Mascaró JM Jr, Solanich X, Hernández-Rodríguez J. Dermatologic and dermatopathologic features of monogenic autoinflammatory diseases. Front Immunol. 2019;10:2448.
Jain A, Misra DP, Sharma A, Wakhlu A, Agarwal V, Negi VS. Vasculitis and vasculitis-like manifestations in monogenicauto inflammatory syndromes. Rheumatol Int. 2018;38(1):13-24.
Jeremiah N, Neven B, Gentili M, Callebaut I, Maschalidi S, Stolzenberg MC, et al. Inherited STING-activating mutation underlies a familial inflammatory syndrome with lupus-like manifestations. J Clin Invest. 2014;124(12):5516-20.
Kim H, Brooks KM, Tang CC, Wakim P, Blake M, Brooks SR, et al. Pharmacokinetics, pharmacodynamics, and proposed dosing of the oral JAK1 and JAK2 inhibitor baricitinib in pediatric and young adult CANDLE and SAVI patients. ClinPharmacolTher. 2018;104(2):364-73.
Kim H, Sanchez GAM, Goldbach-Mansky R. Insights from mendelian interferonopathies: comparison of CANDLE, SAVI with AGS, monogenic lupus. J Mol Med. 2016;94:1111-27.
Liu Y, Jesus AA, Marrero B, Yang D, Ramsey SE, Sanchez GAM, et al. Activated STING in a vascular and pulmonary syndrome. N Engl J Med. 2014;371(6):507-18.
Liu Y, Ramot Y, Torrelo A, Paller AS, Si N, Babay S, et al. Mutations in proteasome subunit β type 8 cause chronica typical neutrophilic dermatosis with lipodystrophy and elevated temperature with evidence of genetic and phenotypic heterogeneity. Arthritis Rheum. 2012;64(3):895-907.
Munoz J, Rodière M, Jeremiah N, Rieux-Laucat F, Oojageer A, Rice GI, et al. Stimulator of Interferon genes-associated vasculopathy with onset in infancy: a mimic of childhood granulomatosis With polyangiitis. JAMA Dermatol. 2015;151(8):872-7.
Omoyinmi E, Melo GS, Nanthapisal S, Woo P, Standing A, Eleftheriou D, et al. Stimulator of interferon genes-associated vasculitis of infancy. Arthritis Rheumatol. 2015;67(3):808.
Onuora S. Autoinflammation: a new STING-associated monogenic autoinflammatory disease. Nat Rev Rheumatol. 2014;10(9):512.
Picard C, Thouvenin G, Kannengiesser C, Dubus JC, Jeremiah N, Rieux-Laucat F, et al. Severe pulmonary fibrosis as the first manifestation of interferonopathy (TMEM173 Mutation). Chest. 2016;150(3):e65-71.
Rice G, Newman WG, Dean J, Patrick T, Parmar R, Flintoff K, et al. Heterozygous mutations in TREX1 cause familial chilblainlupus and dominant Aicardi-Goutieres syndrome. Am J Hum Genet. 2007;80(4):811-5.
Russo RA, Brogan PA. Monogenic autoinflammatory diseases. Rheumatology 2014;53:1927-39.

Sanchez GAM, Reinhardt A, Ramsey S. JAK1/2 inhibition with baricitinib in thetreatment of autoinflammatoryinterferonopathies. J Clin Invest. 2018;128(7):3041-52.
Seo J, Kang JA, Suh DI, Park EB, Lee CR, Choi SA, et al. Tofacitinib relieves symptoms of stimulator of interferon genes (STING)-associated vasculopathy with onset in infancy caused by 2 de novo variants in TMEM173. J Allergy ClinImmunol. 2017;139(4):1396-9.
Shwin KW, Lee C-CR, Goldbach-Mansky R. Dermatologic manifestations of monogenic autoinflammatory diseases. DermatolClin. 2017;35:21-38.
Tang X, Xu H, Zhou C, Peng Y, Liu H, Liu J, et al. STING-associated vasculopathy with onset in infancy in three children with new clinical aspect and unsatisfactory therapeutic responses to tofacitinib. J ClinImmunol. 2020;40(1):114-22.
Vece TJ, Watkin LB, Nicholas S, Canter D, Braun MC, Guillerman RP, et al. Copa syndrome: a novel autosomal dominant immune dysregulatory disease. J Clin Immunol. 2016;36(4):377-87.
Volpi S, Picco P, Caorsi R, et al. Type I interferonopathies in pediatric rheumatology. Ped Rheumatol 2016;14:35.

Capítulo 13

Síndrome COPA

Julia Oliveira Vieira Basili • Leonardo Oliveira Mendonça • Teresa Cristina Martins Vicente Robazzi

Introdução

As doenças autoinflamatórias são condições de inflamação patogênica crônica ou recorrente, mediada por hiperativação do sistema imunológico independente de um antígeno. Um amplo espectro de doenças autoinflamatórias é atualmente reconhecido, diferindo-se marcadamente umas das outras na patogênese e nas manifestações clínicas.

A síndrome COPA foi relatada pela primeira vez em 2015 e foi incluída na categoria de doenças autoinflamatórias na atualização de 2017 da Classificação de Erros Inatos da Imunidade da International Union of Immunological Societies (IUIS). É uma doença genética rara, que pode se manifestar com doença pulmonar intersticial (DPI), hemorragia pulmonar, artropatias inflamatórias e glomerulonefrite.

A síndrome COPA é uma doença monogênica associada a mutações no gene COPA localizado no cromossomo. A maioria das mutações é missense e a doença tem herança autossômica dominante. As mutações geralmente estão localizadas no domínio WD40 (uma área funcionalmente significativa) do gene, local que codifica a subunidade α do coatômero, uma subunidade do complexo proteico I (COPI), conforme se observa na Figura 13.1. COPI é um complexo envolvido no transporte intracelular retrógrado de proteínas do aparelho de Golgi para o retículo endoplasmático (RE) enquanto o responsável pelo transporte vesicular anterógrado, ou transporte de RE para Golgi, é conhecido como "Coatomer II" (COPII), como se vê na Figura 13.2. O gene COPA é expresso em células tanto imunes como naquelas não imunológicas, mas está predominantemente presente nas frações microssomal e citosólica e ausente no núcleo celular, porém os fenótipos clínicos são vistos apenas nos tecidos pulmonar, articular e renal, que são supostamente mais vulneráveis a essa mutação.

O produto do gene mutante desencadeia processos para o desenvolvimento da autoimunidade. Por ser uma doença rara, a síndrome COPA é de difícil reconhecimento. Os seguintes achados pulmonares foram comumente descritos em casos com confirmação genética: cistos; bronquiolite folicular; e hemorragia alveolar difusa. Outras características frequentes incluem síndrome COPA em outro membro da família, início em idade precoce (geralmente antes dos 5 anos de idade), artrite, nefrite e positividade para anticorpo citoplasmático antineutrófilo (ANCA), anticorpo antinuclear (ANA) ou fator reumatoide (FR).

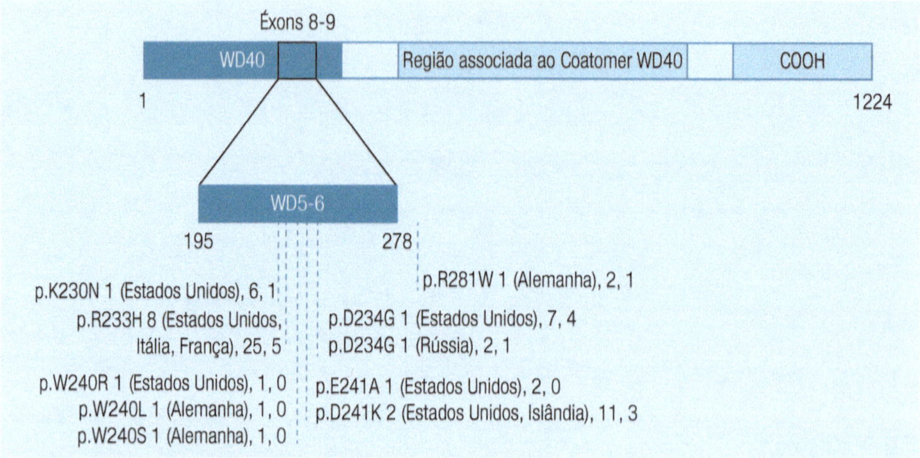

Figura 13.1. Representação esquemática do gene COPA com descrição da estrutura proteica e éxons dos respectivos domínios com as mutações mais reportadas.

Fonte: Adaptada de Frédmond M-L, Nathan N, 2020.

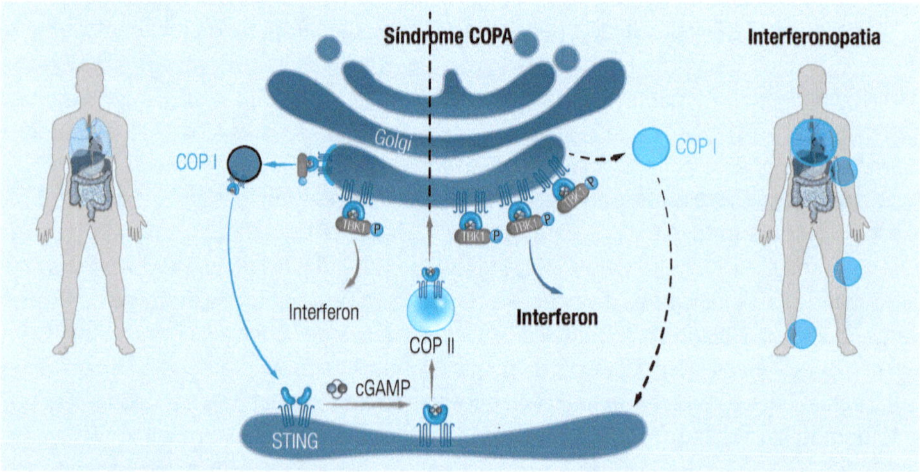

Figura 13.2. Síndrome COPA – COPI envolvido no transporte intracelular retrógrado de proteínas do aparelho de Golgi para o retículo endoplasmático (RE) e COPII responsável pelo transporte vesicular anterógrado ou transporte de RE para Golgi; e os órgãos alvos com mais manifestações clínicas.

Fonte: Adaptada de Lepelley *et al.*, 2020.

Fisiopatologia

A patogênese do transporte disfuncional retrógrado do aparelho de Golgi para o retículo endoplasmático (RE) resulta no acúmulo de proteínas não dobradas e no aumento do estresse do RE. Esse estresse promove uma regulação positiva, liberando citocinas pró-inflamatórias interleucina 1 beta e interleucina 6 (IL-1β e IL-6) que, por sua vez, aumentam o número de células T auxiliares do tipo 17 (Th17). As células T CD4 (+) derivadas de pacientes com síndrome COPA mostram inclinação preferencial ao fenótipo de uma resposta Th17 e acredita-se que as mudanças nas populações de células T promovam a desregulação imunológica e a autoimunidade. Além disso, a disfunção da COPI também está associada à expansão de autoanticorpos.

Volpi e colaboradores demonstraram a presença de uma assinatura de ativação de interferon (IFN) do tipo I no sangue periférico de cinco pacientes com COPA, consistente com o estado autoinflamatório relacionado ao IFN do tipo I. Uma vez que pacientes com COPA compartilham algumas semelhanças clínicas dos pacientes com SAVI, as interferonopatias do tipo I são caracterizadas por regulação positiva crônica da sinalização de IFN revelada pelo aumento da expressão de genes estimulados por interferons (ISG).

O estresse do RE e a ativação da resposta de proteína não dobrada (UPR, do inglês *unfolded protein response*) têm sido fortemente associados à patogênese de várias doenças inflamatórias e autoimunes; em parte, por meio da interseção de várias vias-chave que causam a ativação do fator nuclear kappa B (NF-κB), um regulador pró-inflamatório central, bem como por meio de alterações em apresentação de antígeno. Além disso, como se prevê que as mutações COPA identificadas prejudiquem o transporte retrógrado, as proteínas destinadas ao retorno ao RE podem, em vez disso, escapar da célula ou ser apresentadas em outros sítios para iniciar as respostas imunes autorreativas. A descoberta de uma ligação molecular entre um defeito na maquinaria de tráfego vesicular COPI para a síndrome COPA define um novo ponto de partida para a compreensão do papel do transporte intracelular na indução da autoimunidade humana e como um potencial alvo terapêutico na doença.

Manifestações clínicas

Pacientes com síndrome COPA desenvolvem sintomas de doenças pulmonares (como hemorragia alveolar difusa ou doença intersticial pulmão), artrite e doença renal e a maioria dos sintomas se inicia nos primeiros 5 anos de vida em até 76% dos casos. Em uma coorte com 14 pacientes, todos iniciaram os sintomas antes dos 12 anos de idade (Tsui, *et al.*). Os sintomas apresentados mais comuns incluem artralgia/artrite, tosse, fadiga, anemia, dispneia, taquipneia, hemoptise e hemorragia pulmonar, com necessidade de oxigenioterapia de suporte muito precoce na vida e, muitas vezes, exigindo cuidados intensivos e ventilação artificial. Ocorre apresentação insidiosa, ou seja, com acúmulo de sintomas menos comum como fadiga, artralgias e tosse.

A apresentação clínica inicial pode variar desde sintomas apenas articulares ou apenas pulmonares a uma associação de ambos. Os pacientes que desenvolvem artrite como primeira manifestação tendem a desenvolver os sintomas pulmonares entre os 10 e 20 anos depois. Cada mutação específica do gene não parece prever exatamente o mesmo fenótipo clínico e curso da doença, mas pode ajudar determinando o prognóstico e os resultados de maneira ampla à medida que ocorre maior compreensão da doença.

Os diagnósticos clínicos mais comuns antes do diagnóstico de COPA são de artrite idiopática juvenil (AIJ), artrite reumatoide e hemossiderose pulmonar idiopática.

A doença pulmonar está universalmente presente em pacientes diagnosticados pela síndrome COPA, com evidência de doença pulmonar parenquimatosa difusa (DPLD). A síndrome COPA pode se assemelhar a uma doença pulmonar cística ou à síndrome pulmonar-renal, o que pode ser um desafio para o médico responsável pelo tratamento em reconhecer e estabelecer o diagnóstico.

Doenças como lúpus eritematoso difuso (LES) e outras doenças com desregulação imunológica, como dermatomiosite e esclerodermia juvenil, podem progredir para pneumonia intersticial não específica, sendo importantes diagnósticos diferenciais da síndrome COPA. Pacientes com síndrome COPA compartilham, ainda, algumas das características clínicas com síndrome SAVI como doença intersticial pulmonar e uma assinatura IFN regulada positivamente.

As duas manifestações pulmonares mais comuns de doença pulmonar na síndrome COPA são a hemorragia alveolar difusa imunomediada e a doença pulmonar intersticial. Hemorragia pulmonar e doença pulmonar intersticial são comuns em várias doenças autoimunes e não apenas na síndrome COPA. A questão é se todas essas doenças compartilham o mesmo mecanismo imunológico ou mecanismos semelhantes para induzir a inflamação pulmonar.

A hemorragia pulmonar geralmente ocorre no início da vida com a maioria dos pacientes descritos até o momento e pode ser identificada em muitos pacientes por meio de testes diretos. A hemorragia pode ser insidiosa sem necessariamente haver relato de hemoptise. No entanto, alguns pacientes podem desenvolver hemorragia pulmonar com anemia intensa e risco de vida, requerendo entubação endotraqueal, ventilação assistida e terapia agressiva com imunossupressão.

A doença pulmonar pode ser restritiva, obstrutiva ou de natureza mista (obstrutiva + restritiva). Os pacientes desenvolvem doença pulmonar progressiva com piora da função pulmonar. O teste da função pulmonar demonstra restrição com um valor simetricamente baixo da capacidade vital forçada (CVF) e do volume expiratório forçado no 1º segundo (VEF1). A pletismografia revela uma baixa capacidade pulmonar total e a capacidade de difusão do monóxido de carbono é diminuída.

A broncoscopia demonstra um aumento significativo da hemossiderina nos macrófagos consistente com hemorragia alveolar difusa, e as radiografias de tórax são frequentemente caracterizadas pela presença de opacidades alveolares difusas. O achado das tomografias computadorizadas (TC) do tórax presentes nos pacientes com hemorragia pulmonar na síndrome COPA são opacidades em vidro fosco difusas, fibrose septal/espessamento e hiper inflamação irregular periférica e presença de cistos nos espaços parenquimatosos. Esse padrão pode se assemelhar a outras causas de hemorragia alveolar. No entanto, as opacidades em vidro fosco podem ser mínimas e irregulares na síndrome COPA e a formação de cistos não é tipicamente visto na hemorragia alveolar de outras etiologias, características que podem ajudar no diagnóstico diferencial com outras doenças semelhantes, incluindo a síndrome de SAVI.

Histopatologicamente, evidenciam-se bronquiolite, glóbulos vermelhos e macrófagos carregados de hemossiderina nos espaços alveolares, capilarite pulmonar com necrose das paredes capilares e embainhamento neutrofílico perivascular de vasos, consistente com hemorragia imunomediada. Um segundo padrão histopatológico menos comum é a presença de agregados linfoides em torno das vias respiratórias, característica de hemorragia pulmão sem capilarite.

Alguns pacientes com síndrome de COPA também desenvolvem doença pulmonar intersticial, de início mais tardio, sobretudo na 2ª década de vida. O padrão de TC mais consistente com pneumonia intersticial não específica ou pneumonia intersticial linfocítica é visto em síndromes imunológicas desregulatórias, como dermatomiosite juvenil e esclerose sistêmica. Outras síndromes imunológicas desregulatórias não apresentam hemorragia alveolar como uma característica consistente, também distinguindo a síndrome COPA de outras doenças conhecidas.

Biópsias de pulmão de pacientes pediátricos mostram pneumonia intersticial não específica e bronquiolite folicular, definida como folículos linfoides hiperplásicos infiltrando pequenas paredes das vias aéreas e interstício com centros germinativos hiperplásicos que ocorrem com ou sem pequenas formações de cistos periféricos/enfisema. As lesões císticas aumentam, e imagem de vidro fosco na TC de tórax mostra uma redução ao longo do tempo, sugerindo doença pulmonar restritiva progressiva.

Embora a bronquiolite folicular (BF) não seja específica da síndrome COPA e pode ser encontrada em várias outras doenças autoimunes, imunodeficiências e outras do tecido conjuntivo, a BF é a forma mais comum e consistente de histopatologia relatada em pacientes com síndrome COPA. A coloração imuno-histoquímica para células B e T demonstra a presença de células CD20 +, algumas células CD8 +, e grandes números de células T CD4 +.

As manifestações musculoesqueléticas são comuns e descritas em 75% a 95% dos pacientes. A artrite surge principalmente no começo da adolescência e, no início precoce, pode ser com apresentação poliarticular, envolvendo grandes e pequenas articulações, principalmente os joelhos e as articulações interfalangianas das mãos e, em geral, associada a autoanticorpos (antinucleares, fator reumatoide -FR e ANCA). Em crianças, a artrite se assemelha à AIJ poliarticular e pode ser erosiva e incapacitante. Há descrição na literatura de osteonecrose e lesões ósseas erosivas graves e desenvolvimento de necrose avascular. Em uma série de casos, o fator reumatoide foi observado em 43% dos casos relatados; enquanto em outras, poucos pacientes tinham anticorpo antipeptídeo citrulinado cíclico (anti-CCP) positivo. Não está claro se os anticorpos anti-CCP e FR têm o mesmo significado prognóstico como têm para os pacientes com AIJ.

Pacientes com síndrome COPA também demonstram risco aumentado para envolvimento de doença renal heterogênea e inespecífica, de surgimento habitualmente no final do curso da doença e em meados da adolescência, devendo fazer parte do diagnóstico diferencial com LES juvenil, principalmente naqueles casos que cursam com complemento baixo, anticorpos específicos negativos e biópsia sugestiva para LES. Vece *et al.*, em sua casuística de 21 pacientes com síndrome COPA, encontraram características clínicas de doença glomerular em 44% dos casos, marcadas por proteinúria e/ou diminuição da função renal e com características histológicas de glomerulopatia, distintas entre os pacientes, ao contrário de outras doenças autoimunes sistêmicas, como LES ou vasculite ANCA mediada. Os autores encontraram lesões que variaram entre glomerulares com crescente, depósito de complexos imunes, glomerulonefrite segmentar focal sem depósitos imunológicos, nefropatia por IgA com lesões necrosantes e hipercelularidade mesangial sem depósitos imunes, apontando para a ausência de unificação imunológica de mecanismos de lesão renal. Lesões necrosantes ou crescentes celulares foram presentes em até 75% dos pacientes com biópsia renal comprovada e um paciente evoluiu para doença renal em estágio terminal, apesar de agressiva imunossupressão.

Concomitantemente à descrição de novos casos, têm sido descrito pacientes apresentando tireoidite autoimune; hepatite; acometimento cutâneo: vitiligo, erupção cutânea polimórfica inespecífica; acometimento neurológico: discinesia paroxística de esforço, neuromielite óptica, transtorno de comportamento disruptivo; síndrome de ativação macrofágica; refluxo gastroesofágico; hipertrofia cardíaca, cistos renais e extrapulmonares e neoplasias neuroendócrinas. É possível que o envolvimento desses órgãos seja um sinal mais comum da síndrome COPA, indicando a necessidade de avaliação clínica cuidadosa no caso de diagnóstico suspeito de síndrome COPA, incluindo exame cutâneo e neurológico. É interessante notar que algumas dessas manifestações raras se sobrepõem a interferonopatias monogênicas já bem documentadas.

A síndrome de COPA é marcada por desregulação imunológica, que pode se apresentar de várias formas. Aproximadamente 80% dos pacientes desenvolvem um título positivo de ANA, padrão de coloração homogêneo, pontilhado e difuso, com titulações variáveis descritas de até 1:1280. Outros autoanticorpos que podem estar presentes incluem os anticorpos: ANCA; anticorpos antimieloperoxidase (MPO); antiproteinase 3 anticorpos (PR3); e fator reumatoide. Tsui *et al.* evidenciaram níveis baixos de complemento (C3 e C4) em 7 de 10 indivíduos (70%).

A presença e títulos de anticorpos variam com o tempo e a atividade da doença. No entanto, nenhum autoanticorpo único ainda emergiu como um marcador de gravidade, atividade ou progressão da doença. Todo o espectro de autoanticorpos na síndrome de COPA é atualmente desconhecido, mas está sendo buscado por meio de múltiplos antígenos em abordagens de triagem.

Os pacientes também costumam apresentar elevação de níveis de marcadores séricos de inflamação, incluindo proteína C-reativa e velocidade de hemossedimentação, que parecem se relacionar com a atividade da doença. A maioria dos pacientes descritos costuma apresentar contagens de leucócitos e contagens diferenciais de leucócitos normais.

Tratamento

A maioria dos pacientes com COPA relatados foi tratada com corticosteroides sistêmicos e uma ou várias linhas de drogas imunossupressoras, abrangendo drogas antirreumáticas modificadoras da doença (DMARD) e biológicos.

Embora a resposta aos tratamentos não seja detalhada em todos os casos, há certa eficácia relatada dos imunossupressores convencionais, sendo esta a opção terapêutica de escolha inicial. Corticosteroides, micofenolato de mofetila e metotrexato têm sido os agentes mais comumente utilizados. Outros, como hidroxicloroquina, azatioprina, ciclofosfamida, rituximabe, etanercepte e adalimumabe, também foram terapias já utilizadas. Há descrição do uso de IVIG (imunoglobulina intravenosa), anti-inflamatórios não esteroides e antibióticos profiláticos no curso da doença.

A recente descoberta de uma ligação entre a síndrome COPA e a ativação da via do IFN propiciou a tentativa de uso da inibição de JAK – ou seja, bloqueando a sinalização *down-stream* do receptor IFN (IFNAR) – em vários pacientes. Foram descritos efeitos promissores dos inibidores JAK1/2 (ruxolitinibe) e JAK1/3 (tofacitinibe), embora questões de eficácia sustentada exijam avaliação de longo prazo, em particular para a doença pulmonar. O paciente que utilizou o ruxolitinibe melhorou da hemorragia pulmonar grave, mas apresentou recorrência da hemorragia associada a uma progressão para fibrose pulmonar na tomografia computadorizada de tórax, exigindo a associação com anticorpos antirreceptor de IL-1 e a mudança para outro inibidor de JAK1/2 (baricitinibe).

Relato de caso bem-sucedido com o uso do baracitinibe foi descrito em adolescente de 15 anos, com histórico de diversos tratamentos prévios (corticosterpides, metotrexato, golimumabe, etanercepte, adalimumabe, abatacept, tocilizumabe, rituximabe, leflunomida e azitromicina), na dose de 4 mg inicialmente e ajuste para 6 mg/dia no seguimento clínico.

Guan *et al*. relataram o uso de forma promissora do sirolimus, em duas crianças do sexo masculino, com uso prévio de metotrexato, pulso de corticosteroide e uso de corticosteroide oral, sem melhora. Ambos os pacientes tiveram redução das consolidações e nódulos pulmonares, assim como melhora da função pulmonar. O sirolimus é um inibidor de mTOR, que bloqueia a diferenciação de células Th17 e exerce um forte efeito antiproliferativo quando usado para tratar distúrbios linfoproliferativos. O sirolimus foi iniciado na dose de 0,8 a 1,0 mg/m^2/dia (para atingir os níveis-alvo de 5 a 10 ng/mL) enquanto gradualmente era reduzida a dose de prednisona.

Transplante pulmonar e renal

A doença pulmonar relacionada ao COPA pode causar fibrose grave e insuficiência respiratória em estágio final, com relato na literatura de transplante pulmonar em quatro pacientes adultos. Em três casos, as informações sobre a sobrevida pós-transplante não são relatadas ou o são apenas muito brevemente ("quase sobrevida pós-transplante padrão") e o quarto caso apresentou boa evolução. Considerando o envolvimento do compartimento hematológico na patogênese da síndrome COPA, um acompanhamento de longo prazo é necessário para avaliar o risco de recidiva nos pulmões transplantados.

O transplante de rim foi descrito em dois pacientes, indicando ainda a necessidade de cuidado na triagem renal. O acompanhamento pós-transplante não está disponível, além da informação de função renal satisfatória 3 meses após o transplante em um adulto.

Bibliografia

Frémond M-L, Legendre M, Fayon M, Clement A, Filhol-Blin E, Richard N, et al. Use of ruxolitinib in COPA syndrome manifes-ting as life-threatening alveolar haemorrhage. Thorax 2020;75:92-5. doi: 10.1136/thoraxjnl-2019-213892.

Frémond M-L, Nathan N. COPA syndrome, 5 years after: Where are we? Joint Bone Spine. 2020;88(2):105070. doi: 10.1016/j.jbspin.2020.09.002.

Guan Y, Liu H, Tang X, Xu H, Peng Y, Zhou C, et al. Effective sirolimus treatment of two COPA syndrome patients. The Journal of Allergy and Clinical Immunology: in practice. 2020;9(2):999-1001. doi: 10.1016/j.jaip.2020.10.019.

Hamamoto Y, Ito H, Furu M, Hashimoto M, Fujii T, Ishikawa M, et al. Serological and progression differences of joint destruction in the wrist and the feet in rheumatoid arthritis – a cross-sectional cohort study. PLoS ONE. 2015;10:e0136611.

Jensson BO, Hansdottir S, Arnadottir GA, Sulem G, Kristjansson RP, Odd-sson A, et al. COPA syndrome in an Icelandic family caused by arecurrent missense mutation in COPA. BMC Med Genet 2017;18:129, doi: 10.1186/s12881-017-0490-8.

Khalifi SB, Viel S, Lahoche A, Frémond ML, Lopez J, Lombard C, et al. COPA Syndrome as a Cause of Lupus Nephritis. Kidney Int Rep. 2019;4:1187–9. doi:10.1016/j.ekir.2019.04.014.

Krutzke S, Rietschel C, Horneff G. Baricitinib in therapy of COPA syndrome in a 15-year-old girl: a case-based literature review. Eur J Rheumatol 2020;7(1):S78-S81.

Kumrah R, Mathew B, Vignesh P, Singh S, Rawat A. Genetics of COPA syndrome.Appl Clin Genet 2019;12:11-8. doi: 10.2147/TACG.S153600.

Kumrah R, Mathew B, Vignesh P, Singh S, Rawat A. Genetics of COPA syndrome. The application of clinical genetics 2019:12:11-8. doi: 10.2147/TACG.S153600.

Lepelley A, Martin-Niclós MJ, Le Bihan M, Marsh JA, Uggenti C, Rice GI, et al. Mutations in COPA lead to abnormal trafficking of STING to theGolgi and interferon signaling. Journal of Experimental Medicine 2020:217. doi: 10.1084/jem.20200600.

Lepelley, et al. Mutations in COPA lead to abnormal trafficking of STING to the Golgi and interferon signaling. J Exp Med. 2020;217(11):e20200600. doi: 10.1084/jem.20200600.

Mallea JM, Kornafeld A, Khoor A, Erasmus DB. Lung transplantation in a patient with COPA syndrome. Case Rep Transplant 2020;2020:3624795. doi: 10.1155/2020/3624795.

Mallea JM, Kornafeld A, Khoor A, Erasmus DB. Case report: lung transplantation in a patient with COPA syndrome. 2020. doi: 10.1155/2020/3624795.

Nigrovic PA. Autoinflammatory diseases mediated by miscellaneous mechanisms. UpToDate. [2024 Mar. 07]. Disponível em: https://www.uptodate.com/contents/auto-inflammatory-diseases-mediated-by-miscellaneous-mechanisms?search=%2F%20Autoinflammatory%20diseases%20mediated%20by%20miscellaneous%20mechanisms%20&source=search_result&selectedTitle=1~150&usage_type=default&display_rank=1.

Patwardhan A, Spencer CH. An unprecedented COPA gene mutation in two patients in the same family: comparative clinical analysis of newly reported patients with other known COPA gene mutations. Pediatric Rheumatology. 2019;17:59. doi: 10.1186/s12969-019-0359-9.

Riddell P, et al. IL-6 receptor blockade for allograft dysfunction after lung transplantation in a patient with COPA syndrome. Clinical & Translational Immunology 2021;10(2)e1243. doi: 10.1002/cti2.1243.

Taveira-DaSilva AM, Markello TC, Kleiner DE, Jones AM, Groden C, Macnamara E, et al. Expanding the phenotype of COPA syndrome: a kin-dred with typical and atypical features. J Med Genet 2019;56:778-82. doi: 10.1136/jmedgenet-2018-105560.

Tsui JL, Estrada OA, Deng Z, Wang KM, Law CS, Elicker BM, et al. Analysis of pulmonary features and treatment approaches in the COPA syndrome. ERJ Open Res 2018;4:00017-2018. doi: 10.1183/23120541.00017-2018.

Vece TJ, Watkin LB, Nicholas SK, Canter D, Braun MC, Guillerman R, et al. Copa syndrome: a novel autosomal dominant immune dysregulator y disease. Clin Immunol. 2016;36:377-87.

Volpi S, Tsui J, Mariani M, Pastorino C, Caorsi R, Sacco O, et al. Type I inter-feron pathway activation in COPA syndrome. Clin Immunol 2018;187:33-6. doi: 10.1016/j.clim.2017.10.001.

Volpi S, Tsui J, Mariani M, Pastorino C, Caorsi R, Sacco O, et al. Type I interferon pathway activation in Copa syndrome. Yclim. 2017. doi: 10.1016/j.clim.2017.10.001.

Watkin L, Jessen B, Wiszniewski W, et al. COPA mutations impair ER-Golgi transport and cause hereditary autoimmune-mediated lung disease and arthritis. Nat Genet. 2015;47:654-60. doi: 10.1038/ng.3279.

Watkin LB, Jessen B, Wiszniewski W, Vece TJ, Jan M, Sha Y, et al. COPAmutations impair ER-Golgi transport and cause hereditary autoimmune-mediated lung disease and arthritis. Nat Genet. 2015;47:654-60. doi: 10.1038/ng.3279.

Capítulo 14

Síndrome de Aicardi Goutieres (AGS)

Ekaterini Goudouris • Maria Vitoria Pádua de Quintero

Introdução

Descrita pela primeira vez em 1984 por Jean Aicardi e Francoise Goutières, a síndrome de Aicardi-Goutières (SAG) foi originariamente referida como uma encefalopatia familiar da infância caracterizada pela presença de calcificações em gânglios da base e linfocitose crônica no líquido cefalorraquidiano (LCR).

Em 2003, surge a descrição de uma síndrome de displasia espondilometafisária associada à imunodeficiência e autoimunidade. Com o tempo, percebem-se a relação patogênica entre essas alterações esqueléticas, por exemplo, espasticidade e calcificação intracraniana com desregulação imune, desencadeada por mutação gênica.

Atualmente, a SAG é reconhecida como uma interferonopatia do tipo 1, que classicamente se apresenta como encefalopatia inflamatória. Trata-se de um grupo de doenças genéticas, com variante patogênica em pelo menos um de sete genes conhecidos, codificadores de enzimas que envolvem o metabolismo do ácido nucleico intracelular, promovendo uma alteração da homeostase da resposta imune mediada pelos interferons, resultando em uma produção excessiva e persistente dessas citocinas, o que vai gerar atividade inflamatória sistêmica e persistente com lesões graves em órgãos internos.

Como doença rara, não há dados epidemiológicos oficiais registrados. A doença é descrita em todos os continentes, parece não haver associação com etnias, mas há relatos de uma maior incidência entre judeus asquenazes.

Fisiopatologia

Os interferons (IFN) são moléculas produzidas e liberadas pelo sistema imune em resposta aos ácidos nucleicos de vários agentes infecciosos e em resposta a ácidos nucleicos endógenos. A resposta imune relacionada a essas moléculas é regulada por sinais estimulatórios e inibitórios. A ação de IFN pode ser direta contra os agentes infecciosos ou por meio de ativação de genes estimulados por interferon que codificam outras moléculas efetoras antimicrobianas.

AGS é uma das doenças monogênicas caracterizadas por desregulação do controle homeostático da resposta imune mediada por interferons, particularmente interferons do tipo I e, por isso, denominadas "interferonopatias". Portanto, trata-se de uma doença inflamatória com assinatura de interferon do tipo I.

Os sete tipos de AGS estão relacionados a mutações em genes que codificam proteínas responsáveis pela regulação (metabolismo ou detecção) de DNA/RNA citoplasmático (Quadro 14.1). Existe um acúmulo de ácidos nucleicos endógenos ou aumento da sensibilidade a esses ácidos nucleicos cuja origem ainda não está clara. O que se admite é que produtos decorrentes de alterações da replicação de DNA endógeno estimulem a resposta imune mediada por interferons, assim como ácidos nucleicos exógenos (de agentes infecciosos) o fazem, em situações normais. A chave para a ativação da resposta de IFN do tipo I é a detecção de aumento de ácidos nucleicos intracelulares por *pattern recognition receptors* (PRR), como *cyclic GMP-AMP synthase* (cGAS), retinoic-acid-inducible protein I (RIG-I), *RIG-I-like helicases* ou *melanoma differentiation-associated protein 5* (MDA5). Uma vez liberado pelas células, pela via canônica, o interferon alfa (IFN-α) age em seu receptor e ativa a via dos transdutores de sinal janusquinase 1 (JAK1) e tirosinaquinase 2 (TYK2) e dos ativadores de transcrição STAT1 e 2, que induzem à expressão de genes estimulados pelo IFN.

Quadro 14.1. Tipo de AGS, gene e tipo de herança envolvidos

AGS	Gene	Herança
Tipo 1	TREX1	Autossômica recessiva ou dominante
Tipo 2	RNASEH2B	Autossômica recessiva
Tipo 3	RNASEH2C	Autossômica recessiva
Tipo 4	RNASEH2A	Autossômica recessiva
Tipo 5	SAMHD1	Autossômica recessiva
Tipo 6	ADAR1	Autossômica recessiva ou dominante
Tipo 7	IFIH1	Autossômica dominante

Fonte: Adaptado de Eleftheriou *et al.*, 2019.

Uma hipótese sobre a origem desses ácidos nucleicos endógenos é que estejam relacionados com o retroelemento "LINE1", uma sequência de DNA inserida no genoma humano que codifica proteínas necessárias para a retrotranscrição (ORF1p, ORF2p e ORF0p) e que pode ser transcrita por polimerase II.

Há descrição de autoanticorpos contra elementos contendo ácidos nucleicos (anticorpos antinuclear, anti-DNA de dupla hélice e anticardiolipina) que flutuam ao longo do tempo e que ainda têm papel incerto na patogênese da doença.

Quadro clínico

A SAG tem um comportamento bastante heterogêneo em sua forma de apresentação e evolução. Há mutações relacionadas a determinado fenótipo e há variações intragênicas sugerindo interferência de outros fatores sobre o início e a gravidade das alterações neurológicas.

Até o momento são sete mutações descritas relacionadas à SAG: TREX1; RNASEH2A; RNASEH2B; RNASEH2C; SAMDH1; ADAR1; IFIH1; e MDA5. Com a possibilidade de surgirem novas variantes à medida em que se compreende melhor a doença.

As manifestações neurológicas são as mais marcantes, podendo estar presente ao nascimento ou surgirem com o passar do tempo. Aproximadamente 20% das crianças apresentam alguma disfunção neurológica observada nesse momento, como distonia, espasticidade, convulsões, cegueira cortical e microcefalia. A presença de microcefalia está associada ao surgimento mais precoce de sintomas neurológicos e a um pior prognóstico motor. O envolvimento neurológico apresenta-se em graus variados, desde paraparesia espástica leve com inteligência normal até tetraparesia com grave incapacidade cognitiva. Independentemente da forma de início, tende a se agravar com o passar do tempo culminando com graves sequelas. Os primeiros meses de vida podem ser marcados com episódios febris de origem indeterminada, importante irritabilidade ou letargia, distúrbio do sono, alteração do apetite, já denotando sinais de encefalopatia subaguda.

Não raro, a criança pode apresentar desenvolvimento inicial normal, e as manifestações neurológicas surgirem mais tardiamente, evoluindo com atraso nos marcos de desenvolvimento ou, ainda, perda de habilidades já adquiridas, quase sempre associadas a atraso no ritmo de crescimento. A fase de manifestações encefalopáticas inespecíficas pode durar alguns meses, até que o quadro clínico se estabilize.

Observa-se associação entre as características genotípicas e a gravidade do quadro clínico. As características genéticas são as responsáveis pela variação das formas de apresentação neurológica e fenótipo não neurológico. Dentro das particularidades de cada tipo de perfil genético, crianças portadoras da mutação do tipo TREX1 são as que apresentam quadros neurológicos mais graves, com surgimento mais precoce (entre 1 e 3 meses de vida) e maior atraso nos marcos do desenvolvimento (controle da cabeça, controle de tronco e aquisição de linguagem). As crianças podem apresentar manifestações sistêmicas e sinais de distúrbio da autoimunidade: vasculopatia (livedo e isquemia associada ao frio); paniculite; e doença intersticial pulmonar. A desregulação do IFN-α é a via comum para distúrbio da imunidade inata e adquirida. Lúpus eritematoso sistêmico (LES) é a primeira doença autoimune relacionada com o aumento dos níveis de IFN; em contrapartida, observa-se elevada frequência de LES entre as crianças com interferonopatia do tipo 1. A mutação patogênica em TREX1 é a etiologia mais frequente relacionada ao LES monogênico. O quadro cutâneo pode ser extenso e exuberante, inclusive com presença de autoanticorpos próprios do LES. Essas crianças apresentam ainda trombocitopenia, leucopenia, anticorpos antinucleares, lesões discoides, úlceras orais e artrite, quadro realmente similar a uma doença autoimune clássica.

Segundo o perfil de autoimunidade associada à SAG, foram propostos três grupos de síndrome autoimune múltipla: 1) miastenia, timoma, polimiosite, miocardite de células gigantes; 2) síndrome de Sjögren, artrite reumatoide, cirrose biliar primária, esclerodermia, tireoidite autoimune; 3) tireoidite autoimune, miastenia ou timoma, síndrome de Sjögren, doença de Addison, anemia perniciosa, trombocitopenia idiopática, diabetes *mellitus* insulinodependente, vitiligo, anemia hemolítica autoimune, LES.

As mutações RNASEH2B, SAMHD1 E ADAR1 estão associadas ao desenvolvimento mais tardio de sinais e sintomas, preservando funções neurológicas. A função intelectual tende a se manter preservada nos quadros de mutação RNASEH2B, sem microcefalia.

Mutações em ADAR1 relacionam-se com encefalopatia secundária à necrose aguda bilateral em núcleo estriado, apresentando-se em exames de imagem com alteração de sinal simétrico em núcleo caudato e putâmen, frequentemente associado a edema, observado em quadros de distonia e tetraparesia refratária, de surgimento agudo ou subagudo.

Mutações em SAMDH1 causam vasculopatia intracerebral, com formação de estenoses ou aneurismas, geralmente de início tardio. Esses pacientes podem desenvolver lesões cutâneas subagudas e glaucoma, além de artropatia e lipodistrofia.

As crianças afetadas por SAMHD1, IFIH1 E ADAR alcançam marcos de desenvolvimento mais avançados. Cerca de 30% a 40% evoluem com aquisição de fala e marcha independente. As mutações IFIH1 promovem um desenvolvimento mais tardio das manifestações neurológicas.

Sintomas extraneurológicos, além das alterações de pele e articulações, podem ser observados em qualquer fase da doença. Glaucoma congênito, presença de autoanticorpos, hipotireoidismo, diabetes *mellitus* insulinodependente, trombocitopenia, anemia hemolítica, poli-hipergamaglobulinemia, cardiomiopatia neonatal, doença inflamatória intestinal, neuropatia periférica desmielinizante, micropênis, deficiência transitória de hormônio antidiurético. As manifestações clínicas se sobrepõem mesclando as alterações neurológicas com quadros sistêmicos inflamatórios, o que colabora para a complexidade do diagnóstico.

Diagnóstico

O diagnóstico deve ser sempre considerado no contexto de encefalopatia de início precoce com sinais de calcificação dos gânglios da base e anormalidades na substância branca.

A alteração clássica associada ao diagnóstico de SAG é detectada por neuroimagem que mostra calcificação intracraniana, leucodistrofia e atrofia cerebral com distribuição e extensão variáveis, incluindo região periventricular. A realização de tomografia é sugerida quando houver sinais de leucoencefalopatia inexplicada com a finalidade de detectar a presença de calcificações. Além dessas alterações, já foi descrita formação de cistos em substância branca e na dura-máter.

A análise bioquímica do LCR mostra leucocitose crônica com predomínio de linfócitos. Níveis de neopterinas estão normalmente mais elevados nas fases iniciais da doença e podem se normalizar com o passar do tempo, entretanto os níveis de 5 MTHF e biopterina são normais.

Há aumento dos níveis e da expressão do IFN-α no LCR e no sangue periférico, definindo, assim, a sua assinatura genética, que requer confirmação molecular. A produção e a expressão alteradas do IFN-α podem ser observadas em qualquer idade em quase todos os pacientes com mutação TREX1, RNASEH2A, RNASEH2C, SAMHD1, ARAR1 e IFIH1.

A intensa atividade do IFN-α presente no início da doença decai com o avançar da idade. Aqueles pacientes com mutação RNASEH2B não apresentam esse estímulo.

Outras doenças hereditárias que acometem a substância branca– interferonopatias monogênicas, condições genéticas caracterizadas por calcificação intracerebral e microangiopatia com calcificações e cistos presentes em mutações homozigóticas em outros genes (CRMCC1, SNORD118, deficiência de USP18) – devem ser considerados no diagnóstico diferencial.

A displasia espondilometafisária pode ser percebida com alterações típicas em radiografia simples de coluna vertebral. Essa alteração é secundária à perda da regulação da enzima fosfatase ácida tartaratorresistente que age na função osteopontina, aumentando a reabsorção óssea por ativação osteoblástica.

Provas de atividade inflamatória podem se apresentar alteradas no período neonatal, antes mesmo do surgimento de sintomas.

O prognóstico varia com o tipo de mutação genética, idade de início dos sinais e sintomas e com a presença de microcefalia.

O diagnóstico é definido por meio do sequenciamento genético e pela identificação do gene mutante.

Tratamento

Tradicionalmente, o manejo é de suporte, pois não há tratamento curativo. Inclui o uso de anticonvulsivantes para controle de convulsões, toxina botulínica para distonia, corticosteroide sistêmico para as lesões cutâneas, procedimentos neurocirúrgicos em caso de aneurismas ou arteriopatia oclusiva e medidas para manter as extremidades aquecidas.

Imunoglobulina policlonal venosa, corticosteroide sistêmico e azatioprina não promoveram melhora do quadro neurológico.

Outros medicamentos têm sido usados, principalmente para o quadro cutâneo, mas sem evidências comprovadas de benefício. Anti-inflamatórios não esteroidais podem causar alívio da dor, bloqueadores de cálcio para aliviar vasoespasmo de extremidades e antiagregantes plaquetários para evitar trombose em lesões cutâneas periféricas.

Inibidores da transcriptase reversa vêm sendo testados, tendo se demonstrado que há redução na produção de IFN, no entanto sem melhora clínica dos pacientes até o presente momento.

Mais recentemente, inibidores da JAK, que interferem na sinalização da via JAK-STAT, têm se demonstrado a estratégia mais promissora de tratamento, com redução de interferon e melhora de algumas manifestações neurológicas. Entretanto, como se conhece pouco sobre a história natural dessa doença, ainda não foi possível estabelecer relação da melhora clínica com o uso dessas medicações.

Anticorpos anti-IFN-α ou antirreceptor de IFN-α, além de inibidores de cGAS como a hidroxicloroquina, são outras possibilidades terapêuticas com eficácia ainda não estabelecida, assim como o tocilizumabe (anti-interleucina 6).

Bibliografia

Crow YJ, Shetty J, Livingston JH. Treatments in Aicardi-Goutières syndrome. Dev Med Child Neurol. 2020;62(1):42-7. doi: 10.1111/dmcn.14268.

Eleftheriou D, Brogan PA. Genetic interferonopathies: an overview. Best Pract Res Clin Rheumatol. 2017;31(4):441-59. doi: 10.1016/j.berh.2017.12.002.

Kim H, Sanchez GA, Goldbach-Mansky R. Insights from mendelian interferonopathies: comparison of CANDLE, SAVI with AGS, monogenic lupus. J Mol Med (Berl). 2016;94(10):1111-27. doi: 10.1007/s00109-016-1465-5.

Mura E, Masnada S, Antonello C, Parazzini C, Izzo G, Garau J, et al. Ruxolitinib in Aicardi-Goutières syndrome. Metab Brain Dis. 2021;36(5):859-63. doi: 10.1007/s11011-021-00716-5.

Tonduti D, Fazzi E, Badolato R, Orcesi S. Novel and emerging treatments for Aicardi-Goutières syndrome. Expert Rev Clin Immunol. 2020;16(2):189-98. doi: 10.1080/1744666X.2019.1707663.

Volpi S, Picco P, Caorsi R, Candotti F, Gattorno M. Type I interferonopathies in pediatric rheumatology. Pediatr Rheumatol Online J. 2016;14(1):35. doi: 10.1186/s12969-016-0094-4.

Seção 3

Relopatias, Imunoactinopatias e Proteino-Actinopatias

Capítulo 15

Behçet-Símile e Formas Monogênicas

Patrícia Pontes Aires • Sandro Félix Perazzio

Introdução

Inicialmente descrita na década de 1930 como a tríade de úlceras orais, úlceras genitais e uveíte com hipópio, a doença de Behçet (DB) é uma enfermidade reumática imunomediada multissistêmica, envolvendo os sistemas nervoso central (SNC), cardiovascular, gastrointestinal e urogenital, além da pele, olhos e articulações. Além dos mecanismos autoimunes envolvidos em sua fisiopatologia, a DB exibe clinicamente propriedades de autoinflamação, como a ausência de autoanticorpos ou de células T antígeno-específicas, a natureza episódica com crises de inflamação sem fatores causais aparentes, o envolvimento neutrofílico e a efetividade terapêutica da colchicina, gerando um espectro clínico heterogêneo. A alta prevalência da DB na distribuição geográfica correspondente à antiga rota da seda e a maior frequência de HLA-B51 sugerem a existência de uma base genética para a DB, embora isso não defina uma causa monogênica. Essa forma clínica mais comum será denominada no presente capítulo como "esporádica" ou "adquirida" a fim de diferenciá-la das causas monogênicas.

Embora a BD esporádica não pareça apresentar padrão específico de herança mendeliana, a identificação recente de variantes genéticas patogênicas em múltiplos componentes da via do fator de transcrição nuclear kappa B (NF-κB), causadoras de fenótipos clínicos similares à DB, sugere um papel crucial dessa via na patogênese da doença, contribuindo para a sinalização pró-inflamatória basal. Assim, o presente capítulo dividirá didaticamente os mimetizadores da DB em associados ou não à via do NF-κB.

Mimetizadores monogênicos associados à via do NF-B

Haploinsuficiência de A20 (HA20)

O gene *TNFAIP3* (do inglês, *tumor necrosis factor, α–induced protein 3*) codifica a principal proteína reguladora da via canônica do NF-κB denominada "A20", que atua induzindo a degradação proteica de alvos como *NEMO* (NF-κB *essential modulator*), TRAF6 (*TNF receptor associated factor 6*) e RIP1 (*receptor-interacting serine/threonine-protein kinase 1*). A deficiência de A20 resulta na ativação descontrolada do inflamassomo ligado à *NLRP3*

(*NOD-, LRR- and pyrin domain-containing protein 3*), em via tanto dependente como independente do NF-κB (Figura 15.1).

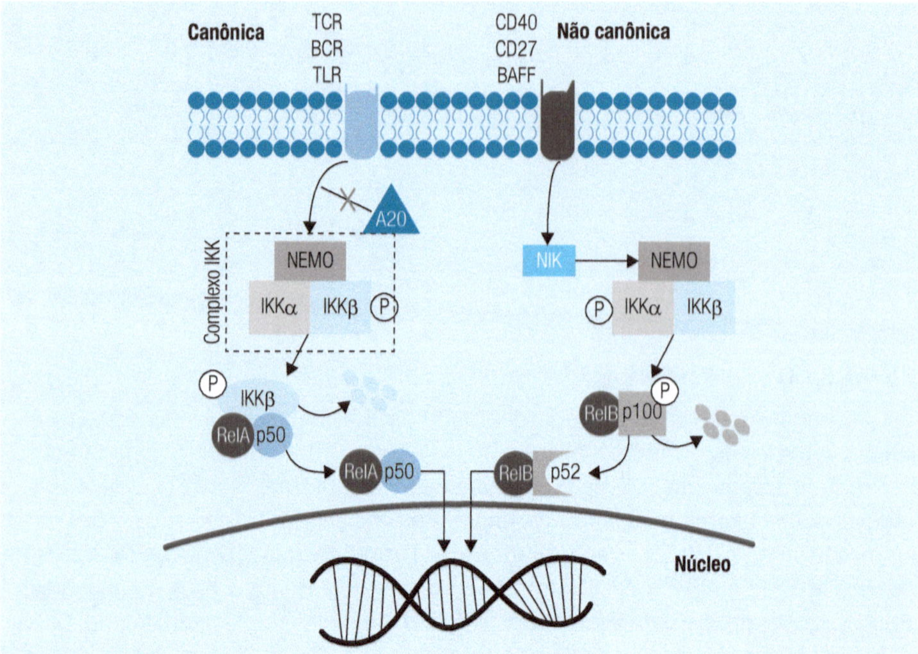

Figura 15.1. Vias canônica e não canônica do NF-κB. Diagrama ilustrativo simplificado das principais proteínas cujas variantes genéticas estão implicadas na etiologia das diferentes formas de DB monogênica.

Fonte: Adaptada de Perazzio *et al.*, 2020.

Em 2016, seis mutações germinativas distintas descritas no *TNFAIP3* induziram um fenótipo clínico similar à DB, com patergia, úlceras bipolares (orais e genitais), uveíte, vasculite retiniana e envolvimento gastrointestinal. Interessantemente, alguns pacientes também apresentam manifestações clínicas do espectro do lúpus eritematoso sistêmico, como trombocitopenia, *rash* malar, poliartrite e autoanticorpos circulantes. As mutações descritas apresentavam padrão hereditário de haploinsuficiência e resultam na ativação descontrolada da via em virtude do aumento da degradação de IκBα (do inglês, *nuclear factor of kappa light polypeptide gene enhancer in B-cells inhibitor alpha*) e, consequentemente, da translocação nuclear da subunidade p65 do NF-κB p65 e da produção de citocinas pró-inflamatórias. Desde então, novos casos foram relatados e incluíram diversas manifestações clínicas, como febre recorrente, gastrite atrófica, tireoidite autoimune, pneumopatia intersticial, nefropatia, hepatopatia, entre outras. Atualmente, é a causa monogênica mais comum de mimetização de DB.

Diferentemente da DB adquirida, há um aparente predomínio em mulheres (62%) e início precoce dos sintomas (média aos 14 anos, sendo mais de 70% antes dos 10 anos de idade) (Tabela 15.1). Pacientes com HA20 geralmente apresentam envolvimento ocular menos proeminente, alteração mais intensa em provas de fase aguda e maior probabilidade de úlceras orais cicatriciais, o que é condizente com o fenótipo das síndromes autoinflamatórias, classificação atual da doença. Ademais, febre, envolvimento gastrointestinal e história familiar positiva (mais de 80% dos casos) também são comuns. A maioria dos pacientes é responsiva à colchicina, sendo uma boa opção para 1ª linha de tratamento. Corticosteroides usados na maioria dos casos e relatos anedóticos em pacientes refratários sugerem benefício na prescrição de anti-IL-1, anti-TNF, micofenolato mofetil, entre outros imunossupressores.

Tabela 15.1. Manifestações mais comuns da haploinsuficiência de A20

Manifestação clínica	Frequência (%)
Úlceras orais e/ou genitais	64
Febre recorrente	45
Manifestações gastrointestinais (dor abdominal, vômitos, diarreia, linfedema abdominal, edema intestinal)	45
Manifestações cutâneas (*rash*, eritema nodoso, psoríase, foliculite, pústulas)	43
Artrite ou artralgia	33
Envolvimento ocular	8

Fonte: Adaptada de Pain, *et al.*, 2020.

Otulipenia (síndrome autoinflamatória relacionada à otulina)

A otulina é um importante regulador da via do NF-κB. Mutações com perda de função e padrão de herança recessiva no gene *OTULIN* foram associadas a um fenótipo autoinflamatório de início precoce, com febre recorrente, artrite, gastroenterite, *rash* eritematoso, nódulos subcutâneos e lipodistrofia. A análise histopatológica cutânea evidencia dermatite neutrofílica e vasculite. Embora os pacientes relatados até o momento não apresentem úlceras bipolares, o envolvimento da via do NF-κB, o fenótipo das manifestações cutâneas e a inflamação gastrointestinal sugerem que pacientes com otulipenia possam apresentar um fenótipo DB-símile. Os relatos de novos casos no futuro poderão ampliar o espectro de manifestações da síndrome.

Deficiência de componentes do complexo LUBAC

O LUBAC *(linear ubiquitin chain assembly complex)* é composto por uma proteína principal, denominada "HOIP" (*HOIL-1 interacting protein*) e duas proteínas acessórias: HOIL-1 (*heme-oxidized IRP2 ubiquitin ligase 1*); e SHARPIN (*SHANK-interacting protein like 1*). A integridade das três proteínas é fundamental para o funcionamento do complexo, que atua na ubiquitinação e modula principalmente os complexos de sinalização do inflamassomo. Deficiências de HOIL-1 e HOIP são doenças recessivamente herdadas nos genes que codificam essas subunidades do LUBAC, resultando na disfunção de todo o complexo. Por um lado, a deficiência do LUBAC prejudica a regulação de NF-κB em fibroblastos e células B, causando infecções bacterianas recorrentes. Por outro lado, fagócitos desses pacientes são altamente responsivos ao estímulo de IL-1, produzindo citocinas pró-inflamatórias, o que induz um fenótipo autoinflamatório com *rash* cutâneo eczematoso, manifestações gastrointestinais e úlceras orais. Chama a atenção a ocorrência de amilopectinose muscular associada ao quadro, cuja etiologia ainda não está totalmente elucidada.

NFKB1

O *NFKB1* (do inglês, *nuclear factor kappa B subunit 1*) codifica a subunidade p105/p50 do NF-κB (Figura 15.1). Uma mutação de herança dominante e penetrância variável no *NFKB1* (p.H67R) foi relatada em pacientes com vasculite neutrofílica similar à DB, com manifestações que incluíam úlceras orais, doença gastrointestinal e ataques febris. No mesmo estudo, pacientes com a variante p.R157* evoluíam com respostas inflamatórias exacerbadas a cirurgias e hiperativação do inflamassomo, e pacientes com a mutação p.I553M apresentavam hipogamaglobulinemia e autoimunidade.

NEMO

O gene *NEMO* codifica a subunidade gama reguladora do complexo IKK (*IκBa kinase*; Figura 15.1). Relatos anedóticos de casos mostraram a concomitância entre DB e incontinência pigmentar, uma genodermatose rara que ocorre em indivíduos do sexo feminino causada por mutações heterozigóticas hipomórficas no *NEMO* (p.D406V, p.C397*, p.Q205*) e clinicamente manifesta por anormalidades de fâneros (displasia ectodérmica) e do SNC. As pacientes com DB ligada ao *NEMO* apresentam com frequência úlceras orais e genitais e manifestações gastrointestinais, entretanto manifestações oftalmológicas são raras e manifestações neurológicas não foram relatadas.

RELA

O gene *RELA* codifica a subunidade RelA (p65) do NF-κB (Figura 15.1). Em 2017, a variante heterozigótica hipomórfica em mosaicismo em um dos sítios canônicos de *splicing* do *RELA* (c599+1G>A, p.Q162delE6fs*12), configurando uma herança do tipo haploinsuficiência, foi associada a casos de ulcerações mucocutâneas bipolares e de colite precoce, manifestações clínicas evidenciadas exclusivamente quando a variante era expressa em fibroblastos. Em 2020, uma nova mutação heterozigótica (p.H487Tfs*7) que também provoca a haploinsuficiência de RelA, foi associada ao fenótipo de DB (úlceras orais e genitais, pustulose cutânea) com ou sem neuromielite óptica.

Trissomia do cromossomo 8

Alguns casos com fenótipo clínico de DB foram ocasionalmente associados à trissomia do cromossomo 8, tanto na sua forma constitucional em mosaicismo como na adquirida, secundária à síndrome mielodisplásica. Pacientes com DB associada à trissomia do 8 se apresentam frequentemente com febre e envolvimento gastrointestinal, havendo também relatos de eritema nodoso. Uma vez que a pletora de fenótipos clínicos autoinflamatórios associados à trissomia do cromossomo 8 não é restrita à DB, recentemente esses casos foram chamados de "TRIAD" (do inglês, *trisomy 8-associated autoinflammatory disease*). A patogenia dessa associação ainda é desconhecida, porém, com base no fato de haver uma trissomia, levanta-se a hipótese de que o aumento no número de cópias de um ou mais genes seja o responsável.

Mimetizadores monogênicos não associados à via do NF-kB

MEFV

Há muitas similaridades entre a febre familiar do Mediterrâneo (FFM) e a DB, incluindo a distribuição geográfica (com predomínio em populações do Mediterrâneo e do leste asiático) e a resposta terapêutica à colchicina. Variantes no *MEFV* associadas à FFM também têm sido descritas em pacientes com DB, principalmente a E148Q e a M680I, de maneira que se avolumam as descrições de pacientes com as duas doenças simultaneamente, em especial na antiga rota da seda. Paradoxalmente, pacientes com DB portando mutações no *MEFV* apresentam menor frequência de uveíte, distribuição atípica de lesões neurológicas (predomínio na substância branca, mas não em tronco cerebral e gânglios da base) e boa resposta à colchicina.

Adenosina deaminase 2 (*ADA2*)

A deficiência de ADA2 (DADA2) tem sido descrita como uma vasculite autoinflamatória, caracterizada por ulcerações cutâneas, infartos cerebrais recorrentes, imunodeficiência humoral, febre, mialgia e livedo reticular, sendo considerada uma forma monogênica da poliarterite nodosa. No entanto, é interessante notar que a mutação homozigótica c.973-2A>G no *ADA2* foi também associada a um fenótipo DB-símile de início na infância com manifestações que incluíam úlceras orais, genitais, artralgias, foliculite e eritema nodoso, além de resposta terapêutica adequada à administração de anti-TNF.

CTLA-4

A mutação heterozigótica p.A11D no *CTLA4*, configurando um padrão de haploinsuficiência, foi recentemente associada ao fenótipo de DB precoce. Esses casos podem apresentar início neonatal de febre recorrente, *rash* eritematopapular, úlceras bipolares, dor abdominal com diarreia intermitente, artralgia, mialgia e retardo do crescimento. Interessantemente, nenhum dos casos descritos até o momento apresentou aumento de provas de fase aguda, mesmo durante as crises inflamatórias. Adicionalmente, a resposta terapêutica à colchicina não foi satisfatória.

Conclusão

Outros genes, como *STAT1*, *WDR1*, *LYN* e *LIG4*, já foram também associados a fenótipos similares à DB. Com o aumento da disponibilidade dos testes genéticos com sequenciamento de nova geração, é possível que outras associações monogênicas surjam nos próximos anos. A origem monogênica de um fenótipo de doença de Behçet tem implicações tanto no aconselhamento genético como na escolha da terapia-alvo. É necessário manter um olhar atento e considerar a possibilidade de realizar exames de sequenciamento genético, sobretudo em casos de DB de início precoce, história familiar fortemente positiva, febre recorrente como manifestação cardinal, manifestações gastrointestinais exuberantes ou refratariedade ao tratamento-padrão.

Bibliografia

Adeeb F, Dorris ER, Morgan NE, Lawless D, Maqsood A, Ng WL, et al. A Novel RELA truncating mutation in a familial Behçet's disease-like mucocutaneous ulcerative condition. Arthritis Rheumatol. 2021;73(3):490-7.

Aeschlimann FA, Stolzenberg MC, Rieux-Laucat F, Bustaffa M, Quartier P, Lyonnet S, et al. Comment on: monogenic mimics of Behcet's disease in the young. Rheumatology (Oxford). 2020;59(11):e109-e11.

Aksentijevich I, Zhou Q. NF-κB pathway in autoinflammatory diseases: dysregulation of protein modifications by ubiquitin defines a new category of autoinflammatory diseases. Frontiers in Immunology. 2017;8.

Badran YR, Dedeoglu F, Leyva Castillo JM, Bainter W, Ohsumi TK, Bousvaros A, et al. Human RELA haploinsufficiency results in autosomal-dominant chronic mucocutaneous ulceration. J Exp Med. 2017;214(7):1937-47.

Baldini L, Di Sabatino F, Bodrero E, Dellepiane M, Covizzi C, La Selva R, et al. NeMO mutations: a rare cause of monogenic Behcet-like disease. Rheumatology (Oxford). 2021;60(3):e92-e4.

de Jesus AA, Hou Y, Brooks S, Malle L, Biancotto A, Huang Y, et al. Distinct interferon signatures and cytokine patterns define additional systemic autoinflammatory diseases. J Clin Invest. 2020;130(4):1669-82.

Esatoglu SN, Hatemi G, Salihoglu A, Hatemi I, Soysal T, Celik AF. A reappraisal of the association between Behçet's disease, myelodysplastic syndrome and the presence of trisomy 8: a systematic literature review. Clin Exp Rheumatol. 2015;33(6 Suppl 94):S145-51.

Gül A. Behçet's disease as an autoinflammatory disorder. Current Drugs Targets – Inflammation & Allergy. 2005;4:81-3.

Ishikawa H, Shindo A, Ii Y, Kishida D, Niwa A, Nishiguchi Y, et al. MEFV gene mutations in neuro-Behcet's disease and neuro-Sweet disease. Ann Clin Transl Neurol. 2019;6(12):2595-600.

Jennette JC, Falk RJ, Bacon PA, Basu N, Cid MC, Ferrario F, et al. 2012 revised International Chapel Hill Consensus Conference Nomenclature of Vasculitides. Arthritis Rheum. 2013;65(1):1-11.

Kaustio M, Haapaniemi E, Goos H, Hautala T, Park G, Syrjanen J, et al. Damaging heterozygous mutations in NFKB1 lead to diverse immunologic phenotypes. J Allergy Clin Immunol. 2017;140(3):782-96.

Pain CE. Juvenile-onset Behcet's syndrome and mimics. Clin Immunol. 2020;214:108381.

Perazzio SF, Allenspach EJ, Eklund KK, Varjosalo M, Shinohara MM, Torgerson TR, et al. Behcet disease (BD) and BD-like clinical phenotypes: NF-kappaB pathway in mucosal ulcerating diseases. Scand J Immunol. 2020;92(5):e12973.

van Well GTJ, Kant B, van Nistelrooij A, Sirma Ekmekci S, Henriet SV, Hoppenreijs E, et al. Phenotypic variability including Behçet's disease-like manifestations in DADA2 patients due to a homozygous c.973-2A>G splice site mutation. Clin Exp Rheumatol. 2019;37(6):142-6.

Wu Z, Zhang S, Li J, Chen S, Li P, Sun F, et al. Association between MEFV mutations M694V and M680I and Behcet's disease: a meta-analysis. PLoS One. 2015;10(7):e0132704.

Yildiz M, Koker O, Adrovic A, Sahin S, Barut K, Kasapcopur O. Pediatric Behcet's disease – clinical aspects and current concepts. Eur J Rheumatol. 2019:1-10.

Yu MP, Xu XS, Zhou Q, Deuitch N, Lu MP. Haploinsufficiency of A20 (HA20): updates on the genetics, phenotype, pathogenesis and treatment. World J Pediatr. 2020;16(6):575-84.

Capítulo 16

Síndrome de Majeed

Henrikki Gomes Antila • Ana Clara Ribeiro

Introdução

No grupo das síndromes que se apresentam com erupções cutâneas pustulares e febre episódica ou contínua, existem aquelas associadas à doença óssea inflamatória, como a deficiência de antagonista do receptor de interleucina (IL) 1 (DIRA) e a síndrome de Majeed. No mesmo grupo, porém sem envolvimento ósseo, há as síndromes com artrite piogênica representada pela Papa (artrite piogênica, pioderma gangrenoso e síndrome de acne), com doença inflamatória intestinal (doença inflamatória intestinal de início precoce) e, sem envolvimento de outro órgão, a deficiência de antagonista do receptor da IL-36 (DITRA) e a psoríase mediada por *CARD14* (CAMPS).

Neste capítulo, abordaremos a síndrome de Majeed, uma doença autossômica recessiva rara descrita pela primeira vez pelo Dr. Hasan Majeed em 1989 e cuja base genética foi descrita por Ferguson *et al.*, em 2005, em que demonstrou que a mutação responsável era de herança recessiva no gene LPIN2. Clinicamente, ela se manifesta por uma tríade que inclui osteomielite crônica recorrente multifocal (CRMO), anemia deseritropoiética congênita (CDA) e dermatose inflamatória. Existem relatos de famílias com a doença no Oriente Médio, na Índia e Espanha quase sempre associada à consanguinidade.

Fisiopatologia

Existem ao menos três formas de envolvimento osteomielite crônica não bacteriana CNO causadas por mutação monogênica, são elas: síndrome de Majeed (mutações LPIN2); deficiência de antagonista do receptor de interleucina-1 (DIRA, mutações em IL-1-RN); e artrite piogênica, pioderma gangrenoso e síndrome de acne (PAPA, mutações em PSTPIP1).

Foi descrita inicialmente em duas famílias, demonstrando-se sua importante carga genética, sendo encontrada em famílias consanguíneas árabes, turcas e indianas. Em um estudo avaliando essas famílias na Jordânia, foi identificada uma mutação homozigota no lócus LPIN2, gene que codifica para a lipina-2, uma enzima-chave no metabolismo lipídico, com a mutação S734L *in vitro* demonstrando que as atividades PAP e LIPIN2 são ausentes na síndrome de Majeed.

Vários órgãos expressam o gene LIPIN2: fígado; pulmão; rim; placenta; baço; timo; linfonodo; próstata; testículos; intestino delgado; e cólon.

O gene LIPIN2 é um membro de três (LPIN1 (2p25.1), LPIN2 (18p11.31) e LPIN3 (20q12), todos codificadores da enzima fosfatase fosfatidato (PAP) que tem um papel na biossíntese de lipídios, agindo como reguladores transcricionais. Existe uma ação reguladora da imunidade inata com controle da formação excessiva de IL-1-β, demonstrada em experimentos murinos e humanos.

Ensaios *in vitro* demonstram que a alteração S734L relatada na síndrome de Majeed suprime a atividade PAP, mas não a capacidade de LIPIN-2 de se associar a membranas microssomais, sugerindo que a ausência de atividade PAP é importante na patogênese da doença.

Valdearcos *et al.*, em 2012, relataram que a expressão diminuída de LPIN2 resultou em aumento da secreção de citocinas pró-inflamatórias, incluindo fator de necrose tumoral alfa (TNF-α), IL-6 e Ccl-2, enquanto a superexpressão de LPIN2 suprimiu a resposta inflamatória. Além disso, demonstraram que o aumento da produção de citocinas é mediado por janusquinase 1 (JNK-1)/c-Jun, o que causa aumento da transcrição dessas citocinas pró-inflamatórias.

Em 2016, Lorden *et al.* expandiram o mecanismo que LIPIN2 desempenha na inflamação relatando que não apenas os macrófagos humanos deficientes em LIPIN2 produziram maiores quantidades de mRNA de TNF, mas também produziram maiores quantidades de mRNA de IL-1-β e IL-1-β biologicamente ativa. Os autores demonstraram que macrófagos derivados da medula óssea (MDMO) de camundongos deficientes em LPIN2 aumentaram a liberação de Caspase-1 madura após a ativação do inflamassoma. Além disso, demonstram que o MDMO deficiente em LPIN2 aumentou a oligomerização de ASC e a montagem do inflamassoma com subsequente aumento da produção de IL-1-β. A supressão da lipina 2 e a ativação do inflamassoma de *NLRP3* alteram os níveis intracelulares de K + e a permeabilidade da membrana durante a ativação de P2X7R. O P2X7R é um canal catiônico não seletivo abundantemente expresso em macrófagos, cuja ativação promove a abertura de um poro que permite o influxo de Na + e Ca^2 + no citosol e o concomitante efluxo de K +. Assim, a ligação de ATP em altas concentrações (intervalo milimolar) ao P2X7R promove uma diminuição nos níveis de K + intracelular que desencadeia a montagem do inflamassoma.

Tomado em conjunto, o trabalho de Lorden *et al.* demonstra que a lipina-2 reduz o efluxo de K + promovido por ATP que ocasiona a produção de IL-1-β a jusante, bem como a formação de poros P2X7R, durante a ativação clássica do inflamassoma *NLRP3*. Esses achados confirmam que a síndrome de Majeed é uma doença autoinflamatória e, mais especificamente, uma inflamassomopatia *NLRP3*. Isso fornece suporte adicional para o uso de bloqueadores de IL-1-β no tratamento da síndrome de Majeed.

Relatos de caso também demonstram que a doença pode se manifestar em crianças maiores e ter um fenótipo mais brando semelhante ao CRMO não sindrômico.

Manifestações clínicas

A síndrome de Majeed é caracterizada por uma tríade clássica: osteomielite crônica recorrente multifocal (CRMO), anemia deseritropoética congênita (CDA) e dermatose inflamatória (Figura 16.1).

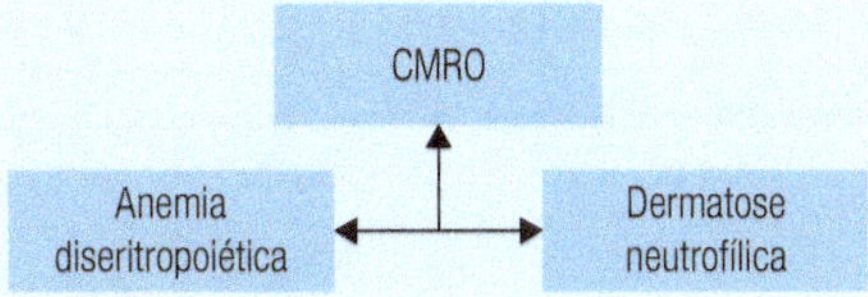

Figura 16.1. Tríade das manifestações da síndrome de Majeed.

Fonte: Desenvolvida pela autoria.

A CRMO na síndrome de Majeed costuma ser de início precoce (antes dos 2 anos de idade), graves e com remissões curtas e persistência da doença até a idade adulta. O principal sintoma do acometimento ósseo é a dor e acompanham sinais de inflamação no local acometido que pioram à noite, além de estar associado à febre recorrente. Muitas vezes, pode mimetizar um quadro de artrite pelo acometimento da epífise de ossos longos. Em investigação com exames radiológicos, são encontradas lesões osteolíticas com esclerose circundante geralmente localizadas próximas às placas de crescimento dos ossos longos. Até o momento, a doença apenas não acomete as vértebras.

O método de escolha para avaliação da CRMO é a ressonância magnética, cujos achados incluem aumento da intensidade do sinal em imagens STIR edema da medula óssea, expansão óssea e periostite, frequentemente com inflamação dos tecidos moles adjacentes. As biópsias ósseas costumam ser semelhantes às observadas em outras osteomielites crônicas assépticas não sindrômicas, com inflamação estéril e osteonecrose.

As anemias diseritropoiéticas congênitas (CDA) pertencem a um amplo grupo de condições caracterizadas por eritropoiese ineficiente que resulta principalmente em citopenia monolinear. No entanto, síndromes com CDA costumam ser normocíticas ou macrocíticas e, na síndrome de Majeed, a CDA é geralmente atípica por apresentar anemia hipocrômica e microcítica. Seu espectro de gravidade é bastante heterogêneo, podendo ser de muito leve a bastante grave e, em torno de um quarto dos pacientes requererá transfusões de concentrados de hemácias ao longo da vida.

O acometimento cutâneo se caracteriza por uma dermatose inflamatória neutrofílica ou síndrome de Sweet. Sua apresentação pode ser por pustulose, placas, nódulos ou ulcerações. A biópsia cutânea mostra edema e infiltrado perivascular predominantemente neutrofílico, sem leucocitoclasia na derme. Porém, após a descrição inicial da doença por Hasan Majeed, foram feitos novos relatos de casos da doença sem a síndrome de Sweet. Assim, a prevalência atual da manifestação cutânea é de apenas 8%, sendo questionado, inclusive, se realmente ela faz parte da síndrome de Majeed.

Outra manifestação importante é a febre recorrente (normalmente a primeira manifestação da doença), por isso que deve fazer parte do diagnóstico diferencial das síndromes com febres periódicas. A maioria apresenta provas inflamatórias elevadas, como a proteína C-reativa e a velocidade de hemossedimentação, o que pode ser parte da explicação para outros sintomas como atraso de desenvolvimento da criança e hepatoesplenomegalia.

A Tabela 16.1 apresenta um resumo com as principais manifestações clínicas e sua porcentagem avaliada na revisão de Ferguson *et al.*

Tabela 16.1. Resumo das manifestações clínicas da síndrome de Majeed

Manifestação Clínica	%
Febre recorrente	46
Atraso no desenvolvimento	38
Hepatoesplenomegalia	30
Inchaço de membros	54
Dermatose neutrofílica	8
Aumento em marcadores inflamatórios	88
Anemia microcítica/CDA	92
Neutropenia	13
CMRO radiográfica**	83

Porcentagem de pacientes apresentando as manifestações, segundo revisão de 2021, com n =2 4. **Sem imagem em quatro casos, porém três apresentavam dor óssea.

Fonte: Adaptada de Ferguson, *et al.*, 2021.

Tratamento

Em geral, o tratamento é empírico e com base na fisiopatologia já conhecida e em alguns relatos de casos. Os casos leves podem ser tratados apenas com anti-inflamatórios não esteroidais, mas a maioria necessita de tratamento imunomodulador.

Há relatos de melhora dos sintomas com corticosteroides, metotrexato, sulfassalazina, colchicina, azatioprina e pamidronato sozinhos e em associação. Casos mais graves e refratários foram testados imunobiológicos como inibidores de fator de necrose tumoral, com resultados variáveis, mas o bloqueio da via da IL-1, tanto com canaquinumabe como com anakinra, gerou uma resposta aparentemente mais sustentada, com melhora da inflamação sistêmica e da doença óssea.

Perspectivas

A síndrome de Majeed é uma doença autossômica recessiva rara resultante de mutações com perda de função em LPIN2. A resposta com canaquinumabe e anakinra levanta a hipótese de que esta é uma doença mediada por IL-1-β, o que corrobora os dados de ciência básica que mostram que o Lipin-2 regula negativamente o inflamassoma *NLRP3*. Assim, sem a sua regulação, ocorre a ativação do inflamassoma de *NLRP3*, o que provoca o da produção de citocinas pró-inflamatórias, incluindo IL-1, o que promoveria o surgimento das manifestações da doença. Ainda não se sabe com certeza se o quadro diseritropoiético tem como base fisiopatológica a via da IL-1.

O diagnóstico precoce dessas mutações é de suma importância para evitar atraso de desenvolvimento pediátrico e, como existem penetrância e expressividade variável do gene LPIN2, deve-se considerar a sua inclusão em painéis de genes tanto de anemia microcítica como de doença autoinflamatória óssea.

Bibliografia

Al Mosawi Z, Madan W, Al Moosawi B, Al-Wadaei S, Naser H, Ali F. Dramatic response of familial majeed syndrome to interleukin-1 antagonist therapy: case report. Archives of Rheumatology. 2019;34(3):352-6.

Al-Mosawi ZS, Al-Saad KK, Ijadi-Maghsoodi R, El-Shanti HI, Ferguson PJ. A splice site mutation confirms the role ofLPIN2 in Majeed syndrome. Arthritis & Rheumatism. 2007;56(3):960-4.

Carman GM, Han G-S. Roles of phosphatidate phosphatase enzymes in lipid metabolism. Trends in biochemical sciences. 2006;31(12):694-9.

Cox AJ, Zhao Y, Ferguson PJ. Chronic recurrent multifocal osteomyelitis and related diseases – update on pathogenesis. Current Rheumatology Reports. 2017;19(4):18.

Ferguson PJ, Chen S, Tayeh MK, Ochoa L, Leal SM, Pelet A, et al. Homozygous mutations in LPIN2 are responsible for the syndrome of chronic recurrent multifocal osteomyelitis and congenital dyserythropoietic anaemia (Majeed syndrome). Journal of Medical Genetics. 2005;42(7):551-7.

Ferguson PJ, El-Shanti H. Majeed syndrome: a review of the clinical, genetic and immunologic features. Biomolecules. 2021;11(3):367.

Herlin T, Fiirgaard B, Bjerre M, Kerndrup G, Hasle H, Bing X, et al. Efficacy of anti-IL-1 treatment in Majeed syndrome. Annals of the Rheumatic Diseases. 2013;72(3):410-3.

Hofmann SR, Kapplusch F, Girschick HJ, Morbach H, Pablik J, Ferguson PJ, et al. Chronic recurrent multifocal osteomyelitis (CRMO): presentation, pathogenesis, and treatment. Current Osteoporosis Reports. 2017;15(6):542-54.

Iolascon A, Andolfo I, Russo R. Congenital dyserythropoietic anemias. Blood. 2020;136(11):1274-83.

Lordén G, Sanjuán-García I, de Pablo N, Meana C, Alvarez-Miguel I, Pérez-García MT, et al. Lipin-2 regulates NLRP3 inflammasome by affecting P2X7 receptor activation. The Journal of Experimental Medicine. 2017;214(2):511-28.

Majeed HA, Al-Tarawna M, El-Shanti H, Kamel B, Al-Khalaileh F. The syndrome of chronic recurrent multifocal osteomyelitis and congenital dyserythropoietic anaemia. Report of a new family and a review. European Journal of Pediatrics. 2001;160(12):705-10.

Majeed HA, Kalaawi M, Mohanty D, Teebi AS, Tunjekar MF, al-Gharbawy F, et al. Congenital dyserythropoietic anemia and chronic recurrent multifocal osteomyelitis in three related children and the association with Sweet syndrome in two siblings. The Journal of Pediatrics. 1989;115(5-1):730-4.

Moussa T, Bhat V, Kini V, Fathalla BM. Clinical and genetic association, radiological findings and response to biological therapy in seven children from Qatar with non-bacterial osteomyelitis. International Journal of Rheumatic Diseases. 2017;20(9):1286-96.

Pinto-Fernández C, Seoane-Reula ME. Efficacy of treatment with IL-1RA in Majeed syndrome. Allergologia et Immunopathologia. 2017;45(1):99-101.

Rao AP, Gopalakrishna DB, Bing X, Ferguson PJ. Phenotypic variability in Majeed syndrome. The Journal of Rheumatology. 2016;43(6):1258-9.

Roy NBA, Zaal AI, Hall G, Wilkinson N, Proven M, McGowan S, et al. Majeed syndrome: description of a novel mutation and therapeutic response to bisphosphonates and IL-1 blockade with anakinra. Rheumatology (Oxford, England). 2020;59(2):448-51.

Stern SM, Ferguson PJ. Autoinflammatory Bone Diseases. Rheumatic diseases clinics of North America. 2013;39(4):735-49. doi: 10.1016/j.rdc.2013.05.002.

Valdearcos M, Esquinas E, Meana C, Peña L, Gil-de-Gómez L, Balsinde J, et al. Lipin-2 reduces proinflammatory signaling induced by saturated fatty acids in macrophages. The Journal of Biological Chemistry. 2012;287(14):10894-904.

Verbsky J, Ferguson PJ. Genetic causes of inflammatory bone diseases. Textbook of Autoinflammation. Springer Nature Switzerland. 2019:455-70.

Capítulo 17

Síndrome DITRA

Mayra Ianhez • Grazielly de Fátima Pereira

Introdução

O papel da influência da família da interleucina (IL) 1, na inflamação cutânea, foi recentemente reforçado por dois estudos que identificaram mutações no gene que codifica o antagonista do receptor de IL-36 (IL-36R), em casos familiares e esporádicos de psoríase pustulosa generalizada. Essa condição foi denominada "DITRA", um acrônimo para a "deficiência do antagonista do receptor de IL-36" (IL-36Ra). A interleucina 36Ra é membro da família da IL-1 que antagoniza sinais pró-inflamatórios da IL-36-α, IL-36-β, e IL-36-γ no receptor de IL-36 (IL-36R) de forma análoga ao efeito da inibição da IL-1Ra em respostas da IL-1.

Fisiopatologia

Essa doença extremamente rara é causada por mutações hereditárias recessivas com perda de função no gene *IL36RN* no cromossomo 2.

A mutação foi descrita pela primeira vez em uma grande família d norte da África e em famílias europeias não relacionadas. Desde então, outras mutações homozigotas ou heterozigotas compostas de *IL36RN* foram associadas à DITRA em diferentes origens geográficas e étnicas. Desde a primeira descrição, até o momento 16 diferentes mutações autossômicas recessivas de defeito no *IL36RN*, na população europeia e asiática, foram descritas. No entanto, mutações patogênicas de *IL36RN* também foram descritas em populações saudáveis, indicando que genes modificadores e gatilhos ambientais podem contribuir para a doença.

A idade de início dos sintomas varia do período neonatal à 6ª década de vida. Porém, a maioria dos casos apresenta-se na primeira infância ou na adolescência. Até agora, não mais do que 200 pacientes foram relatados – a maioria deles na Ásia.

Para se entenderem melhor a patogênese, é de extrema importância analisar o mecanismo molecular envolvido. Os agonistas de IL-36-α, β e γ, seu receptor (IL-36R), e seu antagonista (IL-36Ra) foram recentemente descritos como pertencentes à família da IL-1. As IL-36-α, β e γ ativam a transdução de sinal via ligação a seu receptor específico, IL-36R, que, por sua vez, permite o recrutamento da proteína acessória IL-1-R (IL-1Racp). Esse recrutamento desencadeia a ativação de NF-κB e MAPK vias de sinalização de quinase, ocasionando, em última instância, a transcrição e a liberação de citocinas pró-inflamatórias. A IL-36Ra é capaz de inibir não apenas IL-36-γ, mas também IL-36-α e IL-36-β.

Resumindo, o antagonista do receptor de IL-36 (IL-36RA), membro da família IL-1, antagoniza os sinais pró-inflamatórios dos membros da família IL-36 (IL-36-α, IL-36-β e IL-36-γ). Dessa forma, o principal papel patogênico que ocasiona a inflamação cutânea e sistêmica nessa doença é o comprometimento do processamento e da função regulatória de IL-36RA.

Os membros da família IL-36 são altamente expressos por queratinócitos, monócitos e células dendríticas e requerem processamento proteolítico por proteases liberadas de neutrófilos ativados, o que suporta a importante contribuição do infiltrado neutrofílico da pele como uma fonte celular da maquinaria enzimática envolvida nessa etapa na DITRA. Isso destaca uma sofisticada cooperação entre células imunes inatas e queratinócitos para regular a inflamação. Assim, observa-se que, na DITRA, ocorre uma atividade irrestrita de IL-36, induzindo a expressão de citocinas pró-inflamatórias como IL-8 dos queratinócitos e, consequentemente, causando uma infiltração neutrofílica. Para finalizar, além da IL-1 e IL-36, também a IL-17 desempenha um papel importante na formação de doenças como psoríase pustular generalizada (GPP), assim como ocorre na DITRA.

Manifestações clínicas

A deficiência do antagonista do receptor de IL-36 é uma doença rara causada por mutações homozigóticas ou heterozigóticas de um gene que codifica o antagonista do receptor da IL-36 (IL-36RN), causando sua deficiência e uma resposta pró-inflamatória exagerada na via nuclear do fator-κB.

DITRA foi descrita pela primeira vez em 2011, por Marrakchi, que identificou mutações hereditárias recessivas em nove famílias da Tunísia com psoríase pustulosa generalizada (Marrakchi). A doença também foi relatada posteriormente em psoríases generalizadas pustulosas (tanto em crianças como em adultos) sem psoríase vulgar. As mutações do IL-36RN também foram descritas em pacientes com acrodermatite contínua de Hallopeau, pustulose exantemática generalizada aguda (Pega) e impetigo herpetiforme como fatores causais ou de predisposição genética.

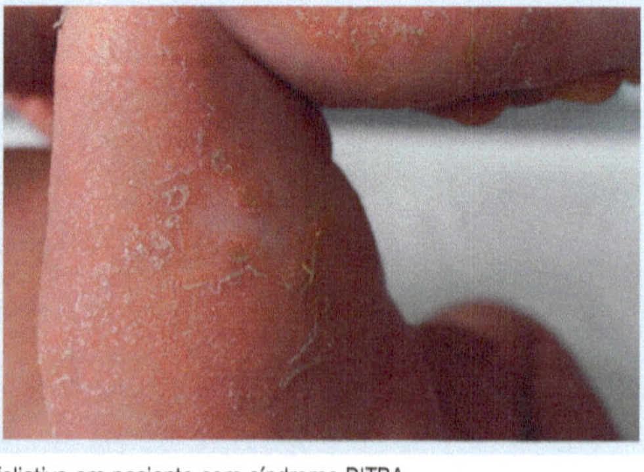

Figura 17.1. Eritrodermia esfoliativa em paciente com síndrome DITRA.

Fonte: Imagem gentilmente cedida por Rossi-Semerano.

Quando suspeitar clinicamente de DITRA

Casos de psoríase pustulosa generalizada sem psoríase vulgar, de início precoce, com inflamação sistêmica, têm como causa as mutações recessivas de IL-36RN e devem ser avaliados geneticamente.

Os sinais e sintomas clínicos da DITRA são:

- Início na infância;
- Erupção pustulosa semelhante à psoríase pustulosa generalizada de início súbito e recorrente (sem psoríase vulgar);
- Febre alta, astenia, elevação de marcadores pró-inflamatórios (proteína c reativa [PCR] , velocidade de hemossedimentação [VHS]), leucocitose;
- Podem coexistir língua geográfica, distrofia ungueal, artrite e colangite.

O estudo anatomopatológico mostra pústulas espongiformes intraepidérmicas, acantose e paraqueratose no estrato córneo e infiltração da pele por células CD8 e CD3, além de macrófagos.

Em 75% dos casos, a doença ocorre na infância (entre a 1ª semana e 11 anos de idade). A frequência das crises é variável e estas estão associadas com infecções virais ou bacterianas, retirada de terapia retinoide, menstruação ou gravidez. A doença pode causar risco para a vida do paciente causando sua morte por sepse (já relatada em cinco casos). Comparado à DIRA, outra doença autoinflamatória que acomete crianças (Quadro 17.1), os pacientes com DITRA apresentam febre mais alta e astenia, mas o envolvimento sistêmico é menos agressivo.

Quadro 17.1. Similaridades e diferenças entre DITRA e DIRA

	DITRA	DIRA
Similaridades		
Biópsia	Pústulas espongiformes intraepidérmicas com acúmulos de neutrófilos consolidados em microabscessos, com paraqueratose, acantose e infiltrado dérmico neutrofílico	
Exames laboratoriais	VHS e PCR elevados, hemograma com leucocitose	
Diagnóstico definitivo	Avaliação genética *(whole sequencing exome)* ou painel específico	
Exame dermatológico	*Rash* eritematopustuloso (diagnóstico semelhante aos das psoríases pustulosas)	
Diferenças		
Exames de imagem	Sem alterações	Elevação do periósteo nos ossos longos, ossificações heterotópicas, alargamento de costelas e clavícula, lesões osteolíticas multifocais, osteomielite
Epidemiologia	200 casos (maioria na Ásia), sendo 13 pediátricos	12 casos
Febre	Febre alta (40 °C a 42 °C)	Ausente, leve em alguns casos
Idade	Infância e idade adulta	Primeiras semanas de vida

(Continua)

Quadro 17.1. Similaridades e diferenças entre DITRA e DIRA (*Continuação*)		
	DITRA	DIRA
Diferenças		
Articulações/Ossos	Alguns podem ter oligoartrite	Acometidos, com dor à palpação e alterações ósseas, além de edema
Tratamento	Anti-TNF, IL-17, 12/23, inibidores de IL-1 (menos eficazes)	Inibidores de IL-1 (anakinra e canaquinumabe)

IL: interleucina; PCR: reação da cadeia de polimerase; TNF: fator de necrose tumoral; VHS: velocidade de hemossedimentação.

Fonte: Adaptado de Mendonca LO, Malle L, Donovan FX, *et al.*, 2017; Hospach T, Glowatzki F, Blankenburg F, *et al.*, 2019.

Um amplo espectro de doenças cutâneas e de reações pode estar associado a erupções pustulosas (Quadro 17.2).

Quadro 17.2. Diagnósticos diferenciais de DITRA	
Impetigo	*Tinea corporis*
Erupções cutâneas secundárias a medicamentos, como pustulose exantemática aguda generalizada (Pega)	Pustulose subcórnea
Psoríase pustulosa generalizada	Pustulose amicrobiana das dobras
Pênfigo por IgA	DIRA

Fonte: Adaptado de Santiago F, Torrelo A, 2019; Boehner A, Navarini AA, Eyerich K, 2018.

Embora muitos autores descrevam a psoríase pustulosa generalizada como uma variante da psoríase, recentes evidências clínicas, histológicas e genéticas sugerem que a doença é uma entidade clínica distinta.

Tratamento

O tratamento precoce é essencial para prevenir complicações como insuficiência cardíaca congestiva, superinfecção bacteriana e morte, embora encontrar uma terapia bem-sucedida possa ser um desafio.

Recomendações para o tratamento de GPP em crianças estão disponíveis no Conselho Americano da National Psoriasis Foundation e incluem acitretina, ciclosporina A, metotrexato e etanercept como 1ª linha e abordagem com adalimumabe, infliximabe e ultravioleta B como tratamento de 2ª linha. Como não existem diretrizes para a terapia de DITRA, é importante manter a coleta de dados sobre a eficácia das terapias biológicas para crianças e adultos com essa doença. O racional para o tratamento com esses agentes é dado por meio de superexpressão de IL-17A, TNF-α, IL-1, IL-36 em GPP e na psoríase.

A acitretina já foi usada como tratamento em pacientes com DITRA, assim como outros regimes terapêuticos foram experimentados com respostas individuais variáveis; esteroides orais, metotrexato e ciclosporina. A acitretina (ACI) tem eficácia em induzir remissão temporária. No entanto, recidivas são comuns e a terapia para pacientes com doenças refratárias continua sendo motivo de pesquisa.

Recentemente, uma revisão publicada para GPP em adultos mostrou a eficácia da imunoterapia obtida, por exemplo, para os agentes anti-TNF-α (infliximabe, adalimumabe, etanercept), anti-IL-17 (secukinumabe), anti-IL-12/23 (ustekinumabe) e agentes bloqueadores de IL-1 (anakinra, canakinumabe). Verificou-se, nesse estudo, um total de 101 casos publicados de acordo com critérios predefinidos e foram identificados TNF-α, IL-12/23, IL-17 e IL-1-β como alvos para imunoterapia para o tratamento de GPP. Desses casos, 61% mostraram resposta completa e 27% resposta parcial à imunoterapia direcionada. Apenas 12% experimentaram fraca ou nenhuma resposta. Esses dados indicam que a imunoterapia específica pode ser usada para tratar eficazmente a GPP, com a maioria das evidências existentes para agentes anti-IL-17, o tratamento anti-TNF também parece ser eficaz em sete dos oito casos relatados de DITRA positivo, assim como a terapia anti-IL-12/IL-23 pode ser uma opção.

Há relatos de casos de resposta ao bloqueio de IL-1, agentes anti-TNF, secukinumabe e ustekinumabe. Um trabalho na literatura com 13 pacientes pediátricos com DITRA, 10 homozigotos e 3 heterozigotos compostos registrou 28 surtos tratados com agentes biológicos visando IL-1, IL-17, IL-12/23 e TNF-α. A resposta completa foi alcançada em 16 surtos (57%), uma resposta parcial foi observada em 2 surtos (7%) e nenhuma resposta foi observada em 10 surtos (36%). As taxas de resposta foram heterogêneas entre os diferentes agentes. Embora resposta completa / parcial / sem resposta com inibição de TNF-alfa foi alcançada em 7 (58%) / 1 (8%) / 4 (33%), a inibição de IL-17 e de IL-12/23 teve, em cada 4 surtos, uma resposta 100% completa. A inibição de IL-1 gerou uma resposta completa / parcial em 1 caso (13%) e não foi eficaz em 6 (76%) flares; 1 paciente foi tratado com sucesso com adalimumabe administrado semanalmente. Como conclusões, esse estudo inferiu que a inibição biológica específica de TNF-alfa, IL-12/23 e IL-17 pode ser usada como arsenal terapêutico, enquanto o tratamento anti-IL-1 parece menos efetivo. O adalimumabe administrado semanalmente parece ser uma opção de tratamento para pacientes pediátricos. O estudo finaliza afirmando que mais estudos de pacientes pediátricos com DITRA são necessários para avaliação do tratamento ideal.

A razão para a resposta heterogênea à biológicos não está clara, embora haja uma correlação entre a gravidade da doença e o grau de comprometimento funcional do *IL36RN* mutado. Para uma avaliação precisa da eficácia dessas substâncias, também no que diz respeito à indução e ao tratamento de manutenção, observação de longo prazo é necessária.

Bibliografia

Aksentijevich I, Masters SL, Ferguson PJ, Dancey P, Frenkel J, van Royen-Kerkhoff A, et al. An autoinflammatory disease with deficiency of the interleukin-1-receptor antagonist. N Engl J Med 2009;360(23):2426-37.

Boehner A, Navarini AA, Eyerich K. Generalized pustular psoriasis – a model disease for specific targeted immunotherapy, systematic review. Exp Dermatol. 2018;27(10):1067-77.

Cordoro KM, Ucmak D, Hitraya-Low M, Rosenblum MD, Liao W. Response to interleukin (IL)-17 inhibition in an adolescent with severe manifestations of IL-36 receptor antagonist deficiency (DITRA). JAMA Dermatol. 2017;153(1):106-8.

Cowen EW, Goldbach-Mansky R. DIRA, DITRA, and new insights into pathways of skin inflammation: what's in a name? Arch Dermatol 2012;148:381-4.

de Jesus AA, Goldbach-Mansky R. Monogenic autoinflammatory diseases: concept and clinical manifestations. Clin Immunol 2013;147:155-74.

Hernández-Ostiz S, Prieto-Torres L, Xirotagaros G, Noguera-Morel L, Hernández-Martín Á, Torrelo A. Autoinflammatory diseases in pediatric dermatology-part 1: urticaria-like syndromes, pustular syndromes, and mucocutaneous ulceration syndromes. Actas Dermosifiliogr 2017;108:609-19.

Hospach T, Glowatzki F, Blankenburg F, Conzelmann D, Stirnkorb C, Müllerschön CS, et al. Scoping review of biological treatment of deficiency of interleukin-36 receptor antagonist (DITRA) in children and adolescents. Pediatr Rheumatol Online J 2019;17(1):37.

Marrakchi S, Guigue P, Renshaw BR, Puel A, Pei XY, Fraitag S, et al. Interleukin-36-receptor antagonist deficiency and generalized pustular psoriasis. N Engl J Med 2011;365(7):620-8.

Marzano AV, Damiani G, Genovese G, Gattorno M. A dermatologic perspective on autoinflammatory diseases. Clin Exp Rheumatol 2018;36(1):32-8.

Mendonca LO, Malle L, Donovan FX, Chandrasekharappa SC, Montealegre Sanchez GA, Garg M, et al. Deficiency of interleukin-1 receptor antagonist (DIRA): report of the first Indian patient and a novel deletion affecting IL1RN. J Clin Immunol 2017;37:445-51.

Molho-Pessach V, Alyan R, Gordon D, Jaradat H, Zlotogorski A. Secukinumab for the treatment of deficiency of interleukin 36 receptor antagonist in an adolescent. JAMA Dermatol 2017;153:473-5.

Naik HB, Cowen EW. Autoinflammatory pustular neutrophilic diseases. Dermatol Clin. 2013;31:405-25.

Rossi-Semerano L, Piram M, Chiaverini C, De Ricaud D, Smahi A, Koné-Paut I. First clinical description of an infant with interleukin-36-receptor antagonist deficiency successfully treated with anakinra. Pediatrics. 2013;132(4):e1043-7.

Russo RA, Brogan PA. Monogenic autoinflammatory diseases. Rheumatology 2014;53:1927-39.

Santiago F, Torrelo A. Erupções pustulosas em crianças como manifestações de doenças autoinflamatórias. Revista SPDV 2019;77(2):145-52.

Capítulo 18

Síndrome Associada ao CARD-14 (CAMPS)

Jaqueline Cubo Brandão • Izelda Maria Carvalho Costa

Introdução

CAMPS (psoríase mediada por CARD-14) é uma doença adquirida autossômica dominante associada a uma mutação no gene da *CARD14*, expresso principalmente nos queratinócitos da pele e mucosas, sendo classificada como uma doença autoinflamatória de queratinização.

Nos últimos anos, um grande número de estudos de associação e relatos de casos tem demonstrado variantes da *CARD14* como fatores de causa ou predisponentes para diversas doenças cutâneas inflamatórias, como a psoríase associada ou não à artrite, psoríase pustulosa e palmoplantar pustulosa.

O espectro da doença varia em fenótipo e gravidade, podendo se apresentar como psoríase monogênica, psoríase pustulosa, artrite psoriásica ou pitiríase rubra pilar. Inflamação sistêmica geralmente está ausente.

Fisiopatologia

CARD14 (proteína 14 que contém o domínio de recrutamento da Caspase) é uma proteína do citoesqueleto que regula a expressão de genes pró-inflamatórios classificada como o segundo membro da família CARMA. A *CARD14* recruta o BCL10 e o MALT1 e interage com eles, formando o complexo de sinalização CBM, que inicia a via de ativação do NF-kB (fator nuclear kappa B) e MAPK.

BCL10 e MALT1 são proteínas que se expressam de forma ubíqua e a molécula *CARD14* confere especificidade celular ao complexo.

A análise extensiva dos membros de duas famílias por Jordan *et al.* propiciou a identificação do gene da *CARD14* como o responsável pela associação subjacente do lócus *PSORS2* com a psoríase.

A maioria das variantes do *CARD14* foi encontrada no estado heterozigoto. Alguns pacientes foram descritos com variantes compostas de heterozigotos ou homozigotos. No entanto, estes não foram associados a um fenótipo mais grave.

Algumas variantes da *CARD14* se mostraram mais patogênicas, podendo gerar tanto ganho de função como redução da atividade do NF-kB. No caso de superativação do NF-kB, como nas variantes selvagens, ocorre aumento da produção de citocinas como

CXCL8 e CCL20 e acredita-se que essa liberação desencadeia a reação inflamatória que culmina nas alterações presentes na psoríase. Em contrapartida, a variante p.Arg69Trp reduz em até sete vezes a atividade da NF-kB. Essa ambiguidade de efeitos sugere que os níveis basais de NF-kB podem ser fundamentais para a homeostase cutânea.

A identificação da variante da *CARD14* pode ser importante para direcionar a estratégia terapêutica dos pacientes, visto que estudos demonstraram, por exemplo, que bons respondedores à terapia antifator de necrose tumoral (anti-TNF) apresentaram expressão da variante p.Arg820Trp.

Harden *et al.* mostraram superexpressão de *CARD14* em células endoteliais dérmicas em pacientes com psoríase portadores das mutações p.E138A e p.G117. Isso também se correlacionou com a atividade aumentada de NF-κB e indução de gene pró-inflamatório, sugerindo que a mutação de ganho de função na *CARD14* em células endoteliais também pode contribuir para a patogênese da psoríase. Curiosamente, a expressão de *CARD14* em células endoteliais aórticas também justifica uma investigação mais aprofundada da associação da mutação *CARD14* com defeitos cardiovasculares associados em alguns pacientes com psoríase.

Estudos recentes demonstraram associação entre a pustulose exantemática generalizada aguda (Pega e o . Trata-se de uma condição rara, desencadeada por reação adversa a medicamentos, sobretudo antibióticos, dipirona e ocasionalmente a antifúngicos ou antimaláricos. Sua etiologia permenece desconhecida, mas sabe-se que a mutação *IL36RN* é um fator causal, o que sugere uma conexão genética com a psoríase pustulosa.

Manifestações dermatológicas

A maioria dos casos se apresenta como psoríase em placas ou pustulosa. Outras doenças, como pitiríase rubra pilar a Pega, citada anteriormente, podem estar associadas à mutação do .

A extensão da doença pode variar de localizada a generalizada e de casos moderados a graves.

Psoríase

A psoríase é uma doença inflamatória crônica da pele associada a um contexto genético complexo que acomete cerca de 2% da população global, podendo variar a depender das características populacionais como etnia, demografia e latitude. Trata-se de doença multigênica, surgindo em indivíduos geneticamente suscetíveis em resposta a gatilhos como traumatismos cutâneos ou infecções. Sua imunopatogênese é regida por uma interação complexa entre queratinócitos, células imunológicas da pele e leucócitos infiltrantes, como neutrófilos, macrófagos, células dendríticas convencionais e plasmócitos. As células T auxiliares dos tipos 1 e 17 (Th1/Th17) são as responsáveis pelo estado inflamatório crônico da doença.

O termo "psoríase" envolve formas variadas que se diferenciam nos aspectos morfológicos e histopatológicos, e as principais apresentações são as formas em placas e as pustulosas.

A psoríase em placas ou vulgar (Figura 18.1) é responsável por cerca de 80% a 90% dos casos, sendo caracterizada por placas circulares eritematodescamativas ocasionadas pela hiperproliferação dos queratinócitos. A forma vulgar se associa à artrite psoriásica

(Figura 18.2) em 25% dos casos e também demonstra relação com doenças cardiovasculares, doença de Chron, obesidade e síndrome metabólica, o que enfatiza a natureza sistêmica da psoríase ainda não muito bem compreendida, mas possivelmente relacionada a níveis elevados de citonas pró-inflamatórias como IL-17A.

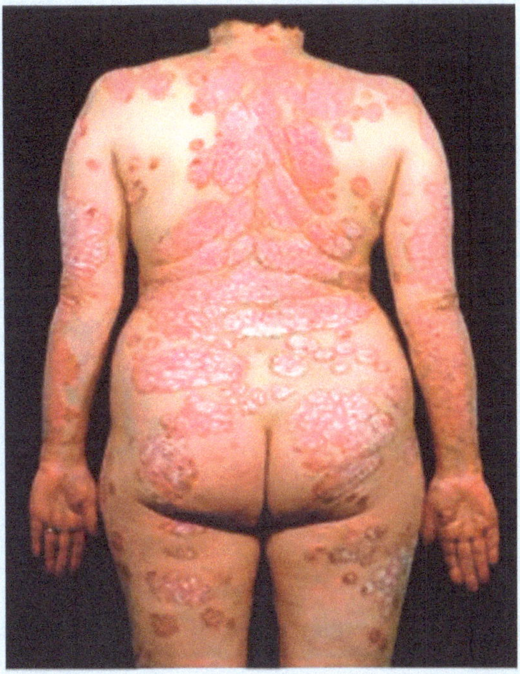

Figura 18.1. Psoríase vulgar. Placas eritematodescamativas em diferentes locais e formatos, com predileção por áreas como cotovelos, joelhos e região sacral.

Fonte: Adaptada de Nestle, *et al.*, 2009.

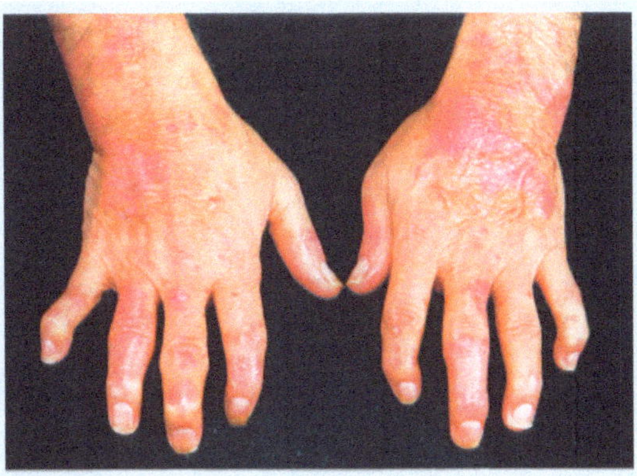

Figura 18.2. Artrite psoriásica acometendo as articulações interfalangianas das mãos.

Fonte: Adaptada de Nestle, *et al.*, 2009.

A forma pustulosa é caracterizada por erupção de pústulas sobre a pele eritematosa, podendo ser localizada ou generalizada (GPP), esta é acompanhada por febre, fadiga dores musculares e articulares, podendo ainda cursar com doença respiratória aguda, uveíte, osteoartrite e colangite de ductos biliares. Nos portadores de GPP (Figura 18.3), foram descritas mutações no gene *IL36RN*, que codifica o antagonista do receptor de IL36, sugerindo um papel fundamental da atividade dessa citocina na atividade da forma pustulosa.

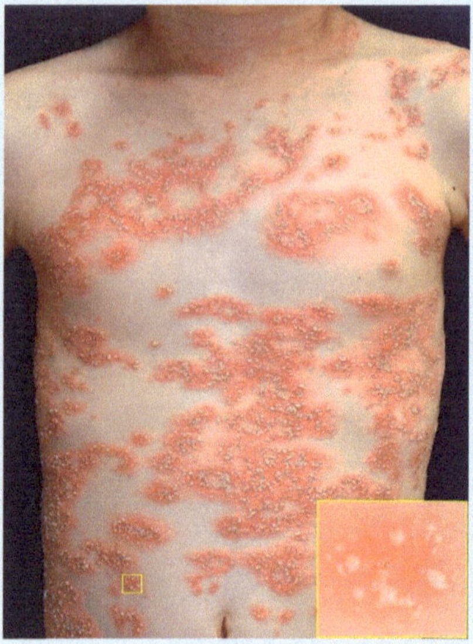

Figura 18.3. Psoríase pustulosa generalizada (GPP). Múltiplas pústulas branco-cremosas, coalescentes com eritema circunjacente.

Fonte: Adaptada de Kosumi, *et al.*, 2017.

Pitiríase rubra pilar (PRP)

As variantes do *CARD14* também foram associadas a outro distúrbio inflamatório da pele relacionado à psoríase, denominado "pitiríase rubra pilar" (PRP). A PRP (Figuras 18.4 e 18.5) é uma doença inflamatória da pele extremamente rara, com uma prevalência estimada de 1/400 mil indivíduos. É caracterizada por placas escamosas de cor salmão ("rubra") na pele dos indivíduos afetados e, embora seja uma entidade separada da psoríase, as duas doenças compartilham características clínicas sobrepostas, o que torna os de casos ambíguos de PRP difíceis de diagnosticar.

Vários grupos relataram mutações *CARD14* em pacientes com PRP familiar e esporádico. Na verdade, a PRP tipo V é considerada um subtipo de PRP causado por mutações *CARD14*. Curiosamente, Craiglow *et al.* descreveram recentemente 15 pacientes com mutações *CARD14*, que apresentam sintomas de psoríase e PRP, e agruparam esses fenótipos inflamatórios da pele sob a denominação "erupção papuloescamosa associada a *CARD14*" (CAPE). A CAPE é caracterizada por placas faciais distintas nas bochechas, queixo e lábio superior, com ausência abaixo do lábio inferior. Eritema de orelhas, envolvimento de tronco e extremidades e ceratodermia palmoplantar também estão presentes.

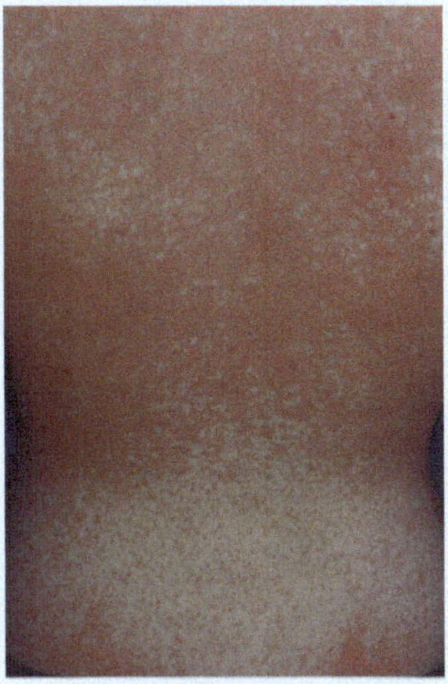

Figura 18.4. Pitiríase rubra pilar. Eritema escamoso confluente extenso com acentuação folicular e ilhas de preservação no tronco.

Fonte: Adaptada de Kelly, *et al.*, 2018.

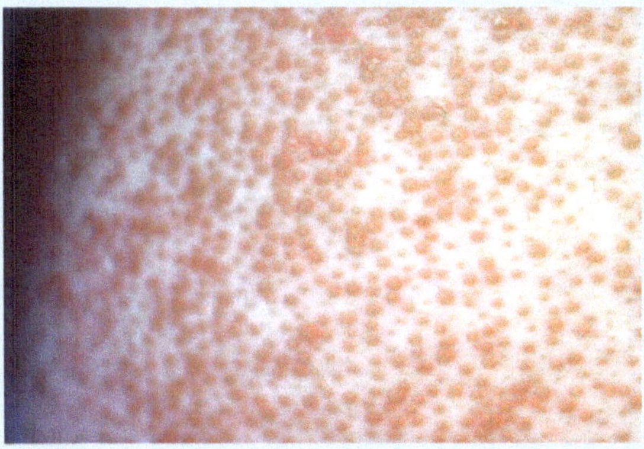

Figura 18.5. Pitiríase rubra pilar. Visão aproximada do tronco mostrando pequenas pápulas foliculares com tampão de queratina central.

Fonte: Adaptada de Kelly, *et al.*, 2018.

A maioria das variantes do *CARD14* associadas à PRP é heterozigótica, com poucos pacientes heterozigotos compostos descritos, da mesma forma como acontece na psoríase.

Tratamento

Psoríase

Alguns estudos avaliaram a resposta de pacientes com psoríase e variantes do *CARD14* à terapia com anti-TNF. Coto-Segura *et al.* testaram a presença dessas variantes em 116 pacientes submetidos a tratamento com anti-TNF. Nenhum desses pacientes respondeu previamente aos tratamentos clássicos para a psoríase, como fototerapia, metotrexato, acitretina e ciclosporina. Uma frequência mais alta de variantes do *CARD14*, em particular o polimorfismo p.R820W comum, foi encontrada entre os respondedores ao anti-TNF, sugerindo que a psoríase associada ao *CARD14* poderia se beneficiar do tratamento com essa classe medicamentosa. Takeichi *et al.* também relataram tratamento benéfico com terapia anti-TNF na psoríase pustulosa generalizada familiar associada à *CARD14*. Além disso, Craiglow *et al.* descreveram um resultado benéfico após o tratamento com ustequinumabe (anti-IL-12 / IL-23p40) na psoríase associada à *CARD14*.

Pitiríase rubra pilar

Os tratamentos de 1ª linha da PRP incluem retinoides orais e metotrexato, seguidos por corticosteroides tópicos ou emolientes. Casos difíceis se mostram refratários aos tratamentos convencionais para psoríase e a fototerapia pode desencadear ou agravar os sintomas. O uso de terapia biológica direcionada ao TNF alfa (TNF-α) (infliximabe) ou IL-12/IL-23p40 (ustequinumabe) se mostrou eficaz em casos individuais. Outros grupos também descreveram efeitos benéficos sobre o tratamento com ustequinumabe no PRP familiar associado ao *CARD14*.

Visões futurísticas (envolvimento imunológico)

Com base nos estudos disponíveis até o momento, as variantes relatadas do *CARD14* foram classificadas em causais e associadas à psoríase, mas um melhor entendimento de seu mecanismo de patogenicidade ajudaria a classificar variantes patogênicas e não patogênicas para compreender a contribuição genética de *CARD14* nos transtornos psoriásicos.

Estudos *in vitro* demonstraram recentemente que a *CARD14* pode ter um importante papel na modulação da imunidade inata dos queratinócitos da pele diante da estimulação de receptores de reconhecimento de padrão fúngico, dectina-1 e bactérias ligantes. Entretanto, mais estudos são necessários para elucidar a ativação da *CARD14*, como a utilização de camundongos deficientes dessa molécula diante de uma infecção de pele ou da ruptura da barreira cutânea.

Recentemente, demonstrou-se que outra molécula da família CARMA, a CARD10, é altamente expressa em queratinócitos proliferativos, ao contrário da *CARD14*, e parece ter também importante papel na resposta imune inata dessas células. Tendo em vista que o processo de diferenciação dos queratinócitos está desregulado no contexto da psoríase, faz-se necessário ampliar o estudo do equilíbrio entre CARD10/*CARD14*. CARD10 também parece exercer um papel de regulação do NF-kB nas células endoteliais e a mutação de ganho de função na *CARD14* pode desestabilizar o equilíbrio entre essas duas moléculas, o que pode contribuir para a ocorrência das comobidades cardiovasculares.

Além de estar presente em queratinócitos e células endoteliais, a *CARD14* foi encontrada em células hematopoiéticas derivadas da medula óssea de camundongos. Pouco se sabe sobre a função da *CARD14* em outros tipos de células e tecidos e são necessários mais estudos para compreender a contribuição dessas estruturas, abrigando mutações *CARD14*, para a patogênese da psoríase.

Outra linha importante de investigação para os próximos estudos diz respeito aos processos de sinalização das variantes da *CARD14* e como estas podem afetar a ativação do NK-kB, o que amplia o conhecimento além dos sistemas de superexpressão da mutação *CARD14*, os quais se limitam às informações atuais.

Bibliografia

Afonina IS, Van Nuffel E, Baudelet G, Driege Y, Kreike M, Staal J, et al. The paracaspase MALT1 mediates CARD14-induced signaling in keratinocytes. EMBO Rep. 2016;17:914-e27.

Arican O, Aral M, Sasmaz S, Ciragil P. Serum Levels of TNF-α, IFN-γ, IL-6, IL-8, IL-12, IL-17, and IL-18 in patients with active psoriasis and correlation with disease severity. Mediators of Inflammation. 2005;2005(5):273-9. doi:10.1155/mi.2005.273.

Bachelez H. Pustular psoriasis and related pustular skin diseases. Br J Dermatol. 2018;178:614-8. doi: 10.1111/bjd.16232.

Christophers E, Metzler G, Röcken M. Bimodal immune activation in psoriasis. British Journal of Dermatology. 2014;170(1):59-65. doi: 10.1111/bjd.12631.

Coto-Segura P, Gonzalez-Fernandez D, Batalla A, Gomez J, Gonzalez-Lara L, Queiro R, et al. Common and rare CARD14 gene variants affect the antitumour necrosis factor response among patients with psoriasis. Br J Dermatol. 2016;175:134-41. doi: 10.1111/bjd.14461.

Craiglow BG, Boyden LM, Hu R, Virtanen M, Su J, Rodriguez G, Choate KA. CARD14-associated papulosquamous eruption: a spectrum including features of psoriasis and pityriasis rubra pilaris. Journal of the American. 2018.

Eskin-Schwartz M, Basel-Vanagaite L, David M, Lagovsky I, Ben-Amitai D, Smirin-Yosef P, et al. Intra-familial variation in clinical phenotype of CARD14-related Psoriasis. Acta Derm Venereol. 2016;96:885-7. doi: 10.2340/00015555-2405.

Eytan O, Qiaoli L, Nousbeck J, van Steensel MA, Burger B, Hohl D, et al. Increased epidermal expression and absence of mutations in CARD14 in a series of patients with sporadic pityriasis rubra pilaris. Br J Dermatol. 2014;170:1196-8. doi: 10.1111/bjd.12799.

Feng C, Wang T, Li S-J, Fan Y-M, Shi G, Zhu K-J. CARD14gene polymorphism c.C2458T (p.Arg820Trp) is associated with clinical features of psoriasis vulgaris in a Chinese cohort. The Journal of Dermatology. 2015;43(3):294-7. doi:10.1111/1346-8138.13065.

Figueras-Nart I, Mascaró JM, Solanich X, Hernández-Rodríguez J. Dermatologic and dermatopathologic features of monogenic autoinflammatory diseases. Frontiers in Immunology. 2019:10.

Fuchs-Telem D, Sarig O, van Steensel MA, Isakov O, Israeli S, Nousbeck J, et al. Familial pityriasis rubra pilaris is caused by mutations in CARD14. Am J Hum Genet. 2012;91:163-70. doi: 10.1016/j.ajhg.2012.05.010.

Griffiths CEM, Christophers E, Barker JNWN, Chalmers RJG, Chimenti S, Krueger GG, et al. A classification of psoriasis vulgaris according to phenotype. British Journal of Dermatology. 2007;156(2):258-62. doi:10.1111/j.1365-2133.2006.07675.x.

Griffiths WA. Pityriasis rubra pilaris. Clin Exp Dermatol. 1980;5:105-12.

Harden JL, Lewis SM, Pierson KC, Suarez-Farinas M, Lentini T, Ortenzio FS, et al. CARD14 expression in dermal endothelial cells in psoriasis. PLoS ONE. 2014;9:e111255. doi: 10.1371/journal.pone.0111255.

Has C, Schwieger-Briel A, Schlipf N, Hausser I, Chmel N, Rosler B, et al. Target-sequence capture and high throughput sequencing identify a de novo CARD14 mutation in an infant with erythrodermic Pityriasis Rubra Pilaris. Acta Derm Venereol. 2016;96:989-90. doi: 10.2340/00015555-2446.

Henseler T, Christophers E. Disease concomitance in psoriasis. Journal of the American Academy of Dermatology. 1995;32(6):982-6. doi:10.1016/0190-9622(95)91336-x.

Hong JB, Chen PL, Chen YT, Tsai TF. Genetic analysis of CARD14 in nonfamilial pityriasis rubra pilaris: a case series. Acta Derm Venereol. 2014;94:587-8. doi: 10.2340/00015555-1814.

Inoue N, Dainichi T, Fujisawa A, Nakano H, Sawamura D, Kabashima K. CARD14 Glu138 mutation in familial pityriasis rubra pilaris does not warrant differentiation from familial psoriasis. J Dermatol. 2016;43:187-9. Doi: 10.1111/1346-8138.13008.

Capítulo 19

Síndrome de Schnitzler

Mariele Morandin Lopes • Ricardo Krieger Azzolini

Introdução

A síndrome de Schnitzler (SchS) é uma doença rara classificada como autoinflamatória que se manifesta somente na vida adulta. Tem base genética não monogênica e é clinicamente caracterizada pela ocorrência de *rash* urticariforme e, laboratorialmente, pelo achado de gamopatia monoclonal, sendo a mais comum a do tipo IgM e, ocasionalmente, do tipo IgG. Foi descrita pela primeira vez, em 1972, pela dermatologista francesa Liliane Schnitzler. A condição é acompanhada por sinais e sintomas de inflamação sistêmica. Além do *rash*, é comum os pacientes apresentarem febre intermitente e dores musculoesqueléticas. Os exames laboratoriais revelam elevação dos marcadores inflamatórios e neutrofilia.

Embora seja uma condição rara, há evidências de que a Síndrome de Schnitzler seja subdiagnosticada. Os sintomas nos pacientes se apresentam por volta da 6ª década de vida e existe uma proporção ligeiramente maior de homens em relação às mulheres, com uma relação de 1,5 para 1. Os casos ocorrem esporadicamente, em pessoas sem histórico familiar dessa condição, e são mais prevalentes em indivíduos de origem caucasiana.

A causa da síndrome permanece, em grande parte, desconhecida, mas há indícios de mecanismos moleculares que podem desempenhar um papel relevante na sua origem. A ativação da imunidade inata, particularmente da interleucina-1 beta (IL-1-β), desempenha um papel central na patogênese dessa doença.

O diagnóstico diferencial dessa condição é abrangente e deve incluir uma avaliação minuciosa de doenças hematológicas, infecciosas e imunológicas. Seu reconhecimento é importante uma vez que pacientes não tratados apresentam grande morbidade.

Avanços no tratamento, particularmente a inibição da IL-1, têm mostrado resultados promissores no alívio dos sintomas da doença, mas ainda existem dúvidas a respeito do seu prognóstico. O tratamento tem sido eficaz em manter remissão sustentada por longos períodos. Entretanto, a evolução para doença linfoproliferativa ocorre em cerca de 15% a 20% dos pacientes, especialmente para macroglobulinemia de Waldenström. Ainda é desconhecido se o tratamento pode controlar essa evolução.

Fisiopatologia

A SchS compartilha características clínicas e biológicas com síndromes autoinflamatórias genéticas, em especial a autoinflamatória familiar associada ao frio (CAPS, do inglês *cryopyrin-associated autoinflammatory syndromes*), marcada pela ativação do inflamossoma e pela hiperprodução de IL-1, relacionadas a mutações no gene *NLRP3* (*nucleotide-binding oligomerization domain (NOD)-like receptor (NLR) family pyrin domain containing 3*). Existem sintomas comuns como febre recorrente e erupção urticariforme, assim como achado de infiltrado neutrofílico em biópsias, neutrofilia e aumento da proteína C-reativa em sangue periférico.

A despeito da semelhança fenotípica, mutações germinativas ou somáticas no gene *NLRP3* não são frequentemente encontradas na SchS. Estudo envolvendo 21 pacientes com a síndrome não encontrou variantes patogênicas germinativas ou em mosaico no gene *NLRP3*, nem em outros 32 genes normalmente associados às DAI. Outro estudo também não encontrou mutações germinativas ou somáticas de *NLRP3* em 11 pacientes.

Nos indivíduos acometidos pela síndrome de Schnitzler, é observado um aumento espontâneo na secreção de citocinas pró-inflamatórias, incluindo IL-1 alfa (IL-1-α), IL-1-β, IL1-RA, IL-6 e fator de necrose tumoral alfa (TNF-α), por células mononucleares do sangue periférico (PBMC, do inglês *peripheral blood mononuclear cells*), quando comparados a indivíduos saudáveis. Além disso, a produção *ex vivo* dessas citocinas é amplificada em resposta à estimulação com lipopolissacarídeo (LPS) bacteriano. Embora citocinas com perfil anti-inflamatório, como IL-10 e IL-1RA, também apresentem aumento na sua expressão, a manifestação clínica da síndrome sugere predomínio do efeito pró-inflamatório. Níveis de IL-6 parecem ter relação com a atividade de doença.

A superprodução sistêmica de IL-1-β resulta na perda das funcionalidades celulares anti-inflamatórias Th17. Na SchS, o bloqueio da IL-1-β por meio de terapia parece restaurar a expressão de IL-10 e as propriedades regulatórias de Th17.

É importante ressaltar que o entendimento da fisiopatologia da síndrome de Schnitzler está em constante evolução, e novas descobertas podem surgir no futuro.

Manifestações clínicas

O exantema urticariforme é o principal sintoma clínico, está presente em todos os pacientes por definição e costuma ser a primeira manifestação clínica observada. As lesões caracterizam-se por máculas, pápulas e placas eritematosas, pouco elevadas e com prurido leve ou ausente. Distribuem-se por todo o corpo, em especial no tronco, e são extremamente raras na face, palmas das mãos e plantas dos pés. O angioedema é raro. As lesões são temporárias e geralmente persistem por menos de 48 horas. Pode haver períodos de remissão e, em pacientes não tratados, raramente persistem por mais de 1 mês. O achado histopatológico da pele é o de uma dermatose neutrofílica. Vasculite cutânea é um achado raro.

Além do exantema urticariforme, a síndrome de Schnitzler pode estar acompanhada de febre recorrente, dores musculoesqueléticas, linfadenopatia e hepatoesplenomegalia. Outros sintomas menos específicos incluem neuropatia periférica, cefaleia, fadiga e perda ponderal.

A febre é o segundo sintoma sistêmico mais frequente. Aproximadamente dois terços (72%) dos pacientes apresentam febres recorrentes, sem um padrão definido. A temperatura costuma ficar acima de 38 °C, podendo ultrapassar os 40 °C, e é bem tolerada pelos pacientes, apesar de frequentemente acompanhada pela fadiga. A duração dos episódios febris pode variar consideravelmente e não há relação temporal clara entre a febre e as alterações cutâneas.

O envolvimento musculoesquelético é frequente nos pacientes com síndrome de Schnitzler. A dor óssea, especialmente na região pélvica, fêmur e tíbia, é um achado característico dessa condição, afetando cerca de metade dos pacientes. Além disso, podem ocorrer mialgia, artralgia e artrite. Os métodos de imagem desempenham papel importante no diagnóstico dessas manifestações e, em alguns casos, podem revelar alterações mesmo em pacientes sem queixas musculoesqueléticas, além de auxiliar no diagnóstico diferencial dessa condição.

Uma análise retrospectiva realizada em 2014 por Niederhauser *et al.* demonstrou achados esqueléticos em 64% dos 22 pacientes com síndrome de Schnitzler avaliados. Foram observados acometimentos em 40 regiões ósseas, sendo os principais achados a osteosclerose radiográfica no fêmur distal, na tíbia proximal e nos ossos ilíacos, assim como a hipercaptação óssea na cintilografia. A ressonância magnética revelou áreas de esclerose óssea, edema medular ósseo e periostite.

Linfonodos palpáveis são encontrados com baixa frequência (26%) e são descritos nas regiões axilares, inguinais e, com menor frequência, em região cervical. A hepatoesplenomegalia é incomum.

A neuropatia periférica é ocasionalmente relatada, mas se questiona sua relação direta com a síndrome de Schnitzler ou somente com a gamopatia monoclonal.

Diagnóstico

O diagnóstico da síndrome de Schnitzler pode ser desafiador em razão de sua raridade e da semelhança de seus sintomas com outras doenças. A publicação de critérios diagnósticos propostos por Lipsker *et al.*, em 2001, facilitaram o reconhecimento e a publicação de casos da SchS e incluem os seguintes critérios maiores e menores (Quadro 19.1).

Quadro 19.1. Critérios diagnósticos propostos por Lipsker *et al.*, em 2001

Critérios obrigatórios
1. Urticária cutânea 2. Componente monoclonal IgM 3. Pelo menos dois dos critérios menores
Critérios menores
Febre Artralgia ou artrite Dor óssea Linfonodos palpáveis Aumento do fígado ou baço Velocidade de hemossedimentação elevada Leucocitose Achados anormais na investigação morfológica óssea

Fonte: Adaptado de Lipsker *et al.*, 2001.

Diagnóstico definitivo se: dois critérios obrigatórios E dois critérios menores

Diversos pormenores devem ser levados em consideração quando do diagnóstico da síndrome de Schnitzler. Por ser um diagnóstico de exclusão, outra causa deve ser eliminada em todos os casos (ver "Diagnóstico Diferencial"), mais notavelmente síndrome de hiper IgD, doença de Still de início na idade adulta, vasculite hipocomplementêmica urticariforme, deficiência adquirida de inibidor de C1 e crioglobulinemia.

1. A urticária cutânea já foi extensamente descrita e corresponde nosologicamente a uma dermatose urticariforme neutrofílica.
2. Alguns autores relataram pacientes com todos os sinais de Schnitzler, mas sem a erupção cutânea típica; embora esses pacientes tenham provavelmente uma doença muito semelhante, até uma caracterização mais aprofundada, a peculiar erupção cutânea deve permanecer um critério diagnóstico obrigatório.
3. Alguns pacientes têm um componente IgG monoclonal em vez de um IgM monoclonal (revisado em Betrans A, Sstaels F, Vanderschueren; 2020).
4. Em pacientes tratados com inibidores de IL-1, uma resposta rápida e imediata é favorável ao diagnóstico. Em caso de ausência de resposta ao anakinra, o diagnóstico deve ser reconsiderado.

Posteriormente, houve reconhecimento da possibilidade de um componente IgG monoclonal (não somente IgM) como variante diagnóstica. A IgM monoclonal continua sendo o componente mais frequentemente encontrado em 94% dos casos, com o predomínio de cadeia leve Kappa (85%), com o componente monoclonal IgG responsável pelo restante dos casos (6%).

Os critérios diagnósticos de Strasbourg de 2012 (Quadro 19.2), propostos por grupo de especialistas, passaram a incluir casos suspeitos de SchS, auxiliando a prática clínica. Os critérios menores contaram com achados mais objetivos (p. ex., alteração de cintilografia óssea, biópsia cutânea com dermatose neutrofílica) e são demonstrados a seguir.

Quadro 19.2. Critérios diagnósticos de Strasbourg de 2012
Critérios obrigatório
Urticária crônica E IgM ou IgG monoclonal
Critérios menores
Febre recorrente Achados objetivos de remodelação óssea anormal com ou sem dor óssea Infiltrado dérmico neutrofílico em biópsia de pele Leucocitose e/ou proteina C reativa (PCR) elevada

Fonte: Adaptado de Strasbourg, 2012.

Assim, de acordo com os novos critérios diagnósticos propostos, o diagnóstico passa a ser:

- *definitivo se*

  dois critérios obrigatórios E pelo menos dois critérios menores se IgM, e três critérios menores se IgG;

- *Provável se*

  1dois critérios obrigatórios E pelo menos um critério menor se IgM, e dois critérios menores se IgG.

  a. Um critério válido se objetivamente medido. Deve ser > 38°C e, caso contrário, inexplicável. Ocorre geralmente – mas não obrigatório – juntamente com a erupção cutânea.
  b. Como avaliado por cintilografia óssea, ressonância magnética ou elevação da fosfatase alcalina óssea.
  c. Corresponde geralmente à entidade descrita como "dermatose urticariforme neutrofílica"; ausência de necrose fibrinoide e edema dérmico significativo.
  d. Neutrófilos > 10.000/mm^3 e/ou PCR > 30 mg/L.

Os critérios de Strasbourg foram adaptados a partir dos critérios de Lipsker e mantiveram como características essenciais os critérios obrigatórios, o *rash* urticariforme crônico e a gamopatia monoclonal IgM ou IgG. Um diagnóstico definitivo é obtido quando preenchidos os dois critérios obrigatórios e ao menos dois critérios menores, quando componente monoclonal IgM; ou três critérios menores, quando componente IgG. Já os casos prováveis, além dos dois critérios obrigatórios, exigem um critério menor, se IgM monoclonal, ou dois critérios menores, se IgG.

Tanto os critérios de Strasbourg como os de Lipsker foram validados em cenários de vida real, com boa sensibilidade e especificidade.

Existem relatos de casos descritos como "síndrome de Schnitzler símile" (*Schnitzler syndrome-like*), nos quais não há presença da erupção urticariforme ou da gamopatia monoclonal, mas os pacientes apresentam todos os outros sintomas sugestivos do quadro (CHU, 2022).

Tratamento

O manejo da síndrome de Schnitzler tem como objetivo principal controlar os sintomas e melhorar a qualidade de vida dos pacientes afetados.

No passado, vários tratamentos imunossupressores foram utilizados para controlar a doença, porém com resultados insatisfatórios. O uso de corticosteroides em doses moderadas a altas tem sido adotado, mas as respostas costumam ser parciais e de curta duração. Os anti-histamínicos geralmente não são efetivos para o quadro cutâneo.

Os inibidores da IL-1, como anakinra e canakinumabe, têm demonstrado resultados significativos no controle dos sintomas. No entanto, há poucos relatos de remissão sustentada após a suspensão da terapia. A doença tende a retornar rapidamente após a interrupção do tratamento, e há relatos de aumento do intervalo entre as doses.

O monitoramento regular da atividade da doença e da resposta ao tratamento é essencial. A avaliação periódica dos marcadores inflamatórios, dos sintomas clínicos e do envolvimento de órgãos auxilia na tomada de decisões terapêuticas. Cuidados multidisciplinares envolvendo reumatologistas, hematologistas, imunologistas e outros especialistas podem ser necessários para um manejo eficaz das diversas manifestações da síndrome de Schnitzler.

Conclusão e visões futurísticas

A síndrome de Schnitzler é uma doença autoinflamatória rara caracterizada por gamopatia monoclonal por IgM e urticária, associada a manifestações sistêmicas, sendo a principal a febre recorrente. Embora a causa exata e a fisiopatologia da síndrome ainda não sejam totalmente compreendidas, as atuais opções de tratamento têm como foco agir nos seus mecânicos fisiopatológicos. O diagnóstico precoce e o manejo adequado são fundamentais para melhorar a qualidade de vida dos indivíduos que vivem com a síndrome de Schnitzler.

Existem atualmente estudos avaliando o papel de algumas drogas, em especial inibidores da via IL-1 na SchS, assim como um estudo fase 2 em andamento (ClinicalTrials.gov Identifier: NCT03595371) avaliando o efeito do Dapansutrile, um inibidor oral do inflamassomo *NLRP3*.

Mais pesquisas são necessárias para desvendar os complexos mecanismos envolvidos no desenvolvimento e progressão dessa rara doença.

Bibliografia

Betrans A, Sstaels F, Vanderschueren S. Efficacy and safety of canakinumab treatment in schnitzler syndrome: a systematic literature review. Semin Arthritis Rheum. 2020;50(4):636-42.

Chu C-Q. Schnitzler syndrome and Schnitzler-like syndromes. Chinese Medical Journal. 2022;135(10):1190-202.

De Koning HD, Bodar EJ, Van der Meer JWM, Simon A. Schnitzler syndrome: beyond the case reports: review and follow-up of 94 patients with an emphasis on prognosis and treatment. Seminars in Arthritis and Rheumatism. 2007;37(3)137-48.

Gellrich FF, Günther C. Schnitzler syndrome. Hautarzt. 2019. doi: 10.1007/s00105-019-4434-4

Gusdorf L, Asli B, Barbarot S, Néel A, et al. Schnitzler syndrome: validation and applicability of diagnostic criteria in real-life patients. Allergy. 2017;72(2)177-82.

Gusdorf L, Lipsker D. Schnitzler syndrome: a review. Curr Rheumatol Rep. 2017;19(8)46.

Jain T, Offord CP, Kyle RA, Dingli D. Schnitzler syndrome: an under-diagnosed clinical entity. Haematologica. 2013;98(10)1581-5.

Kacar M, Pathak S, Savic S. Hereditary systemic autoinflammatory diseases and Schnitzler's syndrome. Rheumatology. 2019;58(6):vi31-vi43.

Koning HD. Schnitzler's syndrome: lessons from 281 cases. Clinical and Translational Allergy. 2014;4(1):41.

Lipsker D, Verany Y, M Grunenberger F, Criber B, et al. The Schnitzler syndrome. Four new cases and review of the literature. Medicine (Baltimore). 2001;80(1):37-44.

Masson RM, Frouin, E, Jeru I, Delwail A, et al. Cytokine signature in Schnitzler syndrome: proinflammatory cytokine production associated to Th suppression. Front Immunol. 2020;11:588322.

Niederhauser BD, Dingli D, Kyle R, Ringler MD. Imaging findings in 22 cases of Schnitzler syndrome: characteristic para-articular osteosclerosis, and the "hot knees" sign differential diagnosis. Skeletal Radiology. 2014;43(7):905-15.

Noster R, De Koning HD, Maier E, Prelog M, et al. Dysregulation of proinflammatory versus anti-inflammatory human TH17 cell functionalities in the autoinflammatory Schnitzler syndrome. Journal of Allergy and Clinical Immunology. 2016;138(4):1161-9.

Pathak S, Rowczenio DM, Owen RG, Doody G, et al. Exploratory study of MYD88 L265P, rare NLRP3 variants, and clonal hematopoiesis prevalence in patients with Schnitzler syndrome. Arthritis Rheumatol. 2019;71(12):2121-5.

Rowczenio DM, Pathak S, Arostegui JI, Mensa-Vilaro A, et al. Molecular genetic investigation, clinical features, and response to treatment in 21 patients with Schnitzler syndrome. Blood. 2018;131(9):974-81.

Schnitzler L, Schubert B, Boasson M, Gardais J, Tourmen A. Urticaire chronique, lésions osseuses, macroglobulinémie IgM: maladie de Waldenström. Bull Soc Fr Dermatol Syphiligr. 1974;81:363.

Schnitzler L. Lésions urticariennes chroniques permanentes (érythème pétaloïde?). Journées Dermatologiques d'Angers. 1972.

Simon A, Asli B, Braun-Falco M, De Koning H, et al. Schnitzler's syndrome: diagnosis, treatment, and follow-up. Allergy. 2013;68(5):562-8.

Zielinski CE, Mele F, Aschenbrender D, Jarrossay D, et al. Pathogen-induced human TH17 cells produce IFN-γ or IL-10 and are regulated by IL-1β. Nature. 2012;484(7395)514-8.

Capítulo 20

Osteomielite Crônica não Bacteriana

Rina Dalva Neubarth Giorgi • Nafice Costa Araújo • Ana Clara Ribeiro

Introdução

A osteomielite crônica não bacteriana (OCNB) é uma doença rara, no espectro das doenças autoinflamatórias, caracterizada por inflamação óssea dolorosa não provocada por condições autoimunes ou infecciosas. Engloba desde casos esporádicos, autolimitados, inflamação monofocal até a inflamação óssea multifocal crônica ou recorrente grave (OMRC). Foi descrita clinicamente em 1970, mas ficou conhecida como síndrome em 1972.

A sua ocorrência é estimada em um a dois casos por milhão. Ocorre em todos os grupos étnicos de qualquer região geográfica.

Existe uma aparente predisposição genética da OCNB por aparecimento de *clusters* familiares de pacientes com a doença, em associação a outras doenças inflamatórias como doenças inflamatórias intestinais (DII) (~ 10%), acne severa (~ 10%), sacroileíte ou espondilite anquilosante (~ 25%) e psoríase e pustulose palmoplantar (~8%).

Quando esporádica e em adultos, esses pacientes podem ser diagnosticados como SAPHO (acrônimo para sinovite, acne, pustulose, hiperostose e osteíte), sendo SAPHO e OCNB pertencentes a um espectro de doença, e não entidades separadas.

A OCNB afeta primariamente crianças e adolescentes, com pico entre 7 e 12 anos de idade, mas pode ocorrer em todas as idades. A OCNB pode ter consequências importantes, se não reconhecida precocemente e não tratada de forma adequada, como fratura vertebral, cifose e discrepância no comprimento dos membros. É uma das desordens autoinflamatórias ósseas mais comuns na Europa central.

Fisiopatologia

Apesar de impressionantes avanços científicos, a fisiopatologia da OCNB não é completamente conhecida. As formas monogênicas que incluem OCNB como um sintoma podem ser diferenciadas da OCNB esporádica.

OCNB monogênica/familiar

Existem ao menos três formas de envolvimento de OCNB/OMRC causados por mutação monogênica, são elas: síndrome de Majeed (mutações LPIN2); deficiência de antagonista do receptor de interleucina (IL) 1 (DIRA, mutações em IL1RN); e artrite piogênica, pioderma gangrenoso e síndrome de acne (PAPA, mutações em PSTPIP1).

A síndrome de Majeed é caracterizada por osteomielite multifocal de início precoce, anemia diseritropoiética e contraturas articulares. É causada por mutações de perda de função no gene LPIN2, que codifica a proteína lipina 2, uma fosfatidato fosfatase (PAP). Há evidências de que é uma doença mediada por IL-1-β, uma vez que a inflamação óssea e os marcadores de inflamação sérica melhoram em resposta ao bloqueio de IL-1β, enquanto os bloqueadores de fator de necrose tumoral alfa (TNF-α) quase não têm efeito.

A DIRA, deficiência do antagonista do receptor de IL-1, é caracterizada por lesões ósseas estéreis destrutivas de início precoce (osteíte e periostite) e pustulose estéril da pele. Se não for tratada, ela causa uma síndrome de resposta inflamatória sistêmica grave e insuficiência respiratória em razão da falta de antagonista do receptor de IL-1 funcional e, subsequentemente, sinalização não controlada de IL-1-β. O tratamento com antagonista do receptor de IL-1 recombinante resulta em melhora imediata e controle da doença.

Artrite piogênica, pioderma gangrenoso e acne (PAPA) são causadas por mutação no gene PSTPIP1, envolvido na regulação do citoesqueleto de actina. PSTPIP1 se liga à pirina, um regulador central negativo do inflamassoma *NLRP3*. As opções terapêuticas para PAPA são esteroides locais e/ou sistêmicos, bloqueadores de TNF-α e agentes bloqueadores de IL-1.

Entre as demais deficiências genéticas potencialmente relacionadas ao CRMO, estão o querubismo, causado por mutações no gene SH3BP221; e a hipofosfatasia, que resulta de um defeito no gene que codifica para fosfatase alcalina não específica de tecido.

OCNB/OMRC esporádica

Existe uma aparente predisposição genética por *clusters* familiares de OCNB/OMRC e incidência de cerca de 50% de associação de condições inflamatórias como IBD e psoríase nos pacientes e em seus parentes de 1º grau. Assim, a fisiopatologia e a herança da OCNB/OMRC esporádica parecem ser complexas, em que a combinação de alelos ou a variabilidade individual resultam em fenótipos diferentes a depender dos fatores ambientais.

A inflamação óssea pode ser o resultado da expressão desequilibrada de citocinas de células imunes inatas e subsequente diferenciação e ativação de osteoclastos, resultando em remodelação óssea e perda óssea inflamatória.

O conhecimento mais difundido da OCNB/OMRC se baseia em um desbalanço entre citocinas pró-inflamatórias e anti-inflamatórias.

Em uma revisão sistemática de 2017, foi encontrado que, no momento do diagnóstico, os pacientes virgens de tratamento com OMRC (a forma mais grave de OCNB) exibem níveis séricos aumentados de citocinas pró-inflamatórias IL-6 e TNF-α, enquanto a citocina imunorreguladora IL-10 não foi detectada. Essa observação, juntamente com a suposição de que OCNB/OMRC pode ser uma doença autoinflamatória, resultou em esforços científicos visando a expressão de citocinas de células do sistema imunológico inato, nomeadamente monócitos.

Foi demonstrada uma deficiência de expressão de IL-10 e IL-19 por monócitos na OMRC (citocina reguladora) em resposta à estimulação de TLR-4 com lipopolissacarídeos

(LPS) em decorrência de alterações na sinalização de proteinaquinase ativada por mitógeno (MAP-quinase) e quinase regulada por sinal extracelular-1 (Erk-1-quinase). Essas alterações resultam em ativação prejudicada e transporte nuclear da proteína de sinalização do fator de transcrição SP-1 e, subsequentemente, alteração do recrutamento de SP-1 para o promotor de IL-10.

Além disso, a ativação de ERK atenuada resulta em fosforilação reduzida da histona H3S10 no promotor IL10, uma modificação epigenética de ativação. A remodelação epigenética perturbada e a ligação reduzida do fator de transcrição ao promotor IL-10 resultam em expressão prejudicada de IL-10 e uma interrupção da expressão equilibrada de citocinas pró-inflamatórias e anti-inflamatórias. Isso também causará diminuição de IL-19, que, juntamente com a IL-10, controla a ativação do inflamassoma e a liberação de IL-1-β.

Scianaro *et al.* sugeriram aumento da ativação do inflamassoma de *NLRP3* contribuindo para o fenótipo inflamatório em OMRC, mostrando aumento da expressão de mRNA dos componentes do inflamassoma (ASC, *NLRP3*, caspase-1), bem como aumento da transcrição e na liberação de IL-1-β de células mononucleares do sangue periférico de OMRC de pacientes com doença ativa comparados a pacientes com doença inativa e controles após estimulação com LPS.

Já a sinalização por JNK e p38 MAPK está normal, ocasionando a expressão gênica de citocinas pró-inflamatórias (TNF-α, IL-6, IL-1β, IL-20). Estas aumentam a interação entre RANK (receptor ativador do fator nuclear-κB)/RANKL (ligante) nas células precursoras de osteoclastos, induzindo a ativação e a diferenciação destes. As interações entre RANK e RANKL resultam na diferenciação e na ativação dos osteoclastos e podem, portanto, contribuir para a perda óssea inflamatória na OCNB. No entanto, o envolvimento desses eventos moleculares na OCNB ainda precisa ser comprovado cientificamente.

Fatores genéticos

A CRMO em humanos pode ser modelada em camundongos PSTPIP2-cmo, que carregam uma mutação missense no gene da proteína 2 que interage com a prolinasserina-treonina-fosfatase (PSTPIP2). Até o momento, a contribuição molecular exata das mutações PSTPIP2 para a inflamação óssea estéril permanece um tanto obscura. A inibição da sinalização do receptor de IL-1-β e IL-1 (IL-1R) mostrou proteger completamente contra a doença em camundongos PSTPIP2-cmo, sugerindo que a inibição de IL-1-β, IL-1R ou de seus reguladores a montante pode beneficiar pacientes com doença óssea autoinflamatória.

Cox *et al.* demonstraram recentemente que FBLIM1, gene que codifica para uma proteína envolvida na regulação da remodelação óssea, poderia estar envolvido na patogênese da inflamação óssea estéril. Os autores, detectaram uma mutação no domínio de ligação à filamina de FBLIM1, via sequenciamento de todo o exoma, em uma criança afetada com pais consanguíneos; tendo também sequenciado um segundo paciente com uma variante de frameshift distinta.

Este fato foi reforçado por d'Adamo *et al.* que avaliaram 80 pacientes com diagnóstico de OCNB, com 22,5% (18) pacientes apresentando ao menos uma variante do gene FBL1M1, com encontro de 11 variantes raras no total, 5 em regiões codificadoras e 6 intrônicas, demonstradas extremamente raras nos controles saudáveis, reforçando seu possível papel patogênico.

Foi sugerido que a proteína 1-LIM de ligação à filamina (FBLIM1) atua como uma molécula anti-inflamatória que controla a remodelação óssea por meio da regulação da ativação de RANKL via fosforilação ERK1/2. No nível transcricional, a expressão de FBLIM1 é regulada pelo fator de transcrição STAT3. Uma vez que a citocina imunorreguladora IL-10 induz a ativação de STAT3, os blocos de haplótipos, supramencionados, dentro do promotor de IL10 podem estar envolvidos na fisiopatologia de OCNB.

FBLP1 é um regulador-chave do citoesqueleto. Ele é recrutado para contatos de matriz celular em resposta à adesão e localiza-se no sítio da betacatenina nas junções celulares epiteliais e endoteliais. Por meio de interações com vários parceiros de ligação, incluindo filamina, FBLP1 junta as estruturas de adesão celular ao citoesqueleto de actina.

A proteína compete com integrina β pela ligação de filamina e promove a ativação da integrina em neutrófilos, bem como homeostase óssea. Portanto, uma mutação no domínio de ligação à filamina de FBLP1 pode interromper a ligação FBLP1-FLN, resultando na ativação aberrante da integrina em neutrófilos e na inflamação estéril.

Assim, verifica-se que é provável que OCNB/OMRC resulte de defeitos em várias sinalizações e vias que controlam a expressão de componentes regulatórios imunológicos importante em vez de um único defeito de via. Ainda precisamos definir os defeitos moleculares subjacentes para esses desarranjos.

Manifestações clínicas

O diagnóstico da OCNB é de exclusão e baseia-se em manifestações clínicas, exames de imagens e cultura de biópsia óssea negativa. O sintoma típico é de dor com ou sem flogose no sítio da lesão óssea. Histológica e radiograficamente, as lesões ósseas mimetizam osteomielite, mas as biópsias são estéreis e as manifestações clínicas melhoram com o uso de fármacos anti-inflamatórios. As lesões ósseas tendem a se agrupar, em 75% dos casos, em torno das metáfises e podem ocorrer em localizações atípicas às encontradas nas osteomielites bacterianas Os mais comuns sítios de OCNB são: fêmur; tíbia; pelve; calcâneo; tornozelo; vértebra; e clavícula. Um padrão unifocal da doença pode se estabelecer em 10% a 20% dos pacientes. Pacientes com osteomielite crônica não-bacteriana (CNO) têm frequentemente outras condições inflamatórias associadas, e as mais frequentes incluem doença inflamatória intestinal, acne, espondilite anquilosante e psoríase. As provas de atividade inflamatória nesses pacientes podem ser discreta a moderadamente elevadas ou normais.

Imagem na osteomielite crônica não bacteriana

Exames de imagens são extremamente importantes para o diagnóstico de OCNB. Radiografia convencional, cintilografia óssea e/ou ressonância magnética são geralmente utilizadas para detectar lesões e identificação de multifocalidade. Achados radiográficos típicos se caracterizam por lesão lítica na região metafisária e evolução para esclerose ou hiperostose, os achados radiográficos podem inexistir nas fases iniciais.

A tomografia computadorizada pode detectar lesões, mas não é recomendada, pois expõe crianças a níveis significativos de radiação. A ressonância magnética (RM) de corpo inteiro é um método utilizado para detectar lesões assintomáticas, casos indeterminados de OCNB, monitorização de atividade de doença e resposta à terapia, sem irradiação ionizante. As lesões são mais bem visualizadas na sequência STIR, especialmente no envolvimento subclínico da coluna, sinovites de articulações adjacentes e sacroileítes. O comprometimento de pequenas juntas das mãos e pés, de costelas e de articulações esternoclavicular e costovertebral é, entretanto, pouco detectado com a RM de corpo inteiro.

Histopatologia

Se o diagnóstico permanece incerto, a biópsia óssea deve ser realizada para excluir outras condições. O diagnóstico diferencial inclui malignidade hematológica, tumor ósseo benigno, tumor ósseo maligno, doenças ósseas metabólicas (hipofosfatasia, osteoartropatia hipertrófica), doenças genéticas (DIRA, PAPA, síndrome de Majeed, querubismo) e infecções.

Os achados histológicos da OCNB variam entre os pacientes afetados, dependendo do período da lesão. Se é uma lesão óssea inicial, há predomínio de neutrófilos e monócitos/macrófagos. Com o evoluir da lesão, infiltrados de linfócitos e células plasmáticas podem ser identificados, resultantes de ativação do sistema imune adaptativo. Após meses ou anos de inflamação, o aspecto predominante é de fibrose óssea na ausência de células imunes. Vários estágios, entretanto, podem coexistir no mesmo paciente e, por definição, a cultura da biópsia é negativa, sem demonstração de micro-organismos.

Tratamento

O tratamento de pacientes com OCNB/OMRC se baseia em opinião de especialistas, relatos de casos e pequenas séries de casos. Os anti-inflamatórios não esteroidais (AINE) são usados como agentes de 1ª linha em pacientes sem envolvimento da coluna vertebral. Os AINE inibem a enzima cicloxigenase (COX) e a formação do inflamassoma. As prostaglandinas, que são dependentes da ciclo-oxigenase, estão envolvidas na diferenciação e ativação dos osteoclastos. Os AINE atuariam, portanto, nesses processos. O papel dos AINE na OCNB mostra consistência em várias coortes. Girschick *et al.*, em seguimento de 30 crianças com OCNB, encontraram resultados favoráveis com o uso de naproxeno. Porém, multifocalidade ou recorrências frequentes podem requerer uso de corticosteroides. Estudo prospectivo em adolescentes diagnosticados com OCNB e tratados com AINE mostrou completa resposta ao naproxeno em 43% dos casos após 6 meses de tratamento. Entretanto, 41% dos pacientes mostraram recorrência radiológica, sendo 67% deles assintomáticos. Recente estudo retrospectivo multicêntrico mostrou o uso de AINE em 81% dos casos como 1ª linha no tratamento de crianças e adolescentes com OCNB, seguido por bisfosfonatos, em 61% dos casos. O tratamento foi escalonado para anti-TNF quando a resposta aos bisfosfonatos era subótima.

Na falta de resposta ao uso de AINE, portanto, outros fármacos podem ser utilizados no tratamento desses pacientes, como os corticosteroides, drogas reumáticas modificadoras de doença (DMARD: metotrexato e sulfassalazina), imunobiológicos anti-TNF e os bisfosfonatos. Os corticosteroides, por intermédio da inibição da fosfolipase A1, reduzem a produção de prostaglandinas. Além disso, reduzem a expressão de citocinas pró-inflamatórias reguladas pelo fator de transcrição NFkB, que incluem IL-1, IL-6 e anti-TNF-α atuam rapidamente na atividade inflamatória, mas raramente induzem remissão a longo prazo. Na prática clínica, o uso de 2 mg/kg/dia de prednisona pode ser administrado por 5 a 10 dias em adição aos AINE. A prednisona também pode ser usada em baixas doses (0,1 a 0,2 mg/kg/dia) concomitante aos DMARD, funcionando como ponte, até que esses fármacos atuem completamente. O uso de DMARD não biológicos, como metotrexato e sulfassalazina, também pode ser efetivo em alguns pacientes. Entretanto, a maioria dos dados existentes na literatura é retrospectiva e com poucos números de pacientes, o que inviabiliza clareza sobre o real papel desses agentes nessa condição.

Como existe uma expressão elevada de citocina pró-inflamatória TNF-α no soro e em monócitos de pacientes com OCNB, inibidores de TNF-α têm sido usados no tratamento desses pacientes, com remissão clínica e radiológica em muitos casos. Entretanto, pelo alto custo, é utilizado nos casos refratários ao tratamento já preconizado. O bloqueio de outras citocinas também vem sendo realizado em alguns casos mostrando benefícios. Como a IL-1-β está envolvida na fisiopatologia da OCNB, o uso de anakinra, antagonista do receptor da IL-1 humana, tem sido preconizado em alguns casos. Além disso, o bloqueio de IL-1 mostrou eficácia na síndrome DE Majeed, autossômica recessiva, caracterizada por OMRC, anemia microcítica congênita diseritropoiética, febre e dermatose neutrofílica, causada por mutação no gene LPIN2.

O pamidronato também tem sido utilizado no tratamento da OCNB. O racional para o seu uso é que atua inibindo reabsorção óssea E tem efeito analgésico e efeito inibitório sobre citocinas pró-inflamatórias. Miettunem *et al.* avaliaram o uso de pamidronato em nove pacientes e todos responderam ao tratamento. Quatro pacientes tiveram recorrência 12 a 18 meses após seu primeiro curso de pamidronato, mas responderam a um novo curso do medicamento. Terapia com pamidronato pode ter um particular benefício em lesões da coluna e fraturas vertebrais. Dois regimes de tratamento têm sido relatados e são usados na prática clínica: 1 mg/kg/dose (máximo 60 mg/dose) a cada mês ou 1 mg/kg/dose (máximo 60 mg/dose) por 3 dias consecutivos a cada 3 meses por 9 a 12 meses. Pela possibilidade de efeitos adversos, como osteonecrose de mandíbula, e pela ausência de estudos a longo prazo do uso de bisfosfonatos na população pediátrica, a recomendação é que esta terapêutica possa ser considerada nos casos refratários ou em pacientes com envolvimento da coluna vertebral e dano estrutural.

Na ausência de estudos prospectivos, controlados e randomizados no tratamento da OCNB e pela grande variabilidade de condutas na prática clínica, um consenso de diagnóstico e tratamento foi realizado por um subgrupo dentro do Childhood Arthritis and Rheumatology Research (CARRA), especializado em OCNB. Esse consenso se baseou nas melhores evidências disponíveis e na prática clínica. O objetivo foi limitar a variação da prática de tratamento para permitir que pesquisadores conduzam estudos prospectivos comparativos de eficácia. Três consensos de tratamento foram desenvolvidos para pacientes pediátricos com OCNB refratária aos AINE e/ou com envolvimento de coluna vertebral.

Conclusão

A OCNB é uma doença óssea autoinflamatória caracterizada por dor, edema, deformidade óssea e, em alguns casos, com consequente fratura patológica. Sua fisiopatologia ainda não é completamente compreendida, mas a desregulação da expressão de citocinas oriundas de células constituintes da imunidade inata tem um papel central no fenótipo inflamatório da OCNB. Ainda não se dispõem de biomarcadores específicos que ajudem no seu diagnóstico. Portanto, para critério diagnóstico, utilizam-se as manifestações clínicas, as características de exames de imagem e a cultura negativa para micro-organismos à biópsia óssea. É muito importante o diagnóstico diferencial nessa condição e o seu tratamento permanece desafiador. Protocolos prospectivos de fármacos são necessários para se avaliar melhor desfecho nesses pacientes.

Perspectivas

Estudos translacionais têm vislumbrado potenciais alvos de tratamento na OCNB. Pacientes com ativação alterada de proteinaquinases, podem ter um direcionamento terapêutico nessas enzimas, como inibição de quinase Src em pacientes com mutação do gene FGR. O envolvimento de mastócitos na inflamação óssea pode gerar ensaios com inibidores de mastócitos na OCNB. Alterações no microbioma murino alteram os desfechos da OCNB em camundongo e a OCNB em humanos pode estar associada a alterações de microbioma, especialmente nos pacientes que evoluem com acne e doença inflamatória intestinal.

Bibliografia

Abe K, Cox A, Takamatsu N, Velez G, Laxer RM, Tse SMI, et al. Gain-of-function mutations in a member of the Src family kinases cause autoinflammatory bone disease in mice and humans. Proc Natl Acad Sci USA. 2019;11(24):11872-7.

Aksentijevich I, Masters SL, Ferguson PJ, Dancey P, Frenkel J, van Royen-Kerkhoff A, et al. An autoinflammatory disease with deficiency of the interleukin-1-receptor antagonist. N Engl J Med. 2009;360:2426-37.

Al Mosawi Z, Madan W, Al Moosawi B, Al-Wadaei S, Naser H, Ali F. Dramatic response of familial majeed syndrome to interleukin-1 antagonist therapy: case report. Arch Rheumatol. 2019;34(3):352-6.

Beck C, Morbach H, Beer M, Stenzel M, Tappe D, Gattenlöhner S, et al. Chronic nonbacterial osteomylitis in chidhood: prospective follow-up during the first year of anti-inflammatory treatment. Arthritis Res Ther. 2010;12:R74.

Bhat CS, Anderson C, Harbinson A, McCann L, Roderick M, Finn A, et al. Chronic non bacterial osteitis – a multicentre study. Pediatric Rheumatology. 2018;16:74.

BjOrksten B, Boquist L. Histopathological aspects of chronic recurrent multifocal osteomyelitis. J Bone Joint Surg Br. 1980;62:376-80.

Borzutzky A, Stern S, Reiff A, et al. Pediatric chronic nonbacterial osteomyelitis. Pediatrics. 2021;130:e1190-7.

Catalano-Pons C, Comte A, Wipff J, et al. Clinical outcome in children with chronic recurrent multifocal osteomyelitis. Rheumatology (Oxford). 2008;47:1397-9.

Chen Z , Cheng L, Feng G. Bone inflammation and chronic recurrent multifocal osteomyelitis. Eur Rev Med Pharmacol Sci. 2018;22:1380-6. doi: 10.26355/eurrev_201803_14482.

Cox AJ, Darbro BW, Laxer RM, Velez G, Bing X, Finer AL, et al. Recessive coding and regulatory mutations in FBLIM1 underlie the pathogenesis of chronic recurrent multifocal osteomyelitis (CRMO). PLoS One. 2017;12:e0169687.

d'Adamo AP, Bianco AM, Ferrara G, et al. High prevalence of rare FBLIM1 gene variants in an Italian cohort of patients with chronic non-bacterial osteomyelitis (CNO). Pediatr Rheumatol Online J. 2020;18(1):55.

Daniels MJ, Rivers-Auty J, Schilling T, Spencer NG, Watremez W, Fasolino V, et al. NSAIDs inhibit the NLRP3 inflammasome and protect Against Alzheimer's disease in rodent models. Nat Commun. 2016;7:12504.

Das M, Ithychanda SS, Qin J, Plow EF. Migfilin and filamin as regulators of integrin activation in endothelial cells and neutrophils. PLoS One. 2011;6:e26355.

Ferguson PJ, Bing X, Vasef MA, Ochoa LA, Mahgoub A, Waldschmidt TJ, et al. A missense mutation in pstpip2 is associated with the murine autoinflammatory disorder chronic multifocal steomyelitis. Bone. 2006;38:41-7.

Fritz J, Tzaribatchev N, Claussen CD, et al. Chronic recurrent multifocal osteomyelitis: comparison of whole-body MR imaging with radiography and correlation with clinical and laboratory data. Radiology. 2009;252:842-51.

Girschick HJ, Huppertz HI, Harmsen D, Krauspe R, Muller-Hermelink HK, Papadopoulos T. Chronic recurrent multifocal osteomyelitis in children: diagnostic value of histopathology and microbial testing. Hum Pathol. 1999;30:59-65.

Girschick HJ, Raab P, Surbaum S, Trusem A, Kirschener S, Schneider P, et al. Chronic non-bacterial osteomyelitis in chidren. Ann Rheum Dis. 2005;64:279-85.

Girschick HJ, Zimmer C, Klaus G, et al. Chronic recurrent multifocal Osteomyelitis: what it is and how should it be treated? Nat Clin Pract Rheumatol. 2007;3:733-8.

Gleeson H, Wiltshire E, Briody J, et al. Childhood chronic recurrent multifocal osteomyelitis: pamidronate therapy decreases pain and improves vertebral shape. J Rheumatol. 2008;35:707-12.

Guérin-Pfyffer S, Guillaume-Czitrom S, Tammam S, et al. Evaluation of chronic recurrent multifocal osteitis in children by whole-body magnetic ressonance imaging. Joint Bone Spine 2012;79:616-20.

Hedrich CM, Morbach H, Reiser C, Girschick HJ. New insights into adult and paediatric chronic non-bacterial osteomyelitis CNO. Current Rheumatology Reports. 2020;22:52.

Herlin T, Fiirgaard B, Bjerre M, Kerndrup G, Hasle H, Bing X, et al. Efficacy of anti-IL-1 treatment in Majeed syndrome. Ann Rheum Dis. 2013;72:410-3.

Herlin T, Fiirgaard B, Bjerre M, Xerndrup G, Hasle H, Bing X, et al. Efficacy of anti-IL-1 treatment in Majeed syndrome. Ann Rheum Dis. 2013;72(3):410-3.

Hofmann SR, Kapplusch F, Girschick HJ, Morbach H, Pablik J, Ferguson PJ, et al. Chronic recurrent multifocal osteomyelitis (CRMO): presentation, pathogenesis, and treatment. Curr Osteoporos Rep. 2017;15(6):542-54. doi: 10.1007/s11914-017-0405-9.

Hofmann SR, Kapplusch F, Mäbert K, Hedrich CM. The molecular pathophysiology of chronic non-bacterial osteomyelitis (CNO)-a systematic review. Mol Cell Pediatr. 2017;4(1):7. doi:10.1186/s40348-017-0073-y.

Hofmann SR, Schwarz T, Moller JC, Morbach H, Schnabel A, Rosen-Wolff A, et al. Chronic non-bacterial osteomyelitis is associated with impaired Sp1 signaling, reduced IL10 promoter phosphorylation, and reduced myeloid IL-10 expression. Clin Immunol. 2011;141:317-27.

Hospach T, Langendoerfer M, von Kalle T, et al. Spinal involvement in chronic recurrent multifocal osteomyelitis (CRMO) in childhood and effect of pamidronate. Eur J Pediatr. 2010;169:1105-11.

Jansson A, Renner Ed, Ramer J, et al. Classification of non-bacterial osteitis: retrospective study of clinical, immunological and genetic aspects in 89 patients. Rheumatology (Oxford). 2007;46:154-60.

Jansson A, Renner ED, Ramser J, Mayer A, Haban M, Meindl A, et al. Classification of non-bacterial osteitis: retrospective study of clinical, immunological and genetic aspects in 89 patients. Rheumatology (Oxford). 2007;46:154-60.

Jurik AG, Egund N. MRI in chronic recurrent multifocal osteomyelitis. Skeletal Radiol. 1997;26:230-8.
Khanna G, Sato TS, Ferguson P. Imaging of chronic recurrent multifocal osteomyelitis. Radiographics. 2009;29:1159-77.
King SM, Laxer RM, Manson D, Gold R. Chronic recurrent multifocal osteomyelitis: a noninfectious inflammatory process. Pediatr Infect Dis J. 1987;6:907-11.
Lukens JR, Gross JM, Calabrese C, Iwakura Y, Lamkanfi M, Vogel P, et al. Critical role for inflammasome-independent IL-1β production in osteomyelitis. Proc. Natl. Acad. Sci. U.S.A. 2014;111:1066-71. 10.1073/pnas.1318688111.
Lukens JR, Gurung P, Vogel P, Johnson GR, Carter RA, McGoldrick DJ, et al. Dietary modulation of the microbiome affects autoinflammatory disease. Nature. 2014;516(7530):246-9.
Miettunen PM, Wei X, Kaura D, Reslan WA, Aguirre NA, Kellner JD. Dramatic pain relief and resolutions of boné inflammation following pamidronate 1n 9 pediatric patients with persistente chronic recurrent multifocal osteomyelitis (CRMO). Pediatr Rheumatol. 2009;7:2.
Morbach H, Hedrich CM, Beer M, Girschick HJ. Autoinflammatory bone disorders. Clin Immunol. 2013;147:185-96.
Omenetti A, Carta S, Caorsi R, Finetti M, Marotto D, Lattanzi B, et al. Disease activity accounts for long--term efficacy of IL-1 blockers in pyogenic sterile arthritis pyoderma gangrenosum and severe acne syndrome. Rheumatology (Oxford) 2016;55:1325-35.
Pardeo M, Pires Marafon D, Messia V, Garganese MC, De Benedetti F, Insalaco A. Anakinra in a cohort of children with chronic nonbacterial osteomyelitis. J Rheumatol. 2017;44(8):1231-38.
Probst FP, Bjorksten B, Gustavson KH. Radiological aspects of chronic recurrent multifocal osteomyelitis. Ann Radiol (paris). 1978;21:115-25.
Sato TS, Ferguson PJ, Khanna G. Primary multifocal osseous lymphoma in a child. Pediatr Radiol. 2008;38:1338-41.
Schnabel A, Range U, Hahn G, Berner R, Hedrich CM. Treatment response and longterm outcomes in children with chronic non-bacterial osteomyelitis. J Rheumatol. 2017;44:1058-65.
Schnabel A, Range U, Hahn G, Siepmann T, Berner R, Hedrich CM. Unexpectedly high incidence of chronic non-bacterial as compared to bacterial osteomyelitis in children. Rheumatol Int. 2016;36(12):1737-45.
Scianaro R, Insalaco A, Bracci LL, De Vito R, Pezzullo M, Teti A, et al. Deregulation of the IL-1beta axis in chronic recurrent multifocal osteomyelitis. Pediatr Rheumatol Online J. 2014;12:30.
Stern SM, Ferguson PJ. Autoinflammatory Bone Diseases. Rheum Dis Clin North Am. 2013;39.
Twilt M, Laxer RM. Clinical care of children with sterile bone inflammation. Curr Opin Rheumatol. 2011;23:424-31.
Vittecoq O, Said LA, Michot C, Mejjad O, Thomine JM, Mitrofanoff P, et al. Evolution of chronic recurrent multifocal osteitis toward spondylarthropathy over the long term. Arthritis Rheum. 2000;43:109-19.
Wu C. Migfilin and its binding partners: from cell biology to human diseases. J Cell Sci. 2005;118:659-64.
Young S, Sharma N, Lee JH, Chitu V, Neumeister V, Sohr E, et al. Mast cells enhance sterile inflammation in chronic nonbacterial osteomyelitis. Dis Model Mech. 2019;12:8.
Zhao DY, McCann L, Hahn G, Hedrich CM. Chronic nonbacterial osteomyelitis (CNO) and chronic recurrent multifocal osteomyelitis (CRMO). Journal of Translational Autoimmunity. 2021;100095.
Zhao DY, Wu EY, Oliver MS, Cooper AM, Basiaga ML, Vora SS, et al. Consensus treatment plans for chronic nonbacterial osteomyelitis refractory to nonsteroidal anti-inflammatory drugs and/or with active spinal lesions. Arthritis Care Res (Hoboken).2018;70(8):1228-37.

Capítulo 21

Doenças Inflamatórias Intestinais de Início Muito Precoce

Ricardo Katsuya Toma • Daniel Machado Baptista • Adriana Ribas Andrade

Introdução

As doenças inflamatórias intestinais (DII), representadas principalmente pela doença de Crohn (DC) e pela retocolite ulcerativa (RCU), apresentam incidência/prevalência crescente e permanecem até o momento sem cura, demandando aumento progressivo dos custos em Saúde. No Ocidente, a incidência e a prevalência das DII têm aumentado consideravelmente nos últimos 50 anos, de 8 a 14 para 120 a 200 por 100 mil habitantes para a RCU e de 6 a 15 a 50 a 200 por 100 mil habitantes para DC (1 a 4), com aumento importante dos custos em Saúde. Na América do Norte, mais de 2 milhões de habitantes são acometidos pelas DII com estimativa de 4 milhões em 2030; entretanto, para uma parcela de pacientes com DII de início precoce, a prevenção de fatores de risco associados pode não ter um impacto tão importante uma vez que a assinatura genética tem um peso bem maior.

A etiologia das DII permanece incerta e acredita-se que seja multifatorial, versando sobre áreas recentemente caracterizadas como imunoma, metaboloma, epigenoma e microbioma, em que classicamente há uma resposta imune aberrante frente a alterações da microbiota intestinal em indivíduos geneticamente predispostos. De acordo com estudos na fase pré-clínica da doença, os fatores ambientais mais relacionados às DII são estilo de vida ocidentalizado, com consumo de alimentos ultraprocessados (riscos em açúcares, sódio, gordura trans, emulsificantes, conservantes e aditivos) e refrigerantes, tabagismo, urbanização, privação do contato com ambiente rural e com animais, poluição, hiper-higienização comprometendo a diversidade da microbiota, amamentação prejudicada com desmame precoce e uso de medicamentos como anti-inflamatórios, anticoncepcionais orais e antibióticos em larga escala.

Essa microbiota persistentemente alterada ocasiona uma imunodesregulação frente a bactérias comensais do intestino (p. ex., lipopolissacarídeos da parede das bactérias Gram-negativas), culminando com perda da diversidade da microbiota, aumento da permeabilidade intestinal, diminuição da camada de muco que protege da hiperexposição aos antígenos luminais e hiperativação do sistema imunológico e de citocinas inflamatórias como interleucina (IL) 1, IL12, IL23 e fator de necrose tumoral alfa (TNF-α).

A disbiose pronunciada com aumento de bactérias pró-inflamatórias como as do philo Proteobacteria (enterococos e *E. coli*) e a diminuição de bactérias anti-inflamatórias como as dos filos Firmicutes (classe Clostridia como *F. prausnitzii*, Roseburia), Bacterioidetes e Actinobacterias (Bifidobacterium) também contribuem com o processo inflamatório. Esse processo resulta na perpetuação da resposta inflamatória exacerbada com formação de ulcerações em qualquer parte do trato digestivo como na DC e no cólon e/ou reto, como na RCU, produzindo sintomas como diarreia, sangramento nas fezes, dor abdominal, perda ponderal, febre, entre outros sintomas.

No passado recente, acreditava-se que a fisiopatogenia das DII estava relacionada apenas à disfunção da resposta imune adaptativa, com diminuição da atividade dos linfócitos T regulatórios (Treg), responsáveis pela tolerogênese. Desse modo, haveria estímulo à diferenciação do linfócito T *naïve* a partir de citocinas pró-inflamatórias em dois tipos principais de resposta: (Th1) na DC, a partir do estímulo de IL-2, IL-27, IFN, TNF e (Th2) na RCUI, a partir do estímulo da IL-4, IL-5 e IL-13, principalmente. Com a evolução da imunologia, novas descobertas de mutações associadas ao sistema imune adaptativo, como a mutação do gene IL-23R que estimula a via Th17 por meio da IL-17 ligada às células T regulatórias (Treg), foram feitas além de mutações que envolvem alterações na resposta imune inata. Dessa forma, as DII, em virtude de sua ampla heterogeneidade, são consideradas desordens de imunodesregulação.

A atribuição de um componente genético na etiopatogenia das DII foi uma crescente com o projeto genoma. A observação de que gêmeos monozigóticos apresentavam um risco em torno de 25% a 67% de desenvolver DII, concordância maior na DC, fez a atenção se voltar ao entendimento e sequenciamento dos genes envolvidos com a DII. Isso, agregado aos estudos de populações com prevalência quatro vezes maior de DC como os judeus asquenazes, em que foram detectadas mutações dos genes NOD2 e LRRK2, resultou em que o componente genético na etiopatogenia das DII ganhasse atenção, já sendo identificados mais de 250 *loci* de susceptibilidade para as DII. Ter um familiar com DII representa o fator de risco mais importante para o desenvolvimento de DC ou RCU.

O polimorfismo do gene *NOD2/CARD15* foi um dos primeiros mecanismos implicados na etiopatogenia da DC, conforme estudo de Hampe J *et al.* Esse gene funciona como um sensor intracelular para componentes de bactérias Gram-positivas e negativas, modulando a resposta inflamatória frente ao reconhecimento de componentes bacterianos lipopolissacarídeos (PAMP) ou não infecciosos (DAMP) e, por intermédio dos *toll-like receptors*, ocasiona a ativação do fator nuclear kB (NF-KB). Quando há perda de função desse gene, há inabilidade em se ativar o NF-KB com uma resposta inflamatória subsequente exacerbada mediante a hiperprodução de IL1, IL6, IL-18 e IL-12, determinando na DC, por exemplo, um perfil mais agressivo com início mais precoce, de localização ileal, fenótipo estenosante e/ou penetrante, com redução de defensinas entre outros fatores.

No grupo das doenças autoinflamatórias, mutações nesse gene NOD2 são atribuídas à síndrome de Blau, à própria DC e mais recentemente à síndrome de Yao ou doença autoinflamatória associada ao gene NOD2. Nesse último caso, a doença caracteriza-se pelo início por volta da 3ª década de vida, com predomínio em mulheres, com febre e/ou lesões cutâneas faciais recorrentes e ausência de doença inflamatória intestinal clássica. Também se observam outros sintomas sistêmicos, como síndrome de Sicca, artralgia e artrite e úlceras orais, podendo haver também derrame pleural ou pericardite. O acompanhamento longitudinal desses pacientes permitiu também observar evolução para hipogamaglobulinemia, o que reforça a ideia de que há comprometimento imunológico complexo. Na perspectiva genética, nessa síndrome, classicamente encontra-se mutações na região intrônica do gene NOD2 ($IVS8^{+158}$) e/ou R702W, de forma heterozigótica composta, homozigótica ou heterozigótica.

Outras alterações da resposta imune inata já descritas na DII incluem a mutação do gene *ATG16L1* com impacto na autofagia, caracterizada pela digestão intracelular de componentes bacterianos e reconhecimento de epítopos como *não self;* dessa forma, disfunções nessa via podem predispor ao aparecimento de autoanticorpos e à diminuição da expressão da JAMA-A com disfunção da barreira intestinal por intermédio da perda de moléculas de adesão.

A real prevalência das DII monogênicas ainda é incerta no mundo. Em Centro de Referência Pediátrico Canadense, onde todas as crianças são submetidas ao exoma, há uma prevalência de 7,8% e 13,8% de DII monogênica em crianças menores de 6 e 2 anos, respectivamente. Em revisão sistemática publicada recentemente com dados de coortes de 31 países, Nambu *et al.* descrevem os principais genes envolvidos não só com DII de início precoce, mas também relacionados à DII monogênica na adolescência e na idade adulta, comprometendo cerca de um terço deles. Os autores chamam atenção para que se faça estudo genético nos pacientes refratários e com doença mais agressiva ao diagnóstico.

Numa classificação mais atualizada, as DII de início muito precoce ou *DII-like* são doenças monogênicas de padrão hereditário mendeliano, mais presentes em pacientes pediátricos (aqueles com diagnóstico antes dos 6 anos de idade), sexo masculino, principalmente com história de consanguinidade entre os pais e que geralmente apresentam perfil mais agressivo com envolvimento do intestino delgado e da região perianal, com maior índice de refratariedade ao tratamento. Uma anamnese bem-feita com história familiar detalhada atentando para desordens de imunodesregulação em familiares de 1º grau é importante. As manifestações clínicas são variadas, como febre periódica, infecções oportunistas recorrentes, pneumonias de repetição e manifestações extraintestinais (musculoesqueléticas, doença óssea metabólica, manifestações cutâneas, oculares, hepatobiliares, vasculares ou hematológicas).

As características clínicas diversas devem-se às muitas doenças genéticas já identificadas como causa das DII de início precoce e de caráter monogênico seguindo a herança Mendeliana. Com relação ao padrão hereditário, Ouahed *et al.* descrevem que a grande maioria dos pacientes (62%) apresentou herança autossômica recessiva; 27,2%, herança recessiva ligada ao X; 8,5%, herança autossômico dominante; e 2,3%, na forma heterozigótica-*like*. Para fins de classificação, atualmente, entre as DII de início muito precoce, destacam-se seis categorias, a seguir:

- **Defeitos da via de sinalização da IL10:** nesse grupo, podem-se citar as doenças relacionadas à IL-10 (mutações dos genes IL-10RA, IL-10RB, IL-10). A IL-10 é classicamente uma interleucina anti-inflamatória, a perda de função da IL-10 causa defeitos de fosforilação da STAT3 ou diminuição funcional da IL-10, com herança autossômica recessiva e fenótipo predominante de DC. Há apresentação de doença fistulizante perianal grave, artrite, eczema, foliculite e, muitas vezes, há progressão para linfoma de células B. Os achados histológicos são de infiltrado inflamatório, ulcerações profundas da mucosa e formação de abscessos de cripta.

- **Defeitos de imunorregulação:** poliendocrinopatia e enteropatia ligadas ao X (IPEX), uma síndrome de imunodeficiência primária com mutação do gene FOXP3 podendo apresentar herança genética ligada ao X, autossômica recessiva (IPEX-like e deficiência de MALT1) e autossômica dominante (IPEX-like). Clinicamente, apresenta quadros de enterocolite grave com atrofia vilositária de delgado e infiltração de eosinófilos, manifestação extraintestinal articular, alergia alimentar a múltiplos alimentos, diabetes do tipo I, nefropatia, tireoidite de Hashimoto, hepatite e anemia hemolítica autoimune e risco aumentado de neoplasias. Dependendo do tipo de herança genética, como nos casos de desordem autossômica dominante, pode haver dismorfismo facial e infecções graves.
- **Defeitos de células B e T:** nesse grupo, destacam-se: 1) as mutações do LRBA, autossômicas dominantes que cursam com enterocolite de Crohn-*like*, hipogamaglobulinemia/deficiência de IgA, baixos níveis de células Tregs CD25, podendo cursar com eritema nodoso, anemia hemolítica autoimune, insuficiência pancreática, esplenomegalia, uveíte; 2) as mutações do *CTLA4* com hipogamaglobulinemia e diminuição de células B de memória e associação com outras doenças autoimunes, citopenias, colangite esclerosante primária; SCID ou imunodeficiência combinada grave, condição clínica caracterizada por marcante comprometimento da resposta imune envolvendo linfócitos T e/ou B e/ou células NK, que resulta em aumento da susceptibilidade a infecções, enterocolite com ou sem comprometimento perianal, com alta taxa de mortalidade em crianças acometidas; 3) a síndrome de Wiscott Aldrich, também de herança ligada ao X, apresenta doença retocolite-*like* com trombocitopenia, dermatite atópica, anemia hemolítica autoimune, artrite, infecções bacterianas e virais, risco de neoplasias.
- **Defeitos de fagocitose:** nesse grupo, pode-se citar: 1) glicogenose 1b, doença autossômica recessiva que apresenta neutropenia ou disfunção de neutrófilos com predisposição a infecções, hipoglicemia, hiperuricemia e hiperlipidemia, inflamação crônica não específica; 2) doença granulomatosa crônica, a qual apresenta perda da função do neutrófilo com recorrentes infecções por organismos catalase-positivos, fístulas perianais, eczema, coriorretinite, gastrite por obstrução de via de saída. No histopatológico, há colite e enterite com formação de granulomas.
- **Condições hiper e autoinflamatórias:** destacam-se: 1) síndrome XIAP – classicamente, há mutação do gene XIAP de herança ligada ao X, com fenótipo de doença de Crohn granulomatosa de cólon, com fístula perianal, esplenomegalia, colangite, abscesso de face, manifestação extraintestinal articular, hipogamaglobulinemia com infecções pelos vírus Epstein-Baar (EBV) e citomegalovírus (CMV); 2) deficiência da mevalonatoquinase, de herança autossômica recessiva, ocasionando febre recorrente, *rash*, síndrome de ativação macrofágica, poliartrite, hepatomegalia, quadros de colite e síndrome hipergamaglobulinemia D associada; 3) febre familiar do Mediterrâneo também entra nesse espectro, uma doença autossômica recessiva com mutação do gene *MEFV*, com fenótipo de colite com fissuras anais, hiperferritinemia importante, febre recorrente, *rash* e artralgia.

- **Defeitos de barreira epitelial:** nesse grupo, pode-se citar: 1) deficiência de TTC7A – há mutação no gene TTC7A de herança autossômica recessiva com enterocolite grave desde o nascimento, atresias intestinais múltiplas, hipoplasia do timo, imunodeficiência combinada grave, hipogamaglobulinemia e prejuízo na função das células NK; 2) deficiência ADAM-17 que apresenta enterocolite precoce, inflamação da pele de início neonatal, cabelo curto e quebradiço, falanges distais edemaciadas.
- **Outras:** nesse grupo misto, destacam-se: 1) síndrome tricô-hepatoentérica que apresenta enterocolite dentro das primeiras semanas de vida, restrição de crescimento intrauterino, cabelos secos, quebradiços e escassos, fronte ampla, alterações de pele, retardo mental, bronquietasia e anormalidades cardíacas; 2) síndrome de CHAPLE (do inglês, *CD55 deficiency with hyperactivation of complement, angiopathic thrombosis, and PLE*) que apresenta enterocolite com úlceras em íleo terminal, com enteropatia perdedora de proteínas, obstrução intestinal primária, edema, infecções recorrentes, tromboembolismo microangiopático. No histopatológico, o grupo apresenta linfangectasia intestinal e agregados linfoides na parede intestinal.

Diagnóstico das doenças inflamatórias intestinais de início precoce

As DII pediátricas são classificadas de acordo com a idade de início dos sintomas ou diagnóstico. A Classificação de Paris as divide segundo os seguintes parâmetros:

- Doença inflamatória de início precoce – quando, antes dos 10 anos de idade, os sintomas surgem ou o diagnóstico é estabelecido;
- Doença inflamatória de início muito precoce – quando, antes dos 6 anos de idade, os sintomas surgem ou o diagnóstico é estabelecido;
- Doença inflamatória infantil – quando, antes dos 2 anos de idade, os sintomas surgem ou o diagnóstico é estabelecido;
- Doença inflamatória neonatal – quando, no período neonatal (antes dos 28 dias de vida), os sintomas surgem ou o diagnóstico é estabelecido.

A adequada correlação do início dos sintomas com a idade do paciente permite caracterizá-lo ou não o paciente com o diagnóstico de doença inflamatória de início muito precoce posicionando-o em opções diagnósticas que possam apresentar o fenótipo de DII, sendo considerado com DII-símile. A hipótese diagnóstica de DII-símile resulta na necessidade da busca da etiologia genética dado o caráter genético monogênico associado à DII de início muito precoce.

Os sinais de alerta de imunodeficiência também devem ser considerados. Os erros inatos da imunidade constituem uma parcela importante do diagnóstico de doenças monogênicas associadas à DII de início muito precoce. O paciente com história de mais de quatro otites, de sinusites graves, mais de 2 meses de uso de antibiótico, mais de duas pneumonias, de atraso do crescimento ou perda de peso, de abscessos recorrentes, monilíase oral recorrente, necessidade de antibiótico venoso, infecções graves e história familiar de imunodeficiência merecem investigação. A atenção a esses sinais associada à história clínica e ao exame físico detalhados pode ajudar na condução diagnóstica do paciente. O diagnóstico diferencial com outras doenças de início precoce que causam diarreia crônica é importante, elas podem identificar quadros que causam diarreia crônica de início em lactentes e não são consideradas DII. A doença celíaca, a deficiência do transportador de glicose-galactose, a alergia à proteína do leite de vaca (APLV) e a abetalipoproteinemia são exemplos que têm processos diagnósticos e tratamentos distintos.

O passo seguinte no processo diagnóstico é a identificação de sinais e sintomas extraintestinais associados. Algumas doenças, como os erros inatos da imunidade, erros inatos do metabolismo ou síndromes autoinflamatórias, apresentam fenótipos como DII-símile; contudo, por terem etiopatogenia distintas, podem apresentar manifestações clínicas extraintestinais características, ajudando na definição diagnóstica. A glicogenose 1B é um exemplo. Os pacientes com glicogenose 1B apresentam hipoglicemia recorrente, hepatomegalia e neutropenia, podendo estar associado um quadro de DII-símile. Os pacientes com síndrome de Wiscott-Aldrich evoluem com plaquetopenia e DII-símile. A identificação clínica de uma doença genética específica é um passo importante no processo diagnóstico.

Importante ressaltar que o diagnóstico das doenças autoinflamatórias é clínico e a identificação do gene responsável é possível somente em 50% dos casos. Como doenças espectrais, as características clínicas em adultos ainda não são bem definidas e a dificuldade de diagnóstico genético, nessa faixa etária, é um desafio em razão das diversidades de manifestações clinicas, da etiologia poligênica da doença ou da mutação somente em células de linhagem somáticas. A DII de início muito precoce pode ser determinada por mutações genéticas monogênicas em 15% a 20% dos casos, sendo que até 85% dos casos ainda não teriam um padrão genético definido ou são realmente doenças de caráter poligênico como observado nos adolescentes e adultos. A dificuldade de definição diagnóstica e as poucas doenças de herança monogênicas caracterizadas geram a necessidade da delimitação das características do paciente candidato à investigação genética. Portanto, o paciente candidato em geral deve: ser menor que 6 anos; ter sido investigado e afastadas a colite alérgica, a doença celíaca e as gastroenterites infecciosas; apresentar sintomas extraintestinais como doença perianal, artrite, lesões de pele, uveite, foliculite, entre outros; ter comprometimento ponderoestatural; ter história familiar de DII; e ter sinais de alerta para imunodeficiências primárias. O respeito a essas etapas podem colaborar para o melhor direcionamento do estudo genético a ser solicitado.

Entre as estratégias de investigação genética, destacam-se o sequenciamento de Sanger (processo lento e de forma individual), painel de genes-alvo para desordens relacionadas ao intestino (em torno de mil genes), exoma (investiga cerca de 20 mil genes) e genoma (investiga cerca de 3 bilhões de pares, bialélicos).

Para análise funcional, é importante a solicitação de imunoglobulinas, de subtipagem de linfócitos (ideal é que se faça sem o uso de corticoesteroides), dosagem de anticorpos vacinais, avaliação de mitocondriopatia com diidrorodamina (DHR-123) e a dosagem de citocinas inflamatórias durante as crises, o que, muitas vezes, só é possível em protocolo de pesquisa. Já a análise funcinal-alvo avalia a expressão gênica a partir de alguns estímulos como a avaliação do receptor da ILA10 subsequente à fosforilação do STAT3 induzida pela ILA10, expressão de citocinas em resposta à estimulação pelo muramil dipepitídeo (MDP) na avaliação de síndrome XIAP e a expressão do FOXP3 por citometria de fluxo.

O estudo genético dependerá do quadro clínico e laboratorial apresentado. Uma definição fenotípica mais específica permite investigação mais direcionada com estudos genéticos mais simples, em que o gene-alvo é diretamente investigado ou, no máximo, encaminhar o paciente para realização de painéis genéticos específicos para imunodeficiências primárias ou para colites, por exemplo. Nesse caso, é possível reduzir o tempo e o custo do diagnóstico. No entanto, um quadro clínico inespecífico sem um estudo laboratorial que direcione a alguma suspeita específica exige estudos genéticos mais amplos como os sequenciamentos por exoma e genoma, aumentando o tempo e o custo da investigação diagnóstica, porém ampliando suas possibilidades na busca de doenças com fenótipos não muito específicos.

Quando é encontrado um resultado genético que não é compatível ou pouco específico com o fenótipo apresentado pelo paciente, faz-se necessária uma investigação funcional do gene encontrado. O paciente candidato já deve ter passado por uma triagem funcional inicial que consiste em hemograma, imunoglobulinas, perfil de linfócitos, diidrorodamina, autoanticorpos, anticorpos para vacinas, estudo histológico na busca de apoptoses na mucosa. Essa investigação inicial faz parte da definição clínica e laboratorial prévia ao estudo genético. Uma vez que seu quadro clínico não é claro e consistente com o gene encontrado, uma avaliação funcional é necessária e deve ser direcionada para o gene encontrado. Do ponto de vista de assistência médica, essa última etapa ainda está longe da nossa realidade, ficando restrita aos serviços de referência e pesquisa. A Figura 21.1 representa o fluxograma para investigação das DII de início precoce.

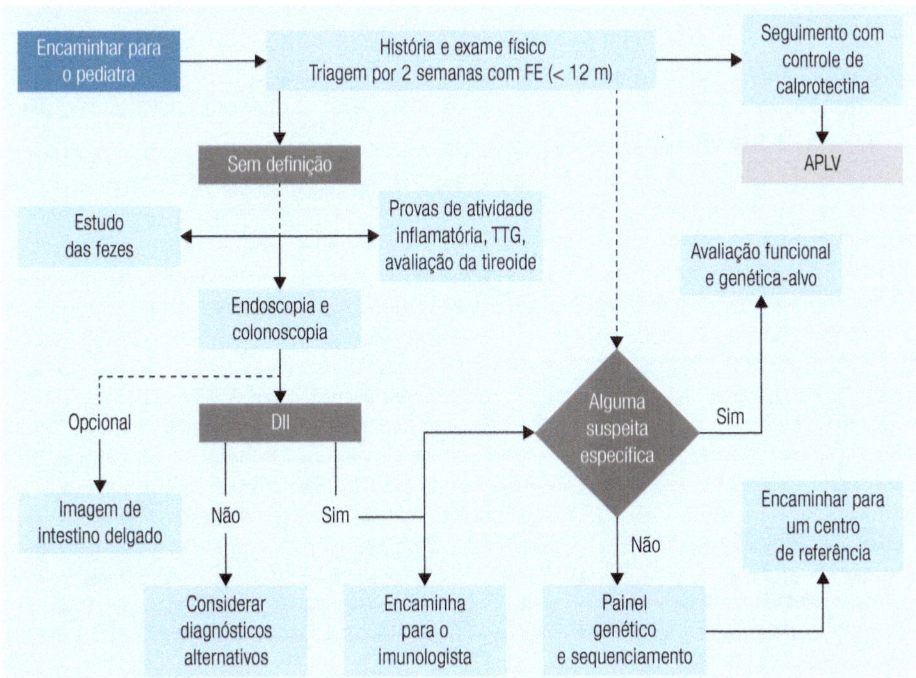

Figura 21.1. Processo diagnóstico da DII de início muito precoce.

APLV; alergia a proteína do leite de vaca; FE: fórmula elementar.

Fonte: Adaptada de Ouahed *et al.*, 2020.

Tratamento

Os pacientes com DII de início muito precoce com um diagnóstico definido por uma doença genética de herança monogênica devem ser direcionados para o tratamento e o manejo necessários para seu quadro específico. Pacientes com algumas imunodeficiências como os defeitos da via de sinalização da via da IL10, XIAP e doença granulomatosa crônica podem se beneficiar de transplante de células-tronco. As doenças como glicogenose 1B, consideradas erro inato do metabolismo, são tratadas com o uso do amido e filgastrim (Granulokine®) para estimular o aumento dos neutrófilos, com boa resposta para as crises de colite. A agamaglobulinemia ligada ao X pode ser tratada com a reposição de gamaglobulina.

A definição diagnóstica das DII de início muito precoce de caráter monogênico permite um tratamento direcionado, o aconselhamento genético adequado e o alívio das famílias que procuram uma explicação para um quadro, na maioria das vezes, grave e agressivo. A gravidade, a agressividade dos quadros e a raridade da maioria das doenças diagnosticadas exigem uma equipe especializada e multidisciplinar localizadas em hospitais terciários para oferecer a melhor cobertura terapêutica possível. Esse argumento é valido para os pacientes encaminhados para transplante.

O conhecimento da associação da DII de início muito precoce e o caráter genético de herança monogênica ainda é recente e muitos estudos são necessários para definir esses tipos de pacientes pediátricos. A gravidade, a resistência à terapêutica habitual e a possibilidade de outras opções terapêuticas tornam a definição diagnóstica do ponto de vista genético uma prioridade para esses pacientes. A melhor compreensão das características fenotípicas associada ao estudo genético e funcional adequado é primordial para o diagnóstico e o tratamento desses pacientes.

Bibliografia

Ahmed I, Roy BC, Khan SA, Septer S, Umar S. Microbiome, metabolome and inflammatory bowel disease. Microorganisms. 2016;4(2).

Al Nabhani Z, Dietrich G, Hugot JP, Barreau F. Nod2: the intestinal gate keeper. PLoS Pathog. 2017;13(3):e1006177.

Annese V. Genetics and epigenetics of IBD. Pharmacol Res. 2020;159:104892.

Bernstein CN. Review article: changes in the epidemiology of inflammatory bowel disease-clues for aetiology. Aliment Pharmacol Ther. 2017;46(10):911-9.

Brand EC, Klaassen MAY, Gacesa R, Vila AV, Ghosh H, de Zoete MR, et al. Healthy cotwins share gut microbiome signatures with their inflammatory bowel disease twins and unrelated patients. Gastroenterology. 2021.

Chauhan VS, Sterka DG, Furr SR, Young AB, Marriott I. NOD2 plays an important role in the inflammatory responses of microglia and astrocytes to bacterial CNS pathogens. Glia. 2009;57(4):414-23.

Cosnes J, Gower-Rousseau C, Seksik P, Cortot A. Epidemiology and natural history of inflammatory bowel diseases. Gastroenterology. 2011;140(6):1785-94.

Grateau G, Hentgen V, Stojanovic KS, Jéru I, Amselem S, Steichen O. How should we approach classification of autoinflammatory diseases? Nat Rev Rheumatol. 2013;9(10):624-9.

Grumach AS, Goudouris ES. Inborn errors of immunity: how to diagnose them? J Pediatr (Rio J). 2021 Apr 26;97:84-90.

Hampe J, Cuthbert A, Croucher PJ, Mirza MM, Mascheretti S, Fisher S, et al. Association between insertion mutation in NOD2 gene and Crohn's disease in German and British populations. Lancet. 2001;357(9272):1925-8.

Kaplan GG, Ng SC. Understanding and preventing the global Increase of inflammatory bowel disease. Gastroenterology. 2017;152(2):313-21.e2.

Kotze PG, Steinwurz F, Francisconi C, Zaltman C, Pinheiro M, Salese L, et al. Review of the epidemiology and burden of ulcerative colitis in Latin America. Therap Adv Gastroenterol. 2020;13:1756284820931739.

Mensa-Vilaro A, Teresa Bosque M, Magri G, Honda Y, Martínez-Banaclocha H, Casorran-Berges M, et al. Brief report: late-onset cryopyrin-associated periodic syndrome due to myeloid-restricted somatic NLRP3 mosaicism. Arthritis & Rheumatology (Hoboken, NJ). 2016;68(12):3035-41.

Nambu R, Muise AM. Advanced understanding of monogenic inflammatory bowel disease. Front Pediatr. 2020;8:618918.

Nambu R, Warner N, Mulder DJ, Kotlarz D, McGovern DPB, Cho J, et al. A systematic review of monogenic inflammatory bowel disease. Clin Gastroenterol Hepatol. 2022;20(4):e653-63.

Ouahed J, Spencer E, Kotlarz D, Shouval DS, Kowalik M, Peng K, et al. Very early onset inflammatory bowel disease: a clinical approach with a focus on the role of genetics and underlying immune deficiencies. Inflamm Bowel Dis. 2020;26(6):820-42.

Piovani D, Danese S, Peyrin-Biroulet L, Nikolopoulos GK, Lytras T, Bonovas S. Environmental risk factors for inflammatory bowel diseases: an umbrella review of meta-analyses. Gastroenterology. 2019;157(3):647-59.e4.

Pittayanon R, Lau JT, Leontiadis GI, Tse F, Yuan Y, Surette M, et al. Differences in gut microbiota in patients with vs without inflammatory bowel diseases: a systematic review. Gastroenterology. 2020;158(4):930-46.e1.

Stoffels M, Kastner DL. Old dogs, new tricks: monogenic autoinflammatory disease unleashed. Annu Rev Genomics Hum Genet. 2016;17:245-72.

Wallace KL, Zheng LB, Kanazawa Y, Shih DQ. Immunopathology of inflammatory bowel disease. World J Gastroenterol. 2014;20(1):6-21.

Zheng HB, de la Morena MT, Suskind DL. The growing need to understand very early onset inflammatory bowel disease. Front Immunol. 2021;12:675186.

Capítulo 22

Síndrome SIFD (Anemia Sideroblástica, Deficiência de Célula B, Febres Periódicas e Atraso de Neurodesenvolvimento)

Izelda Maria Carvalho Costa • Alex Prado

Introdução

As anemias sideroblásticas congênitas (ASC) constituem um grupo heterogêneo de doenças hereditárias, sindrômicas ou não, caracterizadas pela deposição de ferro nas mitocôndrias de precursores de hemácias da medula óssea. Envolvidas em sua patogênese, estariam mutações em genes codificadores de proteínas responsáveis pela síntese de proteínas mitocondriais.

Compondo o grupo das anemias sideroblásticas congênitas, a SIFD (*sideroblastic anaemia, B-cell Immunodeficiency, periodic fever and development delay*) é uma nova e complexa síndrome, de origem autossômica recessiva, já descrita em 23 casos ao redor do mundo, entre os quais existem dois relatados no Brasil. Desses 23 casos, 11 foram descritos no estudo de Wiseman *et al.*, sendo cinco pacientes do sexo masculino e seis do sexo feminino, residentes na Europa e América do Norte (três no Reino Unido; um na França, um em Portugal, quatro nos Estados Unidos, dois Canadá), envolvendo etnias caucasiana, paquistanesa e hispânica. A maioria dos pacientes é diagnosticada no período neonatal e há relato de pacientes irmãos e/ou nascidos de pais consanguíneos.

Fisiopatologia

A síndrome tem como etiologia mutações no gene que codifica a enzima TRNT1 (tNRA nucleotidiltransferase 1), essencial para a síntese proteica das mitocôndrias. O papel principal da TRNT1 é adicionar o trinucleotídeo CCA (citocinacitocina-adenosina) à sequência 3' terminal da tRNA, presente nas mitocôndrias e no citoplasma. Porém, a fisiopatologia da doença ainda permanece desconhecida.

A primeira associação direta entre uma mutação na TRNT1 e uma doença foi relatada apenas em 2014 em uma jovem paciente que apresentava deficiência auditiva neurossensorial, anemia sideroblástica, hiperalaninemia, febre episódica, imunodeficiência de células B e atraso no desenvolvimento, classificada como uma forma sindrômica grave de anemia sideroblástica congênita, vindo a ser denominada "SIFD".

Desde o relato dessa primeira associação original de deficiência de TRNT1 e SIFD, muitos outros estudos foram publicados com relatos de mutações na TRNT1 e doenças associadas, mas que nem sempre se alinham às características originais e invariáveis da síndrome.

A partir dos relatos, um espectro relacionado ao grau de perda de função da TRNT1 foi identificado, com heterogeneidade tanto clínica como imunológica, sendo que a deficiência total dessa enzima é letal na fase embrionária.

Esse espectro pode variar de uma doença complexa de início neonatal com manifestações em múltiplos órgãos, no caso, a SIFD, até uma apresentação na idade adulta, com alterações oftalmológicas isoladas. Formas graves geralmente resultam em morte na 1ª década de vida, e o transplante de medula óssea foi a única opção curável relatada até o momento.

Manifestações clínicas

Como o próprio nome define, a síndrome é caracterizada por anemia sideroblástica, deficiência de células B, febre periódica e atraso de desenvolvimento.

Inicialmente, a síndrome se apresenta como uma doença inflamatória sistêmica associada à febre recorrente, sem etiologia clara. Os episódios de febre usualmente ocorrem a cada 2 a 4 semanas, assemelhando-se à febre periódica das doenças autoinflamatórias. Durante o acompanhamento de uma criança chinesa, Yang *et al.* observaram a ocorrência de um episódio de febre por mês, com duração média de 5 dias, e, com o passar do tempo, houve redução da frequência das crises, com média de um episódio a cada 3 a 4 meses.

Os pacientes, desde os primeiros meses de vida, geralmente são submetidos a múltiplas internações, a maioria sem infecção documentada. Porém, podem ser acometidos por infecções incomuns ou de repetição, como faringoamigdalites, estomatite herpética, citomegalovírus, pneumonia lobar, traqueíte por metapneumovirus. Esses processos infecciosos resultam da deficiência ou mesmo níveis indetectáveis de células B, porém foram relatados dois casos de pacientes que também apresentaram, de forma concomitante, linfopenia de células T. Tipicamente, ocorrem sobreposição de características de deficiência de células B e autoinflamação.

Deficiência de células NK também tem sido evidenciada na SIFD e os afetados podem sofrer de infecções disseminadas por vírus da varicela-zóster, herpesvírus simples, citomegalovírus, vírus Epstein-Barr e papilomavírus humano.

O atraso no desenvolvimento é representado pela redução dos níveis dos hormônios sexuais e hormônios de crescimento, o que resulta em baixa estatura e anormalidades gonadais.

De forma geral, as manifestações sistêmicas mais encontradas são as gastrointestinais (hiporexia, diarreia e vômitos), insuficiência pancreática, tubulopatia renal (acidose tubular) e manifestações neurológicas (atrofia cerebral, convulsões, ataxia, hipotonia e surdez neurossensorial). Mutações no TNRT1 também estão relacionadas à retinite pigmentosa, catarata bilateral e atrofia do nervo óptico. Contudo, é amplo o espectro de manifestações em razão da variabilidade de expressão da deficiência de TRNT1, e já foram relatados também casos de manifestações musculoesqueléticas, cardiomiopatia, nefrocalcinose, hidropsia fetal e hematopoiese extramedular.

Entre as alterações laboratoriais, a anemia é um achado típico, sendo grave e marcada por microcitose. A análise do sangue periférico tipicamente revela sideroblastos em anel (Figura 22.1), hipocromasia, microcitose, esquistocitose e hemácias nucleadas com pontilhados basofílicos. Contudo, nem todos os pacientes expressam a forma sideroblástica, mas apresentam apenas uma anemia microcítica e hipocrômica. Anemia sideroblástica grave será encontrada em crianças, enquanto os adultos apresentarão microcitose eritrocitária.

Barton *et al.* descreveram o caso de um paciente com anemia pré-natal crônica grave associada com hematopoiese extramedular, alto número de hemácias nucleadas circulantes e hidropisia fetal que resultou em morte neonatal precoce.

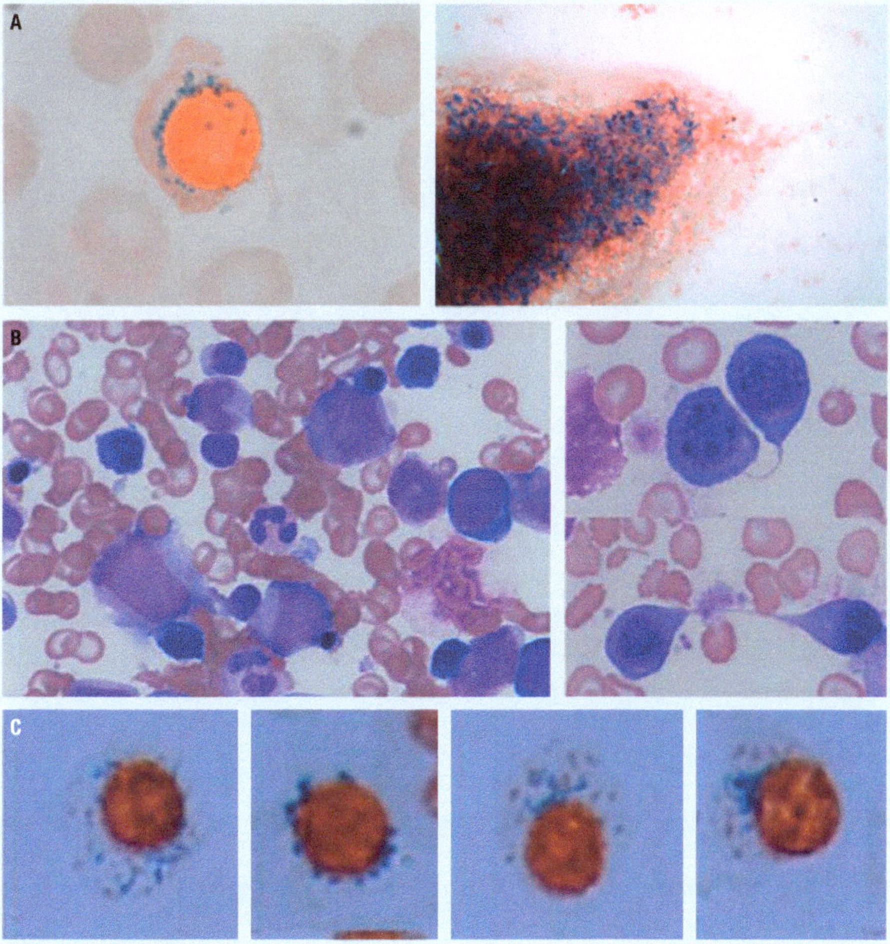

Figura 22.1. Fotomicrografia de aspirado de medula óssea demonstrando a presença de sideroblastos em anel e hiperplasia eritroide com características diseritropoieticas.

Fonte: Adaptada de Rigante *et al.*, 2020.

Deficiência de ferro, hemoglobinopatias, enzimopatias, defeitos na membrana dos eritrócitos, porfirias são importantes diagnósticos diferenciais.

Outro achado que somado à anemia contribui para a suspeita diagnóstica é a hipogamaglobulinemia, que, em alguns casos, pode ser generalizada. Outras alterações incluem leucopenia e plaquetopenia. Durante episódios febris, também já foi detectada elevação dos níveis de citocinas, como interleucina (IL) 2, IL-6, IL-8 e fator de necrose tumoral alfa (TNF-α). Quanto às manifestações cutâneas, a SIFD pode se manifestar como lesões semelhantes à ictiose, assim como numerosas pápulas eritematosas assintomáticas, semelhantes a picadas de inseto e nódulos paniculite-*like*. No estudo de Yang *et al.*, a criança acompanhada apresentou, durante um dos episódios de febre, celulite em ombro e tronco, devidamente tratada com antibioticoterapia.

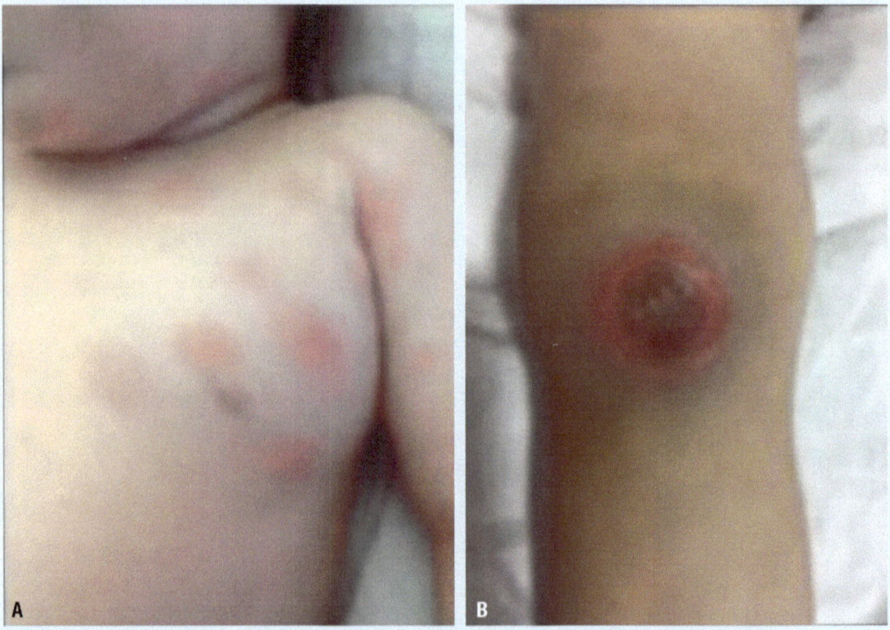

Figura 22.2. Lesões de pele de paciente com SIFD aos 6 meses de idade. (a) Numerosas pápulas eritematosas assintomáticas e nódulos distribuídos pelo tronco. (b) Paniculite.

Fonte: Adaptada de Chakraborty *et al.*, 2014.

Dismorfismo facial é outro possível achado e está associado a alterações de anexos cutâneos. Rigante *et al.* reportaram o caso de uma menina de 11 anos com uma variante bialélica que apresentava cabelos frágeis e finos, esclera azulada, estrabismo, enoftalmia, hipotelorismo, nariz alongado com columela proeminente, asas nasais hipoplásicas, filtro nasal curto, implantação alta das orelhas e hiperelasticidade articular, sendo descartada a deficiência de mevalonato quinase.

Albinismo parcial já foi relatado em um paciente do sexo masculino, diagnosticado com SIFD nos primeiros meses de vida.

No estudo histopatológico, pode haver intenso infiltrado neutrofílico na derme reticular e hipoderme, que por vezes se estende para o subcutâneo. Também podem ser encontradas numerosas células mieloides atípicas, com expressão de Ki-67, lembrando o diagnóstico de cútis leucêmica associada à leucemia mieloide aguda.

Brigitte Bader-Meunier *et al.*, em um estudo de quatro casos de paniculite de início precoce em menores de 2 anos, observaram a combinação entre episódios recorrentes de febre, imunodeficiência adquirida e hipogamaglobulinemia. Apenas uma paciente apresentou mutação heterozigótica no gene TRNT1, com o quadro caracterizado por crises recorrentes de febre desde os 2 meses de idade associadas a elevação concomitante de proteína C-reativa (PCR), anemia microcítica crônica, hipogamaglobulinemia (baixos níveis de IgG, IgM e IgA), baixos níveis de células B alguns episódios infecciosos associados a septicemia, manifestações assépticas (vulvite, parotidite, adenite) e retardo de crescimento. Aos 10 meses de idade, a criança apresentou um episódio de nódulo eritematoso não infeccioso no dorso, cuja análise histopatológica revelou paniculite neutrofílica septal e lobular.

Na maioria dos casos, a suspeita de SIFD se inicia logo nos primeiros meses de vida, por volta dos 2 meses, com as manifestações clínicas descritas anteriormente agrupadas em diversos fenótipos.

O diagnóstico definitivo é realizado por meio do sequenciamento de exoma. Recentemente, foram encontradas novas mutações no TRNT1 em heterozigose, que até o momento não haviam sido relatadas. Rigante *et al.* identificaram o caso de uma paciente de 11 anos com duas variantes raras e funcionalmente relevantes de TRNT1 também expressas em heterozigose. As Figuras 22.3 e 22.4 representam um painel de mutações homozigóticas e heterozigóticas na TRNT1 e suas respectivas manifestações clínicas identificadas até o momento.

Tratamento

Durante os episódios febris, pode ser administrado prednisona por curto período e para os casos de anemia, serão necessárias transfusões sanguíneas. Alguns tratamentos já realizados incluem imunoglobulina e imunobiológicos, como anti-TNF-α, com resposta terapêutica variável.

No caso de SIFD estudado por Brigitte Bader-Meunier *et al.*, foi instituído tratamento com imunoglobulina intravenosa na dose de 400 mg/kg/dia aos 12 meses de idade e, aos 6 anos, houve resolução das crises de febre, dos episódios infecciosos, da paniculite e das manifestações inflamatórias, tendo a anemia remitido espontaneamente.

Bardou *et al.* relataram o caso de uma paciente do sexo feminino diagnosticada aos 6 meses com SIFD, que fez uso, aos 2 anos e 3 meses de idade, de imunoglobulina subcutânea e etanercepte. Após 29 meses de tratamento, houve resolução da febre, da anemia e da paniculite, bem como normalização das provas de atividade inflamatória, sem necessidade de novas transfusões sanguíneas.

No estudo de Weselman *et al.*, a sobrevida média dos casos relatados foi de 48 meses, sendo a causa da maioria dos óbitos a falência cardiovascular ou de múltiplos órgãos. Foi descrito o caso de uma criança de 9 meses submetida a transplante de medula óssea com aparente cura das alterações hematológicas e imunológicas.

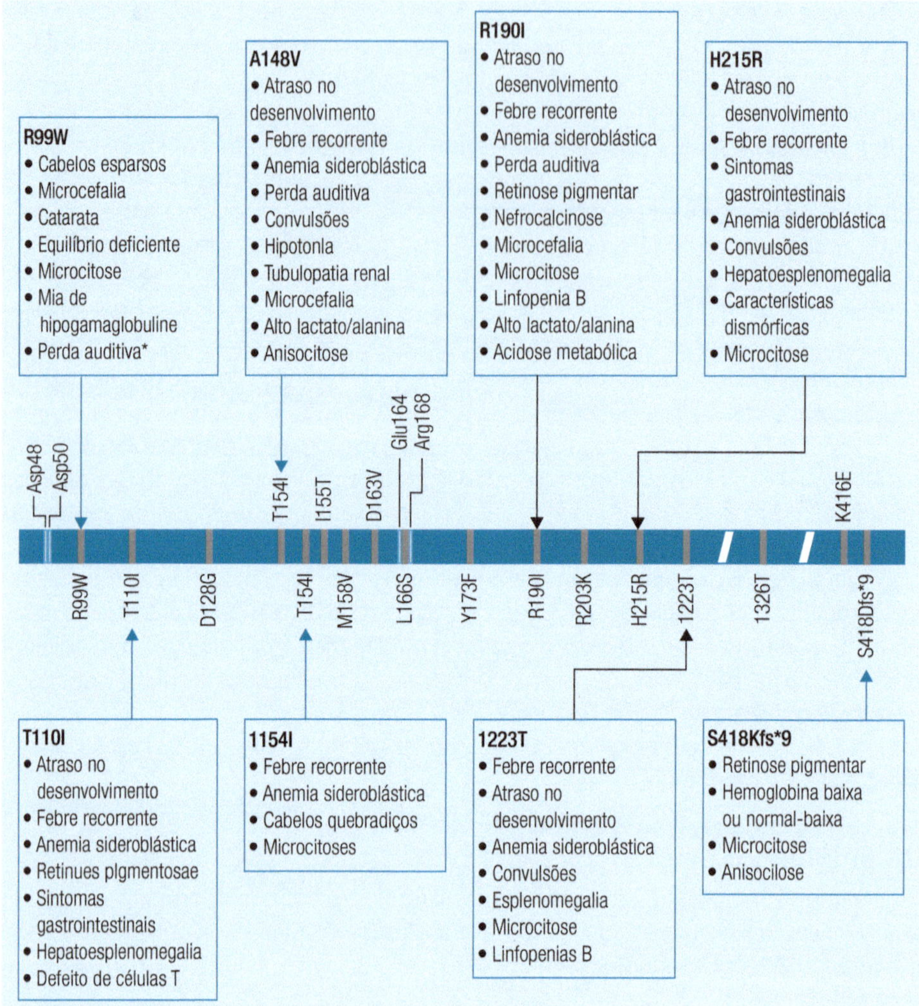

Figura 22.3. Representação esquemática da proteína TRNT1, com posições indicadas de mutações homozigotas em TRNT1. Os fenótipos específicos associados a essas mutações estão listados acima e abaixo da proteína. As setas vermelhas indicam sintomas graves, enquanto as pretas indicam fenótipo leve. As marcas laranja indicam o sítio ativo, bem como resíduos importantes para a função do sítio ativo.

Fonte: Komaki, *et al.*, 2019.

Visões futurísticas (envolvimento imunológico)

Recentemente, Frans *et al.* descreveram o caso de um paciente adulto com imunodeficiência de células B, catarata congênita bilateral, dismorfismos, retardo psicomotor leve, perda auditiva neurossensorial bilateral e doença inflamatória intestinal. O paciente apresentou níveis elevados de IFN-α e expressão aumentada de genes estimulados por IFN.

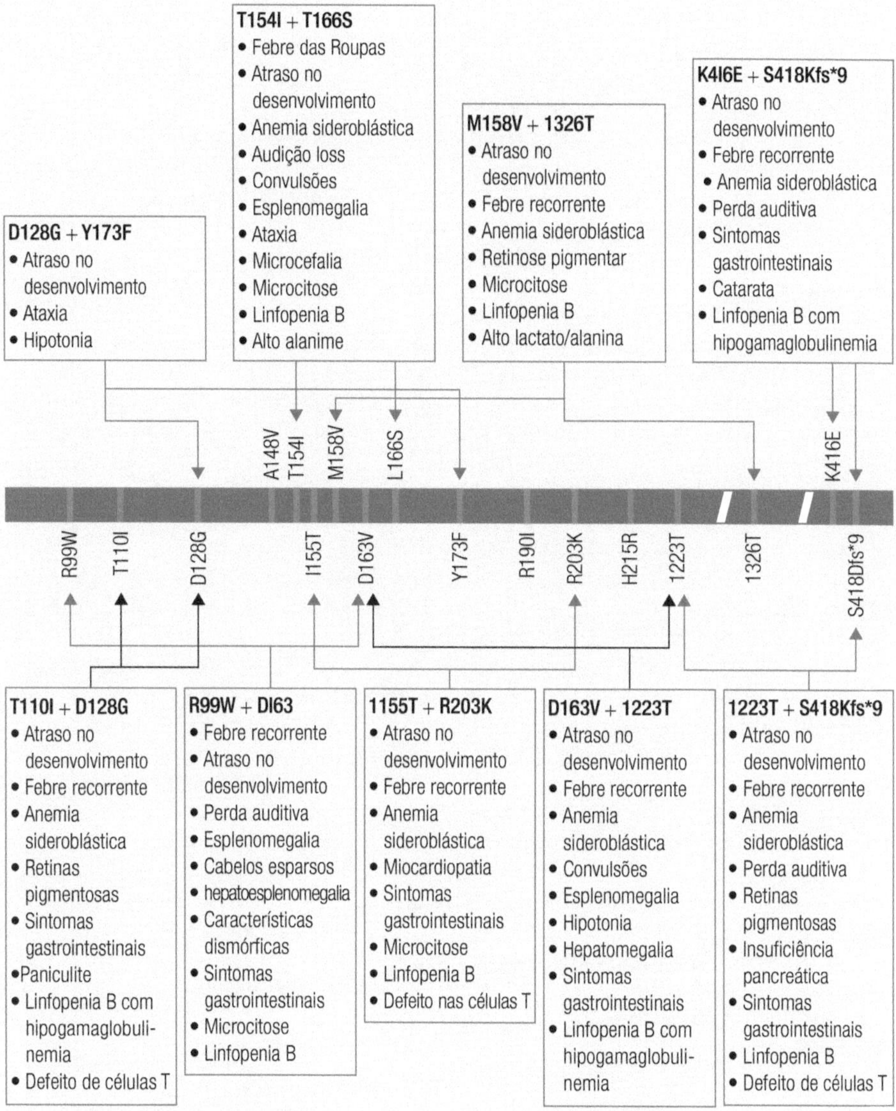

Figura 22.4. Representação esquemática da proteína TRNT1 com posições indicadas de mutações heterozigotas em TRNT1. Os fenótipos específicos associados a essas mutações estão listados acima e abaixo da proteína. As setas vermelhas indicam sintomas graves, enquanto as setas pretas indicam fenótipo leve.

Fonte: Adaptada de Slade, *et al.*, 2020.

A SIFD compartilha características clinicas com doenças que apresentam regulação positiva da sinalização do IFN tipo 1 e estudos a respeito desses mecanismos podem identificar tratamentos promissores.

Bibliografia

Bader-Meunier B, Rieux-Laucat F, Touzot F, Frémond M-L, André-Schmutz I, Fraitag S, et al. Inherited immunodeficiency: a new association with early-onset childhood panniculitis. Pediatrics. 2018;141(5):S496-S500. doi:10.1542/peds.2017-0213.

Bardou MLD, Rivitti-Machado MC, Michalany NS, Jesus AA, Goldbach-Mansky R, Barros JCR, et al. Neutrophilic dermatosis: a new skin manifestation and novel pathogenic variant in a rare autoinflammatory disease. Australasian Journal of Dermatology. 2020. doi:10.1111/ajd.13527.

Barton C, Kausar S, Kerr D, Bitetti S, Wynn R. SIFD as a novel cause of severe fetal hydrops and neonatal anaemia with iron loading and marked extramedullary haemopoiesis. Journal of Clinical Pathology. 2017;71(3):275-278. doi:10.1136/jclinpath-2017-204698.

Chakraborty PK, Schmitz-Abe K, Kennedy EK, Mamady H, Naas T, Durie D, et al. Mutations in TRNT1 cause congenital sideroblastic anemia with immunodeficiency, fevers, and developmental delay (SIFD). Blood. 2014;124(18):2867-71. doi:10.1182/blood-2014-08-591370.

Fouquet C, Le Rouzic M, Leblanc T, Fouyssac F, Leverger G, Hessissen L, et al. Genotype/phenotype correlations of childhood-onset congenital sideroblastic anaemia in a European cohort. British Journal of Haematology. 2019. doi:10.1111/bjh.16100.

Frans G, Moens L, Schaballie H, Wuyts G, Liston A, Poesen K, et al. Homozygous N-terminal missense mutation in TRNT1 leads to progressive B-cell immunodeficiency in adulthood. Journal of Allergy and Clinical Immunology. 2017;139(1):360-3.e6. doi:10.1016/j.jaci.2016.06.050.

Kumaki E, Tanaka K, Imai K, Aoki-Nogami Y, Ishiguro A, Okada S, et al. Atypical SIFD with novel TRNT1 mutations: a case study on the pathogenesis of B-cell deficiency. International Journal of Hematology. 2019. doi:10.1007/s12185-019-02614-0.

Rigante D, Stellacci E, Leoni C, Onesimo R, Radio FC, Pizzi S, et al. Biallelic TRNT1 variants in a child with B cell immunodeficiency, periodic fever and developmental delay without sideroblastic anemia (SIFD variant). Immunology Letters. 2020;225:64-5. doi:10.1016/j.imlet.2020.06.012.

Slade A, Kattini R, Campbell C, Holcik M. Diseases associated with defects in tRNA CCA addition. International Journal of Molecular Sciences. 2020;21(11):3780. doi:10.3390/ijms21113780.

Wedatilake Y, Niazi R, Fassone E, Powell CA, Pearce S, Plagnol V, et al. TRNT1 deficiency: clinical, biochemical and molecular genetic features. Orphanet Journal of Rare Diseases. 2016;11(1). doi:10.1186/s13023-016-0477-0.

Wiseman DH, May A, Jolles S, Connor P, Powell C, Heeney MM, et al. A novel syndrome of congenital sideroblastic anemia, B-cell immunodeficiency, periodic fevers, and developmental delay (SIFD). Blood. 2013;122(1):112-23. doi:10.1182/blood-2012-08-439083.

Yang L, Xue X, Zeng T, Chen X, Zhao Q, Tang X, et al. Novel biallelic TRNT1 mutations lead to atypical SIFD and multiple immune defects. Genes & Diseases. 2020;7(1):128-37. doi:10.1016/j.gendis.2020.01.005.

Capítulo 23

Síndromes com Imunodeficiência

Cristina Maria Kokron • Myrthes Anna Maragna Toledo Barros

Introdução

Neste capítulo, abordaremos duas doenças, associadas a diferentes mutações heterozigóticas patogênicas no gene fosfolipase C gama 2 (*PLCG2*), a síndrome autoinflamatória relacionada ao frio tipo 3 (PLAID- OMIM #614468) e a autoinflamação, deficiência de anticorpos e desregulação imune associada a *PLCG2* (APLAID - OMIM: #614878).

O gene *PLCG2* está localizado no cromossomo 16 e codifica a enzima PLCγ2 que tem função regulatória nas vias do sistema imune e inflamatório e é altamente expresso nas células hematopoiéticas, incluindo linfócitos B, células *natural-killer* (NK), mastócitos, neutrófilos e macrófagos/monócitos (Schade, *et al.*, Cell Signalling, 2016; Wu *et al.*, fimmu, 2021; Peng *et al.*, fimmu, 2023). Mutações nesse gene podem estar associados a um espectro de doenças que variam de alergia e imunodeficiência a autoimunidade e autoinflamação (Welzel *et al.*, J Clin Med, 2022).

A urticária ao frio é um tipo comum de urticária física que se resolve com aquecimento em que se observa desgranulação de mastócitos determinando urticas de aparecimento rápido ao contato com o frio por contato direto, ingestão de alimentos e bebidas frias, manuseio e, mais raramente, por exposição a baixas temperaturas do ambiente. Essa resposta pode ser grave a ponto de desencadear uma reação anafilática, especialmente em atividades aquáticas (Gandhi *et al.*, JACI, 2009; Ombrello *et al.*, NEJM, 2012). Em geral, o quadro se inicia após a 2ª ou 3ª décadas de vida e tende a desaparecer após alguns anos (Milner, J Clin Immunol, 2015).

Mutações no gene *PLCG2* associadas à urticária ao frio e desregulação imunológica foram inicialmente descritas por Ombrello *et al.*, em 2012, em três famílias que apresentavam herança dominante de urticária induzida pelo frio, deficiência de anticorpo, susceptibilidade a infecções e autoimunidade (Ombrello *et al.*, NEJM, 2012). A urticária ao frio nesses pacientes teve aparecimento já na infância e, interessantemente, ao contrário do observado nas urticárias ao frio clássicas, os testes com cubo de gelo ou de imersão em água fria são negativos. Entretanto, o teste com resfriamento evaporativo é positivo, e tipicamente observa-se indução da urticária com exposição ao vento frio, e não ao contato com objetos frios (Ombrello *et al.*, NEJM, 2012; Giannelou *et al.*, Curr Op, 2015).

A observação inicial de PLAID foi realizada num paciente com dermatite granulomatosa de início ao nascimento, que foi piorando gradativamente, e cuja família apresentava urticária ao frio, com herança autossômica dominante. Duas outras famílias foram identificadas na sequência. As lesões caracterizavam-se por ser mais um *rash* pruriginoso, e não lesões sobrelevadas características da urticária. O quadro é desencadeado principalmente por exposição do paciente suado a vento e ar condicionado no paciente suado ou a piscina gelada, o que pode até causar reação anafilática. Alimentos e bebidas frias mais comumente desencadeiam queimação na orofaringe e região retroesternal, dificilmente causando anafilaxia. Além do *rash* cutâneo ao frio, pacientes podem apresentar um *rash* bolhoso, ulcerativo e de autorresolução nos primeiros dias de vida, na ponta do nariz, dedos e orelhas, de resolução espontânea na maioria das vezes. Outra lesão cutânea característica e de aparecimento mais tardio é a dermatite granulomatosa que pode aparecer na região malar, fronte, orelhas e região mentoniana, inicialmente firme e vermelho-acastanhada e que evolui para lesões descamativas escuras desfigurantes, com nódulos e atrofia cutânea, mas que respeitam as áreas flexurais. Biópsia de pele revela a presença de granuloma não caseoso (Milner, J Clin Immunol, 2015; Aderibigbe *et al.*, JAMA Dermatol, 2015).

Deleções no gene *PLCG2* determinam redução na atividade mediada por receptor em células B e células NK em temperaturas fisiológicas com aumento da sinalização espontânea em mastócitos e células B em temperaturas subfisiológicas. A ativação espontânea de mastócitos pela baixa temperatura, na ausência de antígenos, provavelmente causa urticária ao frio observada nos pacientes com PLAID. As baixas temperaturas também ativam neutrófilos e monócitos que possivelmente estão envolvidos no desenvolvimento das lesões cutâneas neonatais e lesões granulomatosas. Outro mecanismo para o desenvolvimento dessas lesões são alteração de quimiotaxia de neutrófilos e distúrbios na ativação mediada por fator de necrose tumoral alfa (TNF-α) (Aderibigbe *et al*, JAMA Dermatol, 2015; Milner, J Clin Immunol, 2015).

Além dos sintomas cutâneos, os pacientes com PLAID apresentam deficiência de anticorpo, determinado por ativação anormal de células B, distúrbios na troca de classe de imunoglobulinas e edição de receptor. As manifestações clínicas mais características são infecções sinopulmonares de repetição, com redução de imunoglobulinas (especialmente IgM, mas também IgA e pobre resposta a antígenos polissacarídeos), redução de linfócitos B de memória comutados e células NK.

Ainda, até dois terços dos pacientes apresentam FAN positivo e boa parte com doenças autoimunes como tireoidite e vitiligo. Crioglobulinas e crioaglutininas são negativas (Ombrello *et al.*, NEJM, 2012; Milner, J Clin Immunol, 2015).

As manifestações de imunodeficiência da PLAID podem se sobrepor às de imunodeficiência comum variável (IDCV), em que também se observam autoimunidade, doença granulomatosa, redução de células B de memória comutadas e células NK. Pacientes com PLAID devem ser cuidadosamente monitorados com relação ao padrão de infecções, uma vez que os sintomas de IDCV podem aparecer mais tardiamente (Ombrello *et al.*, NEJM, 2012; Milner, J Clin Immunol, 2015).

O tratamento da síndrome PLAID inclui evitar o resfriamento evaporativo, o que inclui aquecimento rápido após banho, secar o suor durante e após o exercício, evitando correntes de ar sempre que possível e também piscinas frias. Anti-histamínicos podem ser eficazes também (Milner, J Clin Immunol, 2015). O prurido é uma queixa frequente e muitas vezes de difícil controle. Shea *et al.* (2020) medicaram um paciente com glicoperrolato oral (anticolinérgico que bloqueia receptores muscarínicos, reduzindo de suor por resfriamento evaporativo) com bons resultados (Shea *et al.*, Ped Dermatol, 2020).

Autoinflamação, deficiência de anticorpo e imunodesregulação associados a *PLCG2* (APLAID) é bastante rara e causada por variantes *missense* p.Ser707Tyr no gene *PLCG2* e foram observadas por Zhou *et al.* (2012), em uma família na qual os afetados (herança autossômica dominante) apresentavam lesões cutâneas bolhosas recorrentes, bronquiolite, artralgia, inflamação ocular, enterocolite e ausência de autoanticorpos, com imunodeficiência leve, caracterizada por redução de células B de memoria e redução de imunoglobulinas (Zhou *et al.*, Am J Hum Genet, 2012; Welzel *et al.*, J Clin Med, 2022). Peng *et al.* observaram redução também de células dendríticas mieloides e consequentemente, redução de células T CD4+ efetoras (Peng *et al.*, fimmu, 2023).

Pacientes com APLAID não apresentam urticária ao frio, mas apresentam autoinflamação. PLAID é causado por deleções genômicas no *PLCG2*, enquanto na APLAID observa-se um aumento da atividade de *PLCG2* (ganho de função) (Zhou *et al*, Am J Hum Genet, 2012).

Ao descreverem alguns pacientes e rever a literatura, Welzel *et al.* observaram que os pacientes apresentam febres recorrentes, conjuntivite, linfadenopatia, cefaleia, dor abdominal e infecções recorrentes de vias aéreas, e perda auditiva em dois pacientes. Os autores identificaram, inclusive, urticária ao frio e concluíram que essa variante pode causar sobreposição fenotípica nos padrões de PLAID e APLAID (Welzel *et al.*, J Clin Med, 2022).

Quanto ao tratamento, os pacientes podem se beneficiar do tratamento com corticosteroides, mas ainda não há nenhuma terapia específica.

Bibliografia

Aderibigbe OM, Priel DL, Lee CC, Ombrello MJ, Prajapati VH, Liang MG, et al. Distinct Cutaneous Manifestations and Cold-Induced Leukocyte Activation Associated With PLCG2 Mutations. JAMA Dermatol. 2015;151(6):627-34. doi: 10.1001/jamadermatol.2014.5641.

Gandhi C, Healy C, Wanderer AA, Hoffman HM. Familial atypical cold urticaria: description of a new hereditary disease. J Allergy Clin Immunol. 2009;124(6):1245-50. doi: 10.1016/j.jaci.2009.09.035.

Giannelou A, Zhou Q, Kastner DL. When less is more: primary immunodeficiency with an autoinflammatory kick. Curr Opin Allergy Clin Immunol. 2014;14(6):491-500. doi:10.1097/ACI.0000000000000117.

Milner JD. PLAID: a syndrome of complex patterns of disease and unique phenotypes. J Clin Immunol. 2015;35(6):527-30. doi: 10.1007/s10875-015-0177-x.

Neves JF, Doffinger R, Barcena-Morales G, Martins C, Papapietro O, Plagnol V, et al. Novel PLCG2 Mutation in a Patient With APLAID and Cutis Laxa. Front Immunol. 2018;9:2863. doi: 10.3389/fimmu.2018.02863.

Ombrello MJ, Remmers EF, Sun G, Freeman AF, Datta S, Torabi-Parizi P, et al. Cold urticaria, immunodeficiency, and autoimmunity related to PLCG2 deletions. N Engl J Med. 2012;366(4):330-8.

Peng Q, Luo D, Yang Y, Zhu Y, Luo Q, Chen H, et al. Clinical and immunological features of an APLAID patient caused by a novel mutation in PLCG2. Front Immunol. 2023;14:1014150. doi: 10.3389/fimmu.2023.1014150.

Schade A, Walliser C, Wist M, Haas J, Vatter P, Kraus JM, et al. Cool-temperature-mediated activation of phospholipase C-γ2 in the human hereditary disease PLAID. Cell Signal. 2016;28(9):1237-1251. doi: 10.1016/j.cellsig.2016.05.010.

Shea J, Huynh T, Milner J, Chamlin S. PLAID syndrome: Characteristic presentation and a novel therapeutic option. Pediatr Dermatol. 2020;37(1):147-149. doi: 10.1111/pde.13972.

Welzel T, Oefelein L, Holzer U, Müller A, Menden B, Haack TB, et al. Variant in the PLCG2 gene may cause a phenotypic overlap of APLAID/PLAID: case series and literature review. J Clin Med. 2022;11(15):4369. doi: 10.3390/jcm11154369.

Wu N, Zhang B, Wang T, Shen M, Zeng X. Case report: a rare case of autoinflammatory phospholipase Cγ2 (PLCγ2)-associated antibody deficiency and immune dysregulation complicated with gangrenous pyoderma and literature review. Front Immunol. 2021;12:667430. doi: 10.3389/fimmu.2021.667430.

Zhou Q, Lee GS, Brady J, Datta S, Katan M, Sheikh A, et al. A hypermorphic missense mutation in PLCG2, encoding phospholipase Cγ2, causes a dominantly inherited autoinflammatory disease with immunodeficiency. Am J Hum Genet. 2012;91(4):713-20.

Capítulo 24

Doenças Associadas a CTLA-4 e LRBA (CHAI e LATAIE)

Maria Andreina Cabrera Dominguez • Leonardo Oliveira Mendonça

Introdução

Os erros inatos da imunidade são defeitos genéticos caracterizados por diferentes apresentações clínicas como infecções de repetição, linfoproliferação, autoimunidade e imunodesregulação. Novos achados no sequenciamento genético têm sido cruciais para identificar genes envolvidos nesses processos. As células T reguladoras (TReg) são essenciais para a manutenção da tolerância periférica, evitando as doenças autoimunes e limitando as doenças crônicas inflamatórias. Mutações no gene CTLA-4 (*cytotoxic T lymphocyte-associated antigen-4*) e nos genes das moléculas associadas, como LRBA (*lipo-polysaccharide responsive beige-like anchor protein*), resultam em defeito das células TReg.

Todos esses genes foram recentemente associados a dois erros inatos da imunidade com características similares de citopenias autoimunes, enteropatia autoimune, infiltração linfocítica em diferentes órgãos, hipogamaglobulinemia e infecções de repetição.

CTLA-4 funciona como ponto de controle mantendo a homeostase do sistema imune e limitando a resposta do sistema imune. O interesse sobre essa molécula tem aumentado significativamente nos últimos anos para o esclarecimento das doenças autoimunes e também para o desenvolvimento de medicamentos focados na imunoterapia para o câncer.

CTLA-4 e LRBA no nível molecular e celular

As moléculas de CTLA-4 se encontram no espaço intracelular, dentro dos lissosomos, e após ativação dos linfócitos T (CD4+ e CD8+), são rapidamente ciclados para a superfície destas células.

CTLA-4, quando ativado, está localizado em conjunto com o receptor CD28 na superfície celular, formando um homodímero, e a porção extracelular está caracterizada por um domínio do tipo imunoglobulina, sendo o local onde acontece a ligação com os receptores CD80 e CD86 (também conhecidos como "B7-1" e "B7-2", respectivamente) presentes nas células apresentadoras de antígeno (APC).

CTLA-4 compete com o receptor coestimulador CD28 pela ligação com CD80 e CD86, porém com maiores avidez e afinidade; dessa forma, a ligação entre CTLA-4 e CD80/CD86 supera a ligação do CD28 após ativação.

LRBA (*lipopolysaccharide-responsive and beige-like anchor protein*)

Após a transendocitose do CTLA-4, LRBA regula a reciclagem da molécula desde o endossomo até a membrana celular, sendo essa molécula obrigatória para a manutenção dos níveis intracelulares e mobilização do CTLA-4. A deficiência de LRBA acelera a degradação do CTLA-4 nos compartimentos do lissosomo, reduzindo os níveis intracelulares e extracelulares de CTLA-4

Doenças associadas a CTLA-4 e LRBA (CHAI e LATAIE)

Síndrome CHAI (haploinsuficiência de CTLA-4)

Os primeiros pacientes com mutação em heterozigose em CTLA-4 foram descritos em 2014. Essas mutações ocasionam uma haploinsuficiência de CTLA-4 (CHAI). Os pacientes apresentavam uma síndrome de desregulação imunológica, caracterizada por: linfadenopatias e/ou esplenomegalia, citopenias autoimunes, infiltração linfocítica em múltiplos órgãos (pulmão, trato gastrointestinal e cérebro), infecções de vias aéreas e redução progressiva de níveis de imunoglobulinas.

A heterogeneidade das apresentações clínicas demonstra variação na idade do início dos sintomas, nos tipos de autoimunidades e na gravidade da doença. A idade média de início de sintomas foi de 11 anos (<1 até 59 anos) e a doença tem penetrância incompleta de 40% nos membros da família com mutações no CTLA-4.

Fenótipo clínico

As principais características dos portadores da doença são: hipogamaglobulinemia (84%), linfoproliferação (73%); infecções de vias aéreas (55%); alterações gastrointestinais (59%); citopenias autoimunes (62%); acometimento dermatológico (56%, principalmente dermatite atópica); endocrinopatias (33%); e alterações neurológicas (29%).

- **Citopenias autoimunes:** geralmente graves e de difícil controle com alto risco de mortalidade, sendo importante causa de indicação de transplante de células-tronco hematopoiéticas.
- Principais linhagens: trombocitopenia; e anemia hemolítica autoimune (AHAI). A síndrome de Evans já foi descrita em pacientes portadores de CHAI.
- **Linfoproliferação não maligna:** principais linfoproliferações encontradas: esplenomegalia, linfadenopatias crônicas e hepatomegalia. A infiltração linfocítica nos diferentes órgãos foi encontrada na metade dos portadores de mutação. Principalmente em pulmão (GLILD – doença de infiltração granulomatosa-linfocítica pulmonar), trato gastrointestinal, cérebro, medula óssea, rins e tecido retroperitoneal.
- **Infecções:** as principais infecções apresentadas –pneumonia, sinusite e otite média aguda – são de vias aéreas. Os agentes mais frequentemente isolados são: *Haemophilus influenza* e *Streptococcus pneumoniae*. Reativações do citomegalovírus (CMV) foram encontradas em 10% dos portadores da mutação, com apresentações clínicas de diarreia ou gastrite, infecção crônica ativa por CMV, linfadenite por CMV, hipertrofia bilateral

de parótida e infecções respiratórias. A maioria dos pacientes estava recebendo terapias imunossupressoras (8/9). Outras apresentações infecciosas são reativação do herpes simples e infecções sintomáticas pelo vírus Epstein-Barr (EBV. As infecções fúngicas foram encontradas em 16% dos pacientes afetados, principalmente por Candida sp ou Aspergillus sp. Porém, a maioria dos pacientes (13/15) tinha recebido terapia imunossupressora. Infecções pulmonares e esofágicas por *Mycobacterium tuberculosis* foram encontradas em alguns pacientes.

- **Manifestações gastrointestinais:** as manifestações gastrointestinais são frequentemente graves. A diarreia é a principal apresentação, variando de formas leves a graves. Outras apresentações: doença de Crohn, gastrite atrófica, doença celíaca, pancreatite aguda e insuficiência pancreática.
- **Malignidade:** alguns estudos demonstraram predisposição para certas neoplasias como linfoma (linfoma de células B associado a EBV, linfoma de Burkitt e linfoma de Hodgkin), câncer gástrico, principalmente associado a infecções por EBV.

Mortalidade

Principais causas de óbito (16%) nos pacientes foram: sepse associada a enteropatia grave, síndrome de Evans e complicações associadas ao linfoma ou complicações das terapias quimioterápicas.

Diagnóstico

- **Fenótipo imunológico:** linfopenia de linfócitos T (CD3) associada à redução de células T CD4+ *naïve*
  - Elevação porcentual de células CD4+FoxP3+TRegs.
  - Aumento de células T, alfa e beta, duplo negativas (53% dos pacientes).
  - Hipogamaglobulinemia (84% dos pacientes) em associação com redução dos níveis de linfócitos B CD19+.
- **Análise genética:** mutação em heterozigose no gene CTLA-4 feita por meio do sequenciamento dos quatro éxons de CTLA-4. Caso uma variante diferente for encontrada, deve ser avaliada a presença de CTLA-4 nas células TRegs. A expressão reduzida de CTLA-4 pode não ser suficiente para identificar insuficiência de CTLA-4, por isso devem ser realizados testes funcionais (transendocitose dependente de CTLA-4).

Síndrome LATAIE (deficiência de LRBA associada a autoanticorpos, defeitos de células Tregs, infiltração autoimune e enteropatia)

A deficiência de LRBA foi inicialmente caracterizada como imunodeficiência primária causada por mutações bialélicas (homozigose ou heterozigose composta).

Os pacientes apresentam inicialmente um quadro de imunodeficiência comum variável (IDCV) associado a complicações autoimunes. Posteriormente, foi reclassificada como síndrome imunodesregulatória com autoimunidades considerando a associação com defeitos das células TReg.

A síndrome se assemelha à deficiência de CTLA-4, porém apresentando níveis menores de CTLA-4 em comparação aos pacientes com CHAI, o que poderia influenciar o início mais precoce dos sintomas e a maior penetrância nos pacientes portadores da mutação.

No maior estudo coorte de pacientes com deficiência de LRBA, no momento da inclusão, 72% eram menores de 18 anos com idade média de início de sintomas de 4 anos embora o diagnóstico de imunodeficiência foi mais tardio (média de 26 anos).

Fenótipo clínico

Prévio ao diagnóstico de síndrome LATAIE, os paciente apresentavam diversos diagnósticos: IDCV, autoimunidades, síndrome ALPS-like de causa genética indeterminada, síndrome IPEX-*like* e doença granulomatosa. A principal apresentação clínica é imunodesregulação (95%) seguida por visceromegalias (hepatoespalenomegalia e linfadenopatias) e infecções recorrentes, principalmente respiratórias. Hipogamaglobulinemia (57%) e alterações pulmonares (52%) são encontradas com frequência.

- **Imunodesregulação:** Enteropatias autoimunes, anemia hemolítica autoimune, púrpura trombocitopenica autoimune, GLILD (doença de infiltração granulomatosa-linfocítica pulmonar), presente em 38% dos pacientes. Outros achados: gastrite atrófica com fator anticorpos antifator intrínseco positivo, miastenia *gravis*, vitiligo, doença celíaca, doença celíaca-*like*, diabetes *mellitus* do tipo 1 e hepatite crônica autoimune.
- **Infecções:** principais agentes virais: CMV, adenovírus e norovírus. Principais agentes bacterianos: *Escherichia coli, Klebsiella pneumoniae, Haemophilus influenzae*, Pseudomonas spp., Campylobacter spp. e *Staphylococcus aureus*.
- Infecções esofágicas por Candida sp.
- **Malignidades:** as neoplasias relatadas foram câncer gástrico, melanoma, neoplasia de sistema nervoso central (astrocitoma) e linfoma de sistema nervoso central.

Diagnóstico

- **Fenótipo imunológico:** hipogamaglobulinemia, níveis reduzidos de CD19+ e perda progressiva de anticorpos específicos.
- **Genética:** presença de mutação no gene LRBA em homozigose ou heterozigose composta.

Tratamento síndrome CHAI e LATAIE

- **Terapia imunossupressora:** corticosteroides; outros agentes imunossupressores: micofenolato, rituximabe, ciclosporina, ciclofosfamida.
- Controle das infecções através de antibioticoterapia profilática.
- Reposição de imunoglobulina.
- **Terapias específicas e inibidores do ponto de controle:** abatacept e sirulimus: as proteínas de fusão abatacept e belatacept se ligam seletivamente ao CD80 e CD86 nas células apresentadoras de antígeno, impedindo a ligação com o CD28 e inibindo a

ativação e proliferação dos linfócitos T CD28+. Abatacept funciona como terapia específica para correção do defeito. A principal complicação associada a medicação é o aumento do número de infecções. Atualmente, está em evolução um ensaio clínico avaliando a segurança e a eficácia do abatacept nos pacientes com CHAI e LATAIE. O sirulimus é um inibidor de mTOR, proteína reguladora da homeostase do linfócito T, incluindo as respostas de TReg.

- **Transplante de células tronco-hematopoiéticas (TCTH):** a terapia é utilizada em casos com manifestações graves refratárias ao tratamento imunossupressor, como infecções recorrentes graves, citopenias autoimunes refratárias ao tratamento imunossupressor (síndrome de Evans), doença parenquimatosa pulmonar crônica, acometimento gastrointestinal, autoimunidades graves. A realização do TCTH durante os primeiros 3 anos após início dos sintomas teve maior associação com aumento da sobrevida em comparação aos pacientes com uma duração maior da doença (*P* =.0001)

Bibliografia

Gámez-Díaz L, et al. The extended phenotype of LPS-responsive beige-like anchor protein (LRBA) deficiency. J. Allergy Clin. Immunol. 2016;137(1):223-30, doi: 10.1016/j.jaci.2015.09.025.

Habibi S, et al. Clinical, immunologic, and molecular spectrum of patients with lps-responsive beige--like anchor protein deficiency: a systematic review. J. Allergy Clin. Immunol. Pract. 2019;7(7):2379-86.e5. doi: 10.1016/j.jaip.2019.04.011.

Jaramillo CM, Trujillo-Vargas CM. LRBA in the endomembrane system. Colomb. Med. 2018;49(3):236-43. doi: 10.25100/cm.v49i3.3802.

Krausz M, Uhlmann A, Rump IC, Ihorst G, Goldacker S, Sogkas G, et al. The ABACHAI clinical trial protocol: safety and efficacy of abatacept (s.c.) in patients with CTLA-4 insufficiency or LRBA deficiency: a non controlled phase 2 clinical trial. Contemp Clin Trials Commun. 2022;30:101008. doi: 10.1016/j.conctc.2022.101008.

Lo B, Abdel-Motal UM. Lessons from CTLA-4 deficiency and checkpoint inhibition. Curr. Opin. Immunol. 2017;49:14-9. doi: 10.1016/j.coi.2017.07.014.

Lo B, Fritz JM, Su HC, Uzel G, Jordan MB, Lenardo MJ. Blood spotlight CHAI and LATAIE : new genetic diseases of CTLA-4 checkpoint insuf fi ciency. Blood. 2016;128(8):1-3. doi: 10.1182/blood-2016-04-712612.

Lopez-Herrera G, et al. Deleterious mutations in LRBA are associated with a syndrome of immune deficiency and autoimmunity. Am. J. Hum. Genet. 2012;90(6):986-1001. doi: 10.1016/j.ajhg.2012.04.015.

MitsukiBN, Schwab C, Grimbacher B. What did we learn from CTLA4 insufficiency.pdf.

Revel-Vilk S, et al. Autoimmune lymphoproliferative syndrome-like disease in patients with LRBA mutation. Clin. Immunol. 2015;159(1):84-92. doi: 10.1016/j.clim.2015.04.007.

Rudd CE. The reverse stop-signal model for CTLA4 function. Nat. Rev. Immunol. 2008;8(2)153-60. doi: 10.1038/nri2253.

Schubert D, et al. Autosomal dominant immune dysregulation syndrome in humans with CTLA4 mutations. Nat. Med. 2014;20(12):1410-6. doi: 10.1038/nm.3746.

Schwab C. Phenotype, penetrance, and treatment of 133 CTLA-4 insufficient subjects. Physiol. Behav. 2018;176(1):139-48. doi: 10.1016/j.physbeh.2017.03.040.

Slatter MA, et al. Hematopoietic stem cell transplantation for CTLA4 deficiency. J. Allergy Clin. Immunol. 2016;138(2):615-9. doi: 10.1016/j.jaci.2016.01.045.

Walker LSK, Sansom DM. Confusing signals: recent progress in CTLA-4 biology. Trends Immunol. 2015;36(2):63-70. doi: 10.1016/j.it.2014.12.001.

Walker LSK, Sansom DM. The emerging role of CTLA4 as a cell-extrinsic regulator of T cell responses. Nat. Rev. Immunol. 2011;11(12):852-63. doi: 10.1038/nri3108.

Seção 4

Particularidades nas Doenças Autoinflamatórias

Capítulo 25

Amiloidose AA

Roberta Shcolnik Szor • Gracia Aparecida Martinez

Amiloidose sistêmica

Conceitos gerais

A amiloidose é uma doença de depósito decorrente da alteração no processo de enovelamento de proteínas. Estas adquirem capacidade de autoagregação, unindo-se a outras proteínas estruturais e transformando-se em fibrilas insolúveis que se depositam sob a forma de material amorfo no espaço extracelular de diferentes tecidos e órgãos. O resultado é a desorganização estrutural e consequente disfunção orgânica. Mais de 30 proteínas já foram descritas com potencial amiloidogênico. Entre as amiloidoses sistêmicas, existem formas hereditárias, nas quais ocorre mutação genética na proteína precursora, e formas adquiridas. A principal classificação da amiloidose refere-se ao subtipo da proteína precursora, uma vez que o tratamento difere de acordo com o subtipo da doença. A nomenclatura, desenvolvida por consenso da Sociedade Internacional de Amiloidose, compreende a letra A (amiloidose) seguida de sufixo referente à proteína precursora. O Quadro 25.1 resume os principais subtipos de amiloidose sistêmica.

Quadro 25.1. Principais subtipos de amiloide sistêmica

Subtipo de Amiloidose	Proteína Precursora	Adquirida x Hereditária	Órgãos Acometidos
AL ou amiloidose primária	Cadeia leve da imunoglobina monoclonal Local de produção da proteína: plasmáticos clonais na medula óssea	Adquirida	Coração, rins, sistema nervoso periférico e/ou autonômico, partes moles (macroglossia, síndrome do túnel do carpo, hipertrofia submandibular), GTI, fígado
ATTR variante	Transtirretina Local de produção da proteína: fígado	Hereditária	Sistema nervoso periférico e/ou autonômico, coração, olhos
ATTR *wild type*	Transtirretina Local de produção da proteína: fígado	Adquirida	Coração, sistema nervoso periférico e/ou autonômico, partes moles
AA ou amiloidose secundária	Amiloide sérico A Local de produção da proteína: fígado	Adquirida	Rins, fígado, coração, sistema nervoso periférico

AA: amiloidose por amiloide sérico A; AL: amiloidose por cadeia leve; ATTR: amiloidose por transtirretina; TGI: trato gastrointestinal.
Fonte: Desenvolvido pela autoria.

Amiloidose relacionada a amiloide sérico A (AA)

A amiloidose AA, também denominada "amiloidose secundária", tem o amiloide sérico A (SAA) como proteína precursora. Produzido pelos hepatócitos sob estímulo de citocinas pró-inflamatórias como o fator de necrose tumoral (TNF) e interleucinas 1 e 6 (IL-1 e IL-6), o SAA é uma proteína de fase aguda. Atua na regulação imunológica, como opsonina para fagocitose de bactérias, e no transporte reverso de colesterol em tecidos lesados.

Portanto, a amiloidose AA constitui uma doença adquirida, resultante de condições inflamatórias crônicas. É marcada por disfunção de órgãos vitais, com evolução progressiva e potencialmente fatal, podendo se desenvolver no curso de doenças infecciosas, autoimunes, autoinflamatórias (hereditárias ou não) e neoplásicas. Tem discreta predominância em homens, e a mediana de idade ao diagnóstico é de 50 anos, sendo o principal subtipo de amiloidose observado em crianças.

A incidência estimada de amiloidose AA é de 1 a 2 casos por milhão de pessoas-ano. Em países em desenvolvimento, infecções crônicas são as principais causas. Já em países desenvolvidos, destaca-se o papel de doenças reumatológicas e autoinflamatórias. Nas últimas décadas, no entanto, vem se observando redução na incidência de amiloide AA em razão de melhor controle das doenças associadas. Na experiência do Centro Nacional de Amiloidose do Reino Unido, a incidência de amiloidose AA variou de 13% para 3% nos períodos entre 1987 e 2010 e de 2010 a 2019, respectivamente, em uma casuística de cerca de 11 mil pacientes.

Quadro clínico

A amiloidose AA pode se apresentar por um espectro de manifestações clínicas, a depender dos órgãos acometidos. Com frequência, sinais e sintomas inespecíficos são observados e incluem fadiga, perda ponderal e edema periférico. É comum o atraso na suspeita diagnóstica e avaliações por diversos especialistas, resultando em diagnósticos tardios.

Os principais órgãos afetados são os rins e, em cerca de 25% dos casos, o fígado. Órgãos menos comumente envolvidos são coração, sistema nervoso, baço, trato gastrointestinal e partes moles (incluindo linfonodos). A principal manifestação observada é a proteinúria, presente em 95% dos casos, podendo atingir a faixa nefrótica em 50%, com ou sem disfunção renal associada. Cerca de 10% dos pacientes já têm indicação de hemodiálise ao diagnóstico. O acometimento hepático pode se manifestar com hepatomegalia e elevação de enzimas canaliculares, sem alteração morfológica evidente em exames de imagem.

A avaliação orgânica global é indicada após o diagnóstico da amiloidose, pela possibilidade de acometimento multiorgânico da doença. Caso não estejam evidentes no quadro clínico inicial, os órgãos e sistemas a serem avaliados são: rim; fígado; coração; sistema nervoso periférico somático e autonômico; trato digestivo; e partes moles.

Fatores associados a pior prognóstico na amiloidose AA incluem idade avançada, níveis muito elevados de SAA, disfunção renal, envolvimento hepático e cardíaco. O Quadro 25.2 resume as principais síndromes clínicas que devem suscitar hipótese de amiloidose sistêmica.

Quadro 25.2. Principais síndromes clínicas associadas à amiloidose sistêmica

Órgão Acometido/ Síndrome Clínica	Sinais e/ou Sintomas	Exames Complementares
Rim. Síndrome nefrótica em pacientes não diabéticos e sem outra etiologia identificada	Edema periférico, anasarca, ganho de peso, urina espumosa	Urina 24 h: proteinúria subnefrótica ou nefrótica, proteinúria não seletiva (predomínio de albuminúria) USG: rim de tamanho normal ou aumentado
Coração. Insuficiência cardíaca com fração de ejeção preservada (principalmente em homens idosos), intolerância a anti-hipertensivos, arritmias atriais	Dispneia ao esforço, edema periférico, síncope, arritmias	ECG: voltagem do QRS desproporcional ao grau de espessamento das paredes, baixa voltagem, áreas de pseudoinfarto, fibrilação atrial, alterações de condução Ecocardiograma: padrão infiltrativo, hipertrofia biventricular, hiper-refrigerência do miocárdio, espessamento valvar, espessamento de septo (SIV > 12 mm), alteração de *strain* com região apical preservada (apical *sparing*) RNM cardíaca: realce tardio difuso transmural ou subendocárdico, aumento da espessura das paredes de VD/VE e septo interatrial, valores elevados de mapa T1 nativo, aumento acentuado do volume extracelular Biomarcadores cardíacos alterados: NTpro-BNP, BNP e troponinas T e I
Sistema nervoso periférico e/ou autonômico. Neuropatia periférica sensitivo-motora e/ou disautonomia sem fatores de risco identificados	Parestesias/dormência/queimação de evolução comprimento-dependente (membros inferiores para superiores), hipotensão postural, alternância de constipação e diarreia, disfunção erétil, gastroparesia	Eletroneuromiografia: polineuropatia sensitivo-motora de padrão axonal (em estágio mais avançado da neuropatia)
Trato gastrointestinal	Diarreia, constipação, náuseas, dor abdominal, gastroparesia, saciedade precoce, disfagia, dispepsia, perda ponderal, má absorção	Hipoalbunemia Endoscopia digestiva alta: sinais de refluxo, distensão esofágica Colonoscopia: mucosa friável, inflamada Tomografia: espessamento de paredes gástricas/colônicas Obs.: exames podem estar normais, o que torna necessária biópsias aleatórias para pesquisa de depósito amiloide
Fígado. Alteração de enzimas canaliculares e hepatomegalia sem causa identificada	Aumento do volume abdominal, dor em andar superior do abdome, saciedade precoce	Aumento de fosfatase alcalina e gama-GT. USG: hematomegalia ou fígado de tamanho normal, textura hepática heterogênea, ausência de dilatação em vias biliares

ECG: eletrocardiograma; RNM: ressonância nuclear magnética; USG: ultrassonografia; VD: ventrículo direito; VE: ventrículo esquerdo.

Fonte: Desenvolvido pela autoria.

Diagnóstico de amiloidose sistêmica

O elevado grau de suspeição clínica é fundamental para abreviar o tempo até o diagnóstico, instituir precocemente o tratamento e prevenir a progressão das disfunções orgânicas.

O diagnóstico de amiloidose AA requer a presença de manifestações clínicas sugestivas da doença, comprovação histológica do depósito amiloide e a confirmação do SAA como proteína precursora.

A biópsia de órgão-alvo é a maneira mais fidedigna de se comprovar o depósito amiloide. Quando realizadas em centros de referência, as biópsias renal e hepáticas são associadas a baixas taxas de complicações. No entanto, não são procedimentos isentos de riscos. Para evitar biópsias invasivas, pode-se realizar biópsia ou aspirado de gordura abdominal subcutânea para pesquisa do depósito amiloide. Diversos fatores influenciam o rendimento diagnóstico com sítios indiretos de biópsia, sendo fundamentais na interpretação do resultado a coleta de amostra adequada, a qualidade do corante vermelho congo e a experiência do patologista. Assim, um resultado negativo inicial não afasta o diagnóstico de amiloidose, e se a suspeita clínica permanecer forte, deve-se proceder à biópsia de órgão-alvo.

O depósito amiloide é reconhecido como substância amorfa e eosinofílica à hematoxilina-eosina, que se cora pelo corante vermelho–do-congo, resultando em típica coloração verde-maçã à microscopia de luz polarizada. A Figura 25.1 exemplifica biópsias com depósito amiloide.

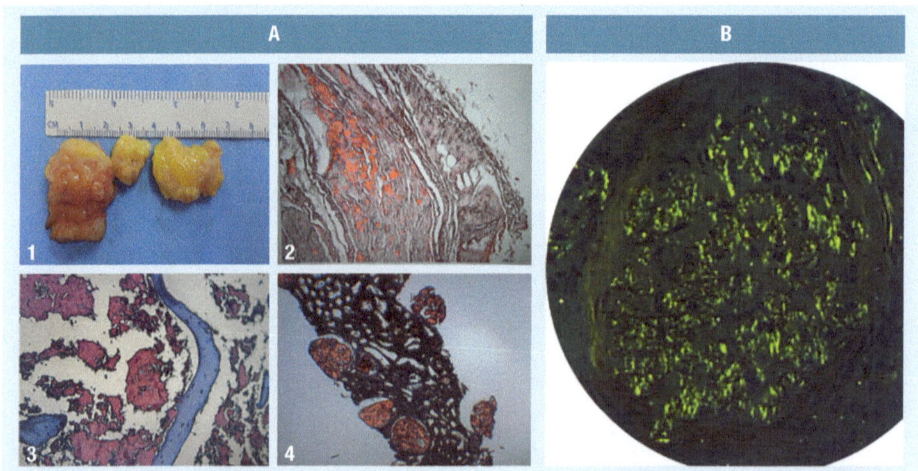

Figura 25.1 Biópsias de tecido demonstrando depósito amiloide. (a1) Amostra de gordura abdominal subcutânea. (a2) Biópsia de nervo com depósito amioloide, coloração vermelho-do-congo. (a3) Biópsia de medula óssea com depósito amiloide, coloração vermelho-do-congo. (a4) Biópsia de rim com depósito amiloide, coloração vermelho-do-congo. (b) Biópsia de rim com depósito amiloide com aspecto birrefringente verde-maçã, coloração vermelho-do-congo em microscopia de luz polarizada.

Fonte: Acervo da autoria.

Diagnóstico do subtipo de amiloidose

Uma vez que subtipos distintos de amiloidose podem gerar manifestações clínicas sobrepostas, é imprescindível identificar corretamente a proteína precursora para instituição do tratamento específico.

Atualmente, o padrão-ouro para identificação da proteína precursora é a espectrometria de massas, capaz de analisar o conteúdo proteico no depósito amiloide e definir a proteína precursora. Fragmentos de depósito amiloide são isolados do restante de tecido por microdissecção a *laser* e posteriormente sofrem digestão proteica. Os peptídeos resultantes são separados por cromatografia e analisados no espectrômetro de massas. Apesar de terem elevadas sensibilidade e especificidade no diagnóstico etiológico da amiloidose, as técnicas descritas são de alta complexidade e de alto custo, não sendo ainda amplamente disponíveis.

Outros métodos de detecção da proteína precursora baseiam-se em técnicas imunomediadas, como a imuno-histoquímica e a microscopia imunoeletrônica. Quando realizados em laboratórios experientes, atingem sensibilidade e especificidade de 80% a 90%, porém os resultados não costumam ser reprodutíveis fora de centros de referência em amiloidose, e são frequentes os falso-positivos e os falso-negativos.

Alguns exames complementares podem, indiretamente, auxiliar na definição do subtipo de amiloidose. A dosagem sérica do SAA deve sempre ser realizada na suspeita de amiloidose AA, e o *screening* para gamopatia monoclonal (eletroforese e imunofixação sérica e urinária em urina de 24 horas e dosagem das cadeias leves livres séricas) é importante para se afastar subtipo de cadeia leve. Porém, o achado de proteína monoclonal não é suficiente para diagnosticar amiloidose AL, podendo haver associação de gamopatia monoclonal de significado indeterminado (GMSI) e amiloidose de outro subtipo, principalmente em pacientes idosos em que a incidência de GMSI pode chegar a 7,5% nos indivíduos acima de 85 anos.

Tratamento

O tratamento da amiloidose AA tem por objetivos normalizar os níveis de SAA, prevenir a formação de mais fibrilas amiloides, frear a progressão de danos orgânicos e idealmente reverter as disfunções já instaladas. Portanto, o tratamento é direcionado à doença de base que originou a condição inflamatória subjacente. Em casos de febre familiar do Mediterrâneo, por exemplo, pode-se usar a colchicina. Agentes biológicos como antagonistas e anticorpos monoclonais contra TNF, IL-1 e IL-6 podem sem empregados no tratamento de condições autoimunes, assim como medicações imunossupressoras. Em infecções crônicas, o tratamento com antimicrobianos auxilia no controle da inflamação. Para casos avançados, transplante renal pode ser considerado.

O tratamento de suporte é imprescindível para o cuidado do paciente com amiloidose AA e deve ser realizado em conjunto com as diversas especialidades, conforme os órgãos acometidos, e com o especialista na doença inflamatória subjacente.

Avaliação de resposta

A avaliação de resposta é realizada por meio de dosagens seriadas de SAA, e na indisponibilidade desse marcador, a proteína C-reativa pode ser utilizada. Além disso, marcadores laboratoriais e de imagem relacionados às disfunções orgânicas também devem ser acompanhados, e sua redução e idealmente normalização denotam a presença de resposta orgânica.

Considerações finais

A amiloidose AA, embora considerada uma doença rara, é ainda uma condição subdiagnosticada. Estratégias de conscientização médica são imprescindíveis quanto à doença à inespecificidade de sinais e de sintomas e à apresentação sob a forma de síndromes clínicas diversas, para tornar a suspeita de amiloidose uma realidade na prática clínica. Dessa forma, o diagnóstico poderá ser alcançado mais precocemente, permitindo iniciar o tratamento em fases iniciais da doença, objetivando melhores resultados.

Bibliografia

Benson MD, Buxbaum JN, Eisenberg DS, et al. Amyloid nomenclature 2018: recommendations by the International Society of Amyloidosis (ISA) nomenclature committee. Amyloid. 2021;25:215-9.

Blank N, Schönland SO. Autoinflammatorische Syndrome und Amyloid-A-Amyloidose [Autoinflammatory syndromes and AA amyloidosis]. Z Rheumatol. 2020;79(7):649-59.

Brunger AF, Nienhuis HLA, Bijzet J, Hazenberg BPC. Causes of AA amyloidosis: a systematic review. Amyloid. 2020;27(1):1-12.

Kyle RA, Therneau TM, Rajkumar SV, Larson DR, Plevak MF, Offord JR, et al. Prevalence of monoclonal gammopathy of undetermined significance. N Engl J Med. 2006;354(13):1362-9.

Muchtar E, Dispenzieri A, Magen H, Grogan M, Mauermann M, McPhail et al. Systemic amyloidosis from A (AA) to T (ATTR): a review. J Intern Med. 2021;289(3):268-92.

Papa R, Lachmann HJ. Secondary, AA, Amyloidosis. Rheum Dis Clin North Am. 2018;44(4):585-603.

Ravichandran S, Lachmann HJ, Wechalekar AD. Epidemiologic and Survival Trends in Amyloidosis, 1987-2019. N Engl J Med. 2020;382(16):1567-8.

Capítulo 26

Síndrome de Ativação Macrofágica

Ana Paula Beltran Moschione Castro • Juliana Folloni Fernandes • Mayra de Barros Dorna

Introdução

A síndrome de ativação macrofágica (SAM) é uma condição hiperinflamatória grave e potencialmente fatal que pode acometer indivíduos com doenças reumatológicas ou autoinflamatórias. A SAM faz parte do espectro das linfo-histiocitoses hemofagocíticas (HLH), condições que provocam a ativação excessiva e descontrolada de linfócitos T e macrógafos, resultando em hiperprodução de citocinas inflamatórias.

As HLH podem ser subdivididas em primárias ou genéticas e secundárias, descritas a seguir.

- **HLH primárias ou genéticas:** compreendem as HLH determinadas por defeitos genéticos que causam erros inatos da imunidade cuja manifestação característica é a ocorrência de HLH. Esse grupo inclui:
    a. HLH familiares: causadas por mutações em genes que codificam proteínas relacionadas à atividade citotóxica de linfócito T CD8 e linfócito *natural-killer* (NK), como perforina (PRF1), Munc 13-4 (UNC13D), sintaxina 11 (STX11), proteína 2 ligadora da sintaxina (STXBP2).
    b. Desordens da pigmentação com HLH (síndromes de Chèdiak-Higashi, de Griscelli tipo 2 e de Hermansky-Pudlak tipo 2).
    c. Síndromes linfoproliferativas ligadas ao X.
    d. Doenças de suscetibilidade a infecções pelo vírus Epstein-Barr (EBV).
- **HLH secundárias:** HLH desencadeadas por condições ambientais ou adquiridas como infecções, doenças malignas, doenças reumatológicas, erros inatos do metabolismo, outros erros inatos da imunidade, síndromes autoinflamatórias e alguns medicamentos. As HLH secundárias às doenças reumatológicas ou a síndromes autoinflamatórias são denominadas "síndrome de ativação macrofágica".
    a. Doenças reumatológicas: a artrite idiopática juvenil sistêmica (sAIJ) é a doença reumatológica mais frequentemente associada à ocorrência de SAM, que também pode acometer pacientes com a doença de Still do adulto, lúpus eritematoso sistêmico (LES), doença de Kawasaki e dermatomiosite juvenil. A SAM é uma complicação bastante temida nesse grupo de pacientes em virtude de sua alta mortalidade.

b. Doenças autoinflamatórias (DAI): a SAM já foi identificada como complicação em pacientes com diversas doenças autoinflamatórias como síndrome hiper-IgD (deficiência de mevalonatoquinase), febre familiar do mediterrâneo (FMF), síndromes periódicas associadas ao receptor de fator de necrose tumoral (TRAPS), síndromes associadas ao gene CDC42 e principalmente em paciente com mutações com ganho de função no inflamossoma citosólico NLRC4 (*Nod-like receptor family CARD domain protein 4*). Pacientes com mutações resultam na ativação do NLRC4 manifestam-se clinicamente com SAM recorrente e colite de início precoce, além de apresentarem grande elevação nos níveis de interleucina (IL) 18.

A SAM é desafiadora em vários aspectos, inclusive no seu diagnóstico, uma das razões para isso é que as manifestações de SAM se confundem, por vezes, com sintomas das doenças de base, sendo necessária atenção para a suspeição clínica. Outro aspecto a ser destacado é a dificuldade de se estabelecerem critérios precisos para o diagnóstico de SAM. Há alguma definição de critério quando o paciente tem sAIJ, que é atualmente transposto para as doenças autoinflamatórias. Esses sinais incluem a presença de febre e alterações laboratoriais como ferritina, triglicérides e enzimas hepáticas elevadas, plaquetas e fibrinogênio diminuídos. Entretanto, o mais importante é saber da possibilidade de pacientes desenvolverem essa complicação em outros cenários e estar atento às possíveis manifestações clínicas relacionadas (Quadro 26.1).

Quadro 26.1. Sinais, sintomas e alterações laboratoriais observadas em pacientes com SAM

Órgãos ou Sistemas	Manifestações clínicas	Achados laboratoriais
Geral	Febre	Queda VHS, aumento de PCR Aumento srIL-2
Hematologia	Coagulopatia, petéquias, púrpura, equimose, epistaxe	Hiperferritinemia (↑↑↑) Leucopenia Anemia Trombocitopenia Hemofagocitose e hipercelularidade em aspirado de medula óssea
Sistema nervoso central	Alteração de nível de consciência Convulsões Encefalopatia Coma	Pleocitose LCR
Trato gastrointestinal	Hematêmese Sangramento retal Disfunção hepática	↑↑ Transaminases ↑ Discreto de bilirrubinas Hipoalbuminemia Amônia sérica Nl ou levemente aumentada Triglicérides elevados
Renal	Sem comprometimento renal	
Sistema respiratório	Angústia respiratória aguda Infiltrados pulmonares	

LCR: líquido cefalorraquidiano; PCR: proteína C-reativa; VHS: velocidade de hemossedimentação.

Fonte: Adaptado de Sen, *et al.*; 2016.

Síndrome de ativação macrofágica nas doenças autoinflamatórias

O hábito de se correlacionar a SAM às doenças reumatológicas não deve impedir a necessária atenção à possibilidade de a síndrome ser um fator de complicação das DAI. As bases fisiopatológicas da SAM ainda estão em construção, mas sabe-se que a SAM em doenças reumatológicas compartilha alterações observadas na HLH com destaque para hiperinflamação, exocitose de macrófagos, ativação de linfócitos T e células NK. Ocorre que em pacientes com DAI os mecanismos incluem a ativação desregulada dos inflamossomas e a hiperativação de algumas citocinas especialmente da IL-18. De fato, a IL-18 parece ter um papel importante na SAM, mesmo em pacientes com AIJ. Um corpo de evidências sugere que pacientes com AIJ com elevados níveis de IL-18 apresentam um risco maior de desenvolvimento de SAM.

O quadro clínico de SAM em pacientes com DAI é ainda um grande desafio e não parece satisfatório aplicar critérios diagnósticos da HLH ou mesmo de SAM na AIJ. Por outro lado, as descrições de SAM nas diversas doenças autoinflamatórias são pontuais, especialmente se consideradas doenças como deficiência de mevalonatoquinase, FFMediterrâneo, síndromes periódicas associadas ao receptor de fator de necrose tumoral (TNF) ou criopirinopatias, o que dificulta o estabelecimento de critérios gerais. O importante é suspeitar e o Quadro 26.2 elucida os sinais presentes na SAM em pacientes com DAI que podem auxiliar na suspeição e diagnóstico.

Quadro 26.2. Diferenças clínicas e laboratoriais entre crises de DAI e síndrome de ativação de macrófagos

	Crises de DAI	SAM
Febre	Febre temporalmente limitada, alternando-se com períodos de bem-estar	Persistente, incessante, elevada, aparentemente inexplicável
Rash	Polimórfico	Petequial
Serosite	Presente, mas depende da DAI	Potencialmente grave
Envolvimento SNC	Usualmente ausente (exceto síndrome Cinca)	Estado mental alterado, convulsões, coma
Hemoglobina	Normal	↓
Leucócitos	↑↑	↓
Plaquetas (hemograma)	↑	↓
Hepatoesplenomegalia	Possível	Presente, aumento progressivo
Transaminases elevadas	Ausente	↑↑
Fibrinogênio	↑	↓
Tempo de protrombina	Normal	↑
Bilirrubina	Normal	↑
Parâmetros inflamatórios	↑↑↑	↓
Progresso da doença	Autolimitado	Potencialmente fatal

Cinca: crônico infantil neurológica cutânea-articular; DAI: doenças autoinflamatórias; SAM: síndrome de ativação macrofágica; SNC: sistema nervoso central.

Fonte: Desenvolvido pela autoria.

Em 2014, foi descrita uma nova inflamossomopatia que envolve mutações com ganho de função no inflamossoma citosólico e, para esses pacientes, a manifestação de SAM é parte integrada do quadro clinico. Atualmente denominada AIFEC (*autoinflammation with infantile enterocolitis*), a doença se caracteriza por episódios extremamente agudos e precoces de manifestações gastrointestinais e SAM. Os pacientes apresentam sinais clínicos evidentes de desregulação do inflamassoma e de ativação do macrófago que se normalizam com a melhora do quadro. Outro aspecto fundamental a ser destacado, com repercussão inclusive para o tratamento, é a assinatura de IL-18 que esses pacientes apresentam.

Tratamento

As altas taxas de mortalidade associadas aos episódios de SAM e à HLH destacam a importância do reconhecimento precoce dos sintomas e a indicação de estratégias de tratamento. O tratamento de desencadeantes e o rápido início da imunossupressão são essenciais para a redução da morbimortalidade. O melhor conhecimento da fisiopatologia da SAM, principalmente em relação à hiperativação de citocinas inflamatórias (IL-1, IL-6, IL-18, interferon gama (IFN-γ)), e o aparecimento de novas drogas com alvos específicos têm mudado a realidade do tratamento desses episódios mais recentemente. O cuidado do paciente deve ser amplo, incluindo-se onco-hematologistas, reumatologistas, imunologistas, intensivistas e equipe multidisciplinar, visando o suporte adequado e a rápida instituição do tratamento específico.

Tratamento de suporte e desencadeantes

Grande parte dos casos de HLH (primária ou secundária) e de SAM pode ter um agente desencadeante que, muitas vezes, é um quadro infeccioso (na maioria dos casos, são quadros virais, especialmente vírus da família Herpes). O tratamento do agente desencadeante é importante para o controle das manifestações inflamatórias. Nos pacientes com HLH desencadeada pelo vírus EBV, o uso de anticorpos contra os linfócitos B (anti-CD20 – rituximab) pode melhorar a atividade inflamatória quando associado a outras medidas de tratamento clássicas da HLH. Além de antivirais e antibióticos específicos, a imunoglobulina intravenosa (IVIg) também pode auxiliar no controle dos sintomas. Nos casos de SAM associada à atividade de doenças autoimunes, o controle dos sintomas também pode ser feito após o aumento da imunossupressão para o tratamento da doença de base.

Imunossupressão

O tratamento clássico para pacientes com HLH inclui quimioterapia com etoposide, ciclosporina e dexametasona (protocolo HLH-2004). Os pacientes com envolvimento do SNC recebem tratamento intratecal com metotrexato e esteroides. Nos casos de HLH secundária, esse tratamento é limitado até a resposta e o término da manutenção. Nos casos em que se identifica uma causa de HLH familiar, essa abordagem é mantida até o tratamento definitivo indicado, que inclui transplante de células-tronco hematopoiéticas.

Nos casos de SAM associada a doenças reumatológicas, o tratamento mais utilizado inclui ciclosporina e glicocorticoides. No caso de pacientes refratários a esse tratamento inicial, o etoposide também pode ser indicado. A IVIg também pode ser utilizada como tratamento com alguma resposta, mas normalmente não é suficiente como terapia isolada.

Anticorpos e novas terapias–"alvo"

Para prevenir ou diminuir toxicidades sistêmicas como as observadas com regimes baseados em quimioterapia, novas drogas têm sido estudadas com o intuito de bloquear mais especificamente a ação das citocinas inflamatórias que desempenham papéis-chave na iniciação e/ou progressão da HLH/SAM.

- **Anakinra (anticorpo anti IL-1):** o antagonista do receptor de IL-1, anakinra, age bloqueando a atividade da IL-1-α e IL-1-β e já é comumente utilizado para tratar pacientes com AIJ sistêmica. Outras doenças em que o anakinra mostrou eficácia foram CAPS (síndrome periódica associada às criopirnas), FFM e artrite reumatoide. Relatos de casos surgiram em 2008 mostrando sua eficácia no tratamento também da SAM nesses pacientes, principalmente em doses maiores (> 1 a 2 mg/kg/dia). Desde então, novas séries de casos surgiram e o anakinra tem cada vez mais sido utilizado como tratamento da SAM na sAIJ e outras doenças autoinflamatórias. Pode ser usado em monoterapia (principalmente em casos com contraindicações de corticosteroideterapia), ou combinação com outros medicamentos, particularmente glicocorticoides e IVIG. A resposta ao tratamento pode ser vista rapidamente, e a ausência de melhora nas primeiras 24 a 48 horas após o início do tratamento pode indicar a necessidade de imunossupressão adicional. Outros bloqueadores de IL-1 como o canaquinumabe têm ainda menor evidência na literatura para tratamento da SAM.
- **Emapalumab (anticorpo anti-interferon gama):** o IFN-γ é considerado uma citocina importante na fisiopatologia da HLH e da SAM. Com base em observações pré-clínicas, o emapalumab, um anticorpo anti-IFN-γ humanizado, foi testado no tratamento de 34 crianças com HLH, 27 das quais tinham doença recidivada ou refratária ou intolerância a terapias convencionais. Desses 27 pacientes com doença recidivada ou refratária, 26% tiveram resposta completa e 30% resposta parcial ao fim do período de estudo de 8 semanas. Em 2018, o emapalumabe foi aprovado pela agência regulatória dos Estados Unidos Food and Drugs Administration (FDA) para o tratamento de crianças e adultos com HLH recidivada/refratária. Após esses estudos em HLH, o emapalumabe tem sido estudado também na SAM em doenças autoinflamatórias. Alguns relatos de casos também já foram publicados mostrando sucesso desse anticorpo em pacientes com mutações em NLRC4 e CDC42.
- **Inibidores da via JAK/STAT:** uma estratégia alternativa para bloquear os efeitos das citocinas inflamatórias é usar como alvo as vias de sinalização após a ligação das citocinas com os respectivos receptores. Como muitas das citocinas associadas à HLH/SAM, incluindo IFN-γ, IL-2, IL-6, IL-10 e IL-12, têm sua via de sinalização envolvendo as janusquinases (JAK) (via JAK/STAT), foi proposto que a inibição de JAK poderia diminuir a hiperinflamação nesses distúrbios. Essa hipótese inicial foi confirmada em modelos

animais de HLH/SAM, nos quais o tratamento com o inibidor de JAK1/2 (ruxolitinib) mostrou ação significativa na melhoria dos sintomas. A partir desses estudos pré-clínicos, relatos e séries de casos usando ruxolitinibe no tratamento de pacientes com HLH e SAM foram publicados, com uma grande proporção exibindo respostas favoráveis. Mais recentemente, um estudo prospectivo não randomizado de fase 2 usando ruxolitinibe para tratamento de 1ª linha em pacientes com HLH familiar, em associação ou não com prednisona, mostrou resposta completa em 43% dos pacientes, e respostas parciais em 17%. Esse estudo demonstrou que o ruxolitinibe conseguiu efetivamente controlar a síndrome hiperinflamatória, permitindo que os pacientes com HLH familiar consolidassem o tratamento com transplante de células-tronco hematopoiéticas.

- **Anticorpo anti-interleucina 18:** a IL-18 também é um potente mediador inflamatório presente na SAM e HLH. A atividade da IL-18 é regulada pela proteína de ligação de IL-18 (IL-18BP). O bloqueio da IL-18 por meio da tadekinig alfa, a droga de estudo rhIL-18BP (proteína de ligação de IL-18 humana recombinante), foi relatado em um caso de um paciente com mutação de ganho de função em NLRC4 que apresentou melhoras nos sintomas de SAM. Existe atualmente um estudo de clinico usando tadekinig alfa para o tratamento de pacientes com SAM e defeitos genéticos em NLRC4 e XIAP. Os níveis elevados de IL-18 em pacientes com SAM e alguns defeitos genéticos (HLH, AIFEC, XIAP) indicam que essa pode ser uma droga promissora no controle dos sintomas.
- **Tocilizumabe (anticorpo anti-interleucina 6):** o tocilizumabe é um anticorpo monoclonal que bloqueia a ação da IL-6 por meio da ligação aos receptores de IL-6 solúveis e ligados a membranas. O uso do tocilizumabe é mais estudado em reações como a síndrome de liberação de citocinas secundária ao uso de terapia celular com células CAR-T e outros anticorpos como o anti-CD19 (blinatumomabe) em pacientes com leucemia linfoide aguda. Seu uso em outras situações inflamatórias foi descrito na HLH secunfdária a processos infeccîosos.
- **Outros anticorpos:** muitos outros agentes já foram usados para tratamento da HLH/SAM com respostas variáveis. Na HLH refratária, o uso de globulina antitimocítica (anticorpo anti-linfócitos T) pode ter boa resposta inicial, porem está associado a aumento de morbimortalidade por infecções. Normalmente, seu uso é associado à "ponte" para o transplante de células-tronco hematopoiéticas nos casos familiares de HLH. Outro anticorpo antilinfócitos, o alemtuzumabe também pode ser utilizado nos casos de HLH iniciais ou refratárias.

Bibliografia

Alongi A, Naddei R, De Miglio L, Natoli V, Ravelli A. Macrophage activation syndrome in pediatrics. Pediatr Allergy Immunol. 2020;31(24):13-5. doi: 10.1111/pai.13158.

Canna SW, Marsh RA. Pediatric hemophagocytic lymphohistiocytosis. Blood. 2020;135(16):1332-43.

Henderson LA, Cron RQ. Macrophage activation syndrome and secondary hemophagocytic lymphohistiocytosis in childhood inflammatory disorders: diagnosis and management. Paediatr Drugs. 2020;22(1):29-44.

Jesudas R, Nichols KE. Recent advances in the treatment of hemophagocytic lymphohistiocytosis and macrophage activation syndrome. Current Opinion in Allergy and Clinical Immunology. 2022;22(6):p364-70.

Keenan C, Nichols KE, Albeituni S. Use of the JAK inhibitor ruxolitinib in the treatment of hemophagocytic lymphohistiocytosis. Front Immunol 2021;12:614704. 24. <N>

Miyazawa H, Wada T. Immune-mediated inflammatory diseases with chronic excess of serum interleukin-18. Front Immunol. 2022;13:930141.

Ravelli A, et al. Classification criteria for macrophage activation syndrome complicating systemic juvenile idiopathic arthritis a European League Against Rheumatism/American College of Rheumatology/Paediatric Rheumatology International Trials Organisation Collaborative Initiative. Ann Rheum Dis 2016;75:481-9. doi:10.1136/annrheumdis-2015-208982.

Rigante D, Emmi G, Fastiggi M, Silvestri E, Cantarini L. Macrophage activation syndrome in the course of monogenic autoinflammatory disorders. Clin Rheumatol. 2015;34(8):1333-9.

Romberg N, Vogel TP, Canna SW. NLRC4 inflammasomopathies. Curr Opin Allergy Clin Immunol. 2017;17(6):398-404.

Sen ES, Clarke SL, Ramanan AV. Macrophage activation syndrome. Indian J Pediatr. 2016;83(3):248-53. doi: 10.1007/s12098-015-1877-1.

Zhang Q, Zhao YZ, Ma HH, et al. A study of ruxolitinib response-based stratified treatment for pediatric hemophagocytic lymphohistiocytosis. Blood 2022;139:3493-3504.

Capítulo 27

Dor Crônica nas Doenças Autoinflamatórias

Elisabete Castelon Konkiewitz • Camila Hobi Moreira

Introdução

Entre os principais sintomas das doenças autoinflamatórias, figura a dor e, assim, seu reconhecimento e tratamento adequados são parte essencial da abordagem desse paciente, especialmente quando se consideram a sua capacidade funcional e a sua qualidade de vida.

A dor é conceituada como experiência sensorial e emocional desagradável decorrente ou descrita em termos de lesões teciduais. Ela é um fenômeno psicossomático, envolvendo aspectos somáticos (sinal de lesão), cognitivos (atenção excessiva) e emocionais (desregulação afetiva).

De fato, a dor é um sintoma inerente às doenças autoinflamatórias, não apenas porque a inflamação se associa à injúria tecidual, mas também porque ela, em si, ativamente promove a perpetuação e a amplificação da neurotransmissão dolorosa. Assim, a dor é, aqui, ao mesmo tempo nociceptiva e neuropática. Ademais, é também psicogênica, pois a dor sempre é uma vivência afetiva que continuamente gera o estado emocional presente e é gerada por ele. Por um lado, as citocinas pró-inflamatórias atuam sobre as áreas de processamento emocional, que em parte são as mesmas do processamento da dor, causando mudanças que predispõem à depressão e à ansiedade. Por outro lado, a dor nas doenças autoinflamatórias é acompanhada de percepções muito negativas, como a de ter uma doença rara, ter uma doença crônica incurável, ter uma doença potencialmente deformante, desfigurante e incapacitante, ter uma doença que fragiliza imunologicamente etc. Essas cognições são incorporadas à elaboração da dor e do seu significado, aumentando o nível de sofrimento a ela associado.

Este capítulo apresenta brevemente os mecanismos de transmissão e processamento da dor, destacando os aspectos neuroinflamatórios. Em seguida, são discutidas as manifestações clínicas e as formas de tratamento da dor no contexto das doenças autoinflamatórias e, finalmente, são apontados alguns caminhos para possíveis futuras pesquisas e intervenções.

Fisiopatologia

Neurotransmissão da dor

Estímulos dolorosos são detectados por receptores periféricos, que consistem em terminações nervosas de alto limiar, as quais transmitem o sinal por meio de fibras pouco mielinizadas (A-δ) e amielínicas (fibras C), que são axônios dos neurônios dos gânglios das raízes dorsais. No corno dorsal da medula espinhal, ocorre a primeira sinapse com o neurônio de projeção. A partir da medula, iniciam-se duas vias de retransmissão: um sistema lateral; e um sistema medial. O sistema lateral consiste na porção lateral do trato espinotalâmico lateral com projeção para núcleos laterais do tálamo e para o córtex somatossensorial primário e secundário. Essa via se associa aos aspectos discriminativos do processamento da dor. Já o sistema medial consiste na porção medial do trato espinotalâmico lateral e no trato espinoparabraquial com projeções para núcleos mediais do tálamo e para o córtex cingulado anterior e a ínsula. Essa via se associa aos aspectos afetivos, motivacionais e cognitivos do processamento da dor.

A percepção da dor, porém, não resulta apenas da retransmissão em série por essas vias ascendentes, mas também da integração dinâmica entre essas e vias descendentes inibitórias e facilitatórias. Assim, o termo "matriz da dor" denomina as diferentes estruturas do sistema nervoso central (SNC) envolvidas no processamento nociceptivo, incluindo o tálamo, a amígdala, a ínsula, a área suplementar motora, o córtex parietal posterior, o córtex pré-frontal, o córtex cingulado, a substância cinzenta periaquedutal (PAG), os núcleos da base, o cerebelo e os córtices somatossensoriais primário e secundário.

Enquanto a dor aguda, ou fisiológica, pode ser vista como um sinal de alerta para a proteção do organismo e do órgão acometido, a dor crônica, ou patológica, definida como aquela de duração maior que 3 meses, já não é mais considerada apenas como sintoma de lesão tecidual, mas passa a ser, por si mesma, uma doença. A dor neuropática é uma forma de dor patológica que resulta de neuroplasticidade mal adaptativa do SNC e periférico, como consequência de sua lesão ou disfunção.

Neuroplasticidade pode ser definida como a habilidade do sistema nervoso de responder a estímulos intrínsecos ou extrínsecos por meio da reorganização da sua estrutura, da sua função e de suas conexões. A neuroplasticidade ocorre em diferentes níveis: molecular; sináptico; celular; e circuitário. As moléculas podem alterar sua função, por exemplo, pela fosforilação; a força sináptica pode variar desde um estado de falência de indução de resposta pós-sináptica (sinapse silente) até um estado de potenciação, no qual estímulos subliminares já induzem despolarização pós-sináptica. No nível celular, pode ocorrer alteração na frequência de despolarização espontânea do neurônio, assim como brotamento axônico e dendrítico, degeneração e neurogênese. Com isso, circuitos de processamento paralelo e em série atuam uns sobre os outros, aumentando ou diminuindo seu grau de conectividade, ou constituindo conectividade aberrante. Um exemplo são as alterações neuroplásticas na dor neuropática por lesão de nervo periférico induzidas, pela estimulação contínua das fibras A-δ e C, no neurônio de projeção do corno dorsal da medula espinhal, causando aumento do seu nível de disparo espontâneo, expansão dos seus campos receptivos (espinhas dendríticas) e diminuição do seu limiar de excitabilidade. Essas alterações constituem o que se denomina "sensibilização central" e envolvem influxo de cálcio mediado por receptores glutamatérgicos, ativação de cascatas enzimáticas, alteração na expressão gênica, alteração da expressão de receptores e da liberação de neurotransmissores, liberação de fatores neurotróficos e de mediadores inflamatórios. Essa facilitação sináptica é uma forma de potenciação de longo prazo semelhante a que ocorre no hipocampo durante a consolidação da memória.

O sinal nociceptivo no seu caminho até o cérebro sofre processos de modulação descendente, os quais se iniciam no próprio cérebro que, em vez de ser um mero receptor do sinal, é, de fato, capaz de controlar a intensidade com que o recebe. A modulação descendente pode ser tanto inibitória (antinociceptiva) como facilitatória (pró-nociceptiva), sendo que a graduação e o equilíbrio entre essas duas possibilidades são dinâmicos e variam em dependência do contexto em que o sinal nociceptivo ocorre e do estado do organismo.

A substância cinzenta periaquedutal é uma estrutura-chave na modulação da dor, rica em neurônios opioides e que recebe aferências do hipotálamo, de estruturas límbicas – como amígdala, córtex cingulado, prosencéfalo e córtex orbitofrontal – e aferências ascendentes da medula espinhal. A substância cinzenta periaquedutal tem conexões bidirecionais com a região do bulbo rostroventral definido funcionalmente como uma área medial bulbopontina que induz analgesia após estimulação elétrica, ou microinjeção de opioide, incluindo o núcleo magno da rafe, o núcleo gigantocelular e a formação reticular adjacente. Por sua vez, o BRV tem projeções serotoninérgicas e noradrenérgicas descendentes pelo funículo dorsolateral para os neurônios do corno dorsal da medula espinhal, havendo amplas evidências de que essas vias são inibitórias.

Interações neuroimunológicas na modulação da dor crônica

O SNC é um sistema com características imunológicas específicas, que, embora tendo na barreira hematoencefálica um mecanismo de proteção contra a penetração de células e de grandes moléculas, não está imunologicamente isolado. Ao contrário, há inúmeras evidências de que ele responde muito sensivelmente a mediadores anti- e pró-inflamatórios, os quais podem modificar a função neuronal.

Citocinas pró-inflamatórias geradas em diferentes tecidos na periferia penetram o SNC através do nervo vago, das áreas ao redor dos ventrículos (nas quais a barreira hematoencefálica está ausente) e por transporte ativo. Uma vez no cérebro, elas atuam sobre os neurônios e a micróglia, amplificando a neurotransmissão glutamatérgica e a produção de mais citocinas.

As células da micróglia constituem as principais células imunes do SNC e a principal fonte de citocinas. Sob condições normais, elas ficam em estado de repouso e têm aspecto ramificado. Quando estimuladas, em resposta a eventos patológicos, como trauma, isquemia, inflamação, hipóxia, infecção viral, ou bacteriana, sofrem transformação morfológica e podem assumir diferentes funções, como fagocitose, apresentação de antígeno, liberação de neurotrofinas, quimiocinas, citocinas e espécies ativas de oxigênio. Estas são normalmente respostas fisiológicas de defesa e autolimitadas, que podem, porém, ser mal adaptativas e se cronificar. Neuroinflamação consiste na ativação crônica de resposta imune no SNC, com proliferação da micróglia, aumento de citocinas pró-inflamatórias (interleucina 1 beta (IL-1-β), fator de necrose tumoral alfa (TNF-α) e IL-6) e redução das citocinas anti-inflamatórias (IL-4).

Após lesão periférica, ocorrem ativação e proliferação microglial na medula espinhal com liberação de citocinas pró-inflamatórias, como IL-1, IL-6 e TNF-α, que atuam sobre os neurônios, contribuindo, assim, para a hiperalgesia e a alodínia na dor neuropática. Há evidências de que as citocinas pró--inflamatórias aumentem a transmissão sináptica excitatória e diminuam a transmissão sináptica inibitória no neurônio de projeção na medula espinhal. Isso induz, no neurônio, influxo de cálcio e liberação de óxido nítrico, que age como um neurotransmissor retrógrado excitatório, perpetuando a transmissão do impulso doloroso. Por ativarem o fator de transcrição CREB, as citocinas pró-inflamatórias também provavelmente induzem neuroplasticidade de longo prazo. Além disso, as citocinas pró-inflamatórias atuam sobre receptores neuronais no cérebro, alterando o padrão de conectividade entre as estruturas da matriz da dor, como o tálamo, o córtex somatossensorial e estruturas límbicas, potenciando a percepção da dor e o sofrimento a ela associado. Elas induzem, durante o processo de inflamação aguda, o *sickness behavior*, que se caracteriza por alterações psicológicas e comportamentais, como anedonia, adinamia, sonolência, diminuição do apetite e isolamento social. Trata-se, aqui, de uma estratégia fisiológica de proteção do organismo e de combate à inflamação, mas que, se perpetuada, pode causar depressão. Por sua vez, a depressão e a dor compartilham áreas cerebrais de processamento, como o córtex cingulado anterior, o córtex pré-frontal – em especial nas suas porções ventromediais –, a ínsula, os gânglios da base, a amígdala e o hipocampo. Essas são áreas sabidamente envolvidas com emoções negativas.

Interações neurogliais também ocorrem no bulbo rostroventral e correlacionam-se ao desenvolvimento da dor neuropática após lesão de nervo periférico, havendo ativação de micróglia e de astrócitos e aumento dos níveis locais do TNF-α e da IL-1β. Em modelo animal de constrição de um ramo trigeminal e de neurônios do bulbo rostroventral coexpressou receptores de glutamato do tipo NMDA, de TNF-α e de IL-1β, sendo estes últimos *up-regulados* após a lesão. Antagonistas desses receptores citocinérgicos atenuaram a resposta de hiperalgesia e alodinia, enquanto microinjeções de TNF-α e IL-1-β no BRV induziram aumento da facilitação nociceptiva descendente associada à ativação de receptores NMDA. Assim, as células da glia, ao liberarem citocinas pró-inflamatórias, atuam sobre receptores glutamatérgicos excitatórios, induzindo potenciação sináptica e ativação de vias descendentes facilitatórias da dor.

Manifestações clínicas

Dor é uma das características predominantes nos pacientes com doenças autoinflamatórias como a síndrome periódica associada ao receptor do fator de necrose tumoral (TRAPS, do inlgês *necrosis fator receptor associated periodic syndrome*), síndrome periódica associada às criopirinas (CAPS, do inglês *cryopirin associated periodic syndrome*) e febre familiar do Mediterrâneo (FFM). Embora faça parte do critério diagnóstico para essas doenças, existem poucos estudos caracterizando a dor nesses pacientes.

O quadro clínico das doenças autoinflamatórias consiste de surtos de inflamação sistêmica em articulações, pele, músculos, olhos e serosas, acompanhado de febre inexplicável e elevação de reagentes de fase aguda. Envolvimento do SNC e desmielinização também podem ocorrer.

A fisiopatologia dessas doenças envolve a desregulação do sistema imune inato, ativação do inflamossoma e aumento da produção de interleucinas inflamatórias.

Em estudo recém-publicado, 95% dos pacientes apresentaram sintoma de dor e em 70% dos pacientes a dor estava presente há mais de 60 meses. A maioria dos pacientes relatou dor em mais de uma região do corpo.

O mecanismo da dor nesses pacientes provavelmente é multifatorial. O componente nociceptivo por inflamação tecidual (musculoesquelética e visceral) parece ser o principal fator e é aliviado com o tratamento específico da própria doença. Porém, existe o componente crônico da dor que está relacionado com alterações neuropsiquiátricas. Estudos vêm mostrando que as citocinas pró-inflamatórias têm efeito negativo na neurotransmissão monoaminérgica, nos fatores neurotróficos e na plasticidade sináptica, indicando uma interação complexa entre mecanismos nociceptivos e neuropáticos de dor.

Tratamento

A dor crônica resulta da interação de fatores biológicos, psicológicos e sociais e frequentemente requer uma abordagem multidisciplinar. O tratamento deve incluir medicamentos e terapias não farmacológicas.

É importante ressaltar que a síndrome dolorosa crônica tem, em geral, um caráter neuropático/central, refletindo na escolha do tipo de medicação a ser utilizada.

A escolha da medicação envolve a avaliação da condição médica geral do paciente quanto às funções cardiovascular, renal, hepática e cognitiva e deve ser individualizada, considerando-se também idade e sexo. Sempre ponderar as possíveis interações medicamentosas e efeitos colaterais. A abordagem do sono e das alterações de humor também é fundamental para o sucesso do tratamento.

Para a dor nociceptiva, são utilizados anti-inflamatórios não hormonais e analgésicos. Opioides são usados apenas quando não houve resposta com as opções anteriores e devem ser usados pelo menor tempo e na menor dose possível. Para esse tipo de dor, normalmente utiliza-se a escada analgésica preconizada pela Organização Mundial da Saúde (OMS).

Para a dor neuropática, são utilizados antidepressivos, anticonvulsivantes, podendo ou não associá-los com terapia tópica (quando a dor é bem localizada). Os principais mecanismos de ação dessas medicações têm relação com os receptores/neurotransmissores envolvidos nas vias da dor:

- Modulação de canais de cálcio voltagem-dependente: gabapentina e pregabalina.
- Bloqueadores de canais de sódio voltagem-dependente: carbamazepina, oxcarbazepina.
- Inibidores da recaptação de noradrenalina e serotonina: antidepressivos.

Frequentemente, é necessária a associação de antidepressivos e anticonvulsivantes. Opioides não costumam ser utilizados para dor neuropática.

Os antidepressivos tricíclicos são um dos pilares no tratamento da dor crônica, associada ou não com depressão. O mais estudado é a amitriptilina, mas nortriptilina e imipramina também pode ser utilizadas. Os efeitos colaterais são sedação, ação anticolinérgica (boca seca, hipotensão ortostática, constipação, retenção urinária), distúrbios da condução cardíaca (contraindicados em doenças cardiológicas graves/arritmias). Lembrando que a nortriptilina é menos sedativa e tem menos efeitos colinérgicos do que a amitriptilina.

Dos inibidores seletivos da recaptação de serotonina e noradrenalina, os mais utilizados são a duloxetina e a venlafaxina.

Lembrando que tanto os anticonvulsivantes como os antidepressivos devem se iniciar em doses baixas e aumentar de acordo com a tolerabilidade do paciente (princípio *start low, go slow*).

A terapia tópica consiste na aplicação de medicação no local específico da dor e teria como vantagem menor absorção sistêmica e, portanto, menos efeitos colaterais. Existem alguns tipos de anti-inflamatórios não hormonais na forma de gel, *spray* ou creme, que podem ter benefício na dor musculoesquelética ou articular. A lidocaína tópica (*patch*) é considerada terapia de 2ª linha e pode ser interessante em casos de neuralgia pós-herpética ou neuropatia diabética. Creme de capsaicina também é uma opção, particularmente nos casos de neuralgia pós-herpética. A capsaicina é um alcaloide derivado de pimenta que depleta a substância P dos neurônios aferentes primários. A toxina botulínica também pode ser aplicada como tratamento da dor em casos selecionados.

As terapias não farmacológicas envolvem métodos invasivos e não invasivos.

- **Métodos invasivos:** cirurgias- denervação; implantes de dispositivos que liberam medicação; implante de estimuladores; bloqueios anestésicos.
- **Métodos não invasivos:** fisioterapia; termoterapia; estimulação elétrica transcutânea (TENS); estimulação magnética transcraniana (TMS); terapia psicológica; terapia cognitivo-comportamental; terapia ocupacional.

Os métodos invasivos costumam ser caros, nem sempre são efetivos e podem ter complicações, sendo reservados apenas para casos refratários.

Perspectivas futuras

O estudo da dor no contexto das doenças autoinflamatórias merece destaque tanto pela sua relevância clínica como pela oportunidade que oferece para a compreensão das interações neuroimunológicas.

Provavelmente pesquisas clínicas e em modelos animais que aliem análise genética, epigenética e biomolecular poderão contribuir para o desenvolvimento de biomarcadores e tratamentos específicos. Além disso, a avaliação das áreas límbicas de processamento da dor poderá trazer o entendimento da relação entre percepção dolorosa, estado afetivo e cognição, uma vez que a dor resulta da combinação desses três componentes.

Assim, a abordagem do paciente com doença autoinflamatória poderá se tornar mais individualizada e satisfatória.

Bibliografia

Hylands-White N, Duarte RV, Raphael JH. An overview of treatment approaches for chronic pain management. Rheumatol Int 2017;37:29-42. doi 10.1007/s00296-016-3481-8.

Kawasaki Y, Zhang L, Cheng JK, Ji RR. Cytokine mechanisms of central sensitization: distinct and overlapping role of interleukin-1beta, interleukin-6, and tumor necrosis factor-alpha in regulating synaptic and neuronal activity in the superficial spinal cord. J Neurosci 2008;28(20):5189-94.

Kuner R. Central mechanisms of patho logica l pain. Nat Med. 2010;16(11):1258-66.

Mulazzani E, Zolyniak N, Noe E, Mulazzani M, Azad SC, Kümpfel T, et al. Clinical and psychological phenomenology of pain in autoinflammatory diseases. BMC Rheumatol. 2020;4(1):71. doi: 10.1186/s41927-020-00168-x.

Ramsey P. Chronic pain management. Up to date, 2020.

Wei F, Guo W, Zou S, Ren K, Dubner R. Supraspinal glial-neuronal interactions contribute to descending pain facilitation. J Neurosci 2008;28(42):10482-95.

Capítulo 28

O Papel Imunológico da Vitamina D

Paula Lazaretti Morato Castro • Gustavo Kendy Camargo Koga • Marise Lazaretti Castro

Introdução

Apesar da denominação, a vitamina D deve ser considerada um pré-hormônio cuja função clássica está relacionada ao metabolismo osteomineral), garantindo oferta de cálcio e fósforo para o processo de mineralização óssea. Baixas concentrações de vitamina D estão sabidamente associadas a maior risco de raquitismo/osteomalácia, osteoporose e fraturas. Entretanto, nas últimas décadas, ações extraesqueléticas da vitamina D têm sido amplamente estudadas, especialmente relacionadas ao sistema imunológico. Neste capítulo, descreveremos as bases fisiológicas da vitamina D e as evidências sobre o papel da sua deficiência na gênese de doenças que envolvem o sistema imunológico.

Fisiologia da vitamina D

Sua principal fonte é a síntese cutânea a partir da exposição solar. A alimentação provê apenas 10% a 20% das necessidades diárias, visto que existem poucas fontes de vitamina D na maioria dos alimentos consumidos habitualmente. Avaliação por meio de recordatório alimentar de 2.420 brasileiros demonstrou que a média de consumo de vitamina D foi menos do que um quarto do recomendado para idade e o sexo.

Na forma de vitamina D_3 ou colecalciferol, a vitamina D pode ser obtida em maior quantidade de produtos de origem animal, como óleo de fígado de bacalhau, peixes gordurosos (salmão, atum e cavala) e, em pequenas quantidades, no leite ou na gema de ovo. Na sua forma vegetal (ergocalciferol ou vitamina D2), pode ser encontrada em cogumelos quando cultivados e expostos ao sol, em leveduras e em plantas. Sua absorção ocorre no intestino e será transportada até a circulação sanguínea, via tecido linfático, pelos quilomícrons.

Na pele, os raios ultravioletas B penetram na epiderme e geram uma clivagem fotoquímica do precursor 7-deidrocolesterol (pró-vitamina D), gerando o pré-colecalciferol ou pré-vitamina D3, que sofre uma isomerização pelo calor, sendo convertido em colecalciferol (vitamina D3). Após cerca de 30 minutos de exposição ao sol, entretanto, ocorre um platô de produção diária de vitamina D3 para evitar excessos, com desvio da síntese epidérmica para as suas formas inativas (taquisterol e lumisterol). A síntese cutânea de vitamina D depende da intensidade da radiação ultravioleta, o que está relacionado com o horário do dia, a latitude, a sazonalidade, poluição do ar e a camada de ozônio, mas também com a extensão da superfície corporal diretamente exposta, o uso de protetor solar, a pigmentação da pele e a idade.

No fígado, sofre uma hidroxilação no carbono 25 pela 25-hidroxilase (CYP27B1), formando a 25-hidroxivitamina D (25OHD), o metabólito mais abundante na circulação. Ele reflete a ingestão alimentar ou suplementar somada à produção cutânea. Por haver pouca flutuação em suas concentrações plasmáticas em razão de sua longa meia-vida (cerca de 21 dias), ela é classicamente considerada o biomarcador de reserva da vitamina D. Por esse motivo, essa é a forma a ser dosada para avaliar os estoques de vitamina D no organismo.

Para que se torne ativa e tenha ação endócrina, a 25OHD deve sofrer mais uma hidroxilação nos rins, catalisada pela 1-alfa-hidroxilase (CYP27B1) para ser convertida em 1,25-diidroxivitamina D (1,25$(OH)_2$D), também denominada "calcitriol". Este, por sua vez, é um hormônio extremamente potente, que circula em concentrações muito baixas (pM) e cuja meia-vida é de apenas 6 a 8 horas. Esse metabolismo está esquematizado na Figura 28.1.

Por serem lipossolúveis, tanto a 25OHD como o calcitriol são transportados na circulação sanguínea ligados a proteínas. Cerca de 85% a 90% ligados à proteína ligadora de vitamina D (DBP) e 10% 15% ligados a albumina e lipoproteínas. Menos de 1% da 25OHD e do calcitriol circulante está sob a forma livre.

A formação de calcitriol nos rins é rigorosamente controlada, sendo estimulada pelo PTH e suprimida pelo fósforo e fator de crescimento de fibroblastos-23 (FGF-23).

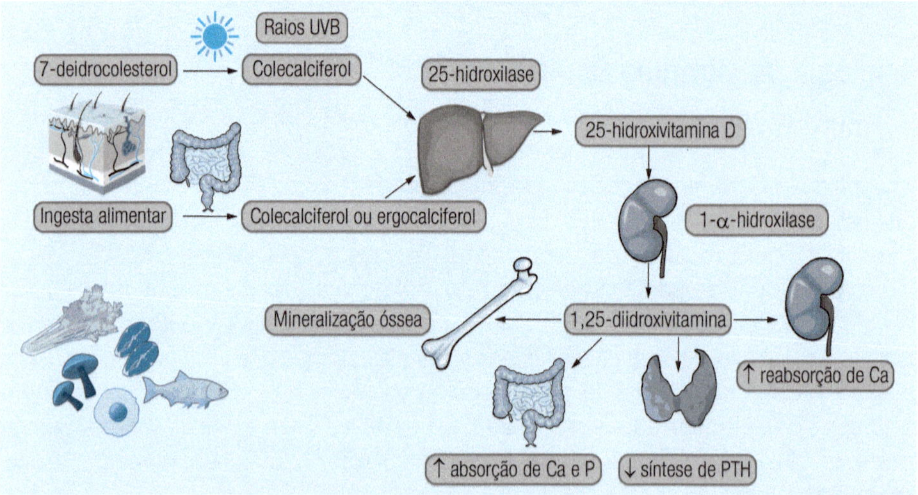

Figura 28.1. Metabolismo clássico da vitamina D. A síntese cutânea é a principal fonte de vitamina D no organismo, visto que a ingesta alimentar provê uma quantidade pequena das necessidades diárias. O colecalciferol, então, sofrerá uma hidroxilação hepática, formando a 25-hidroxivitamina D, que será convertida em sua forma ativa nos túbulos renais. Será a 1,25-diidroxivitamina que atuará nos tecidos alvos, como ossos, intestino, rins e paratireoide.

Ca: cálcio; P: fósforo; UVB: ultravioleta B.

Fonte: Desenvolvida pela autoria.

Da mesma forma, o próprio calcitriol exerce *feedback* negativo sobre sua síntese e estimula a conversão da 25OHD e dele próprio em compostos 24-hidroxilados, com menor atividade biológica. Essas formas serão excretadas na bile, fezes e urina.

A ação da vitamina D ativa nos tecidos se faz por intermédio de um receptor intracelular específico (VDR), pertencente à superfamília de receptores nucleares. Ao se ligar ao VDR, o calcitriol forma um complexo heterodimérico com o receptor do ácido retinoico, que se liga a sequências específicas do DNA (elementos responsivos), regulando a expressão gênica. Os órgãos-alvo clássicos da vitamina D são o intestino, as paratireoides e os rins. No intestino, o calcitriol estimula a absorção ativa de cálcio no duodeno, por meio de um transporte transcelular, assim como a absorção de fósforo, por mecanismo ainda incerto. Nas paratireoides, o calcitriol e a 25OHD inibem a síntese e a secreção de PTH. Por esse motivo, em situações de deficiência de vitamina D, as concentrações de PTH se elevam, caracterizando o quadro de hiperparatireoidismo secundário. Nos rins, o calcitriol pode, ainda, regular a reabsorção de cálcio e fósforo.

Ações no sistema musculoesquelético

O tecido muscular também pode expressar VDR e sabe-se que pacientes com deficiência grave de vitamina D apresentam fraqueza, miopatia, além de maior risco de quedas. Pacientes com níveis de 25OHD menor que 12 ng/mL apresentam pior performance funcional, função psicomotora e estabilidade postural. Em idosos com deficiência, a suplementação de vitamina D_3 reduziu o número de quedas. Além disso, o calcitriol também é importante para o processo de mineralização óssea, de maneira direta ou indireta, atuando na formação e na reabsorção óssea, por seus efeitos em osteoblastos e osteoclastos. Concentrações de 25OHD abaixo de 12 ng/mL causam uma doença óssea grave, caracterizada por falta de mineralização da sua matriz proteica (osteoide), denominada "osteomalacia". Na infância, esse quadro se associa a defeitos nas epífises, ocasionando retardo de crescimento, além de deformidades ósseas e fraqueza muscular, caracterizando o raquitismo. Entretanto, concentrações não tão baixas (< 20 ng/mL) associam-se com o hiperparatiroidismo secundário, que estimula a reabsorção óssea e contribui para osteoporose e fraturas.

Ações extraesqueléticas da vitamina D

A presença da 1-α-hidroxilase em células de outros tecidos, como pele, próstata, mama, intestino, pulmão, células betapancreáticas, placenta, cólon, monócitos, macrófagos, células dendríticas e linfócitos, indica a existência de uma produção extrarrenal de calcitriol, provavelmente para ações autócrinas e parácrinas.

A capacidade e a relevância da produção de vitamina D ativa (calcitriol) pelo sistema imunológico se tornam evidentes nos processos inflamatórios, neoplásicos (hematológicos) e nas doenças granulomatosas. Macrófagos de doenças granulomatosas e inflamatórias podem apresentar uma superprodução de calcitriol, ocasionando hipercalcemia. Nessas situações, a produção de calcitriol nos macrófagos é estimulada por citocinas, como fator de necrose tumoral alfa (TNF-α) e interferon gama (INF-γ), e não mais pelos reguladores clássicos como PTH e FGF-23 (Figura28. 2).

Em tecidos extrarrenais, o calcitriol pode agir por meio de sinalização autócrina ou parácrina, regulando a diferenciação, proliferação e ativação de células imunes e inflamatórias, uma vez que essas células têm a capacidade de sintetizar tanto o VDR e como a 1-α-hidroxilase (CYP27B1). Portanto, tudo leva a crer que o calcitriol apresente um efeito imunomodulador e anti-inflamatório, atuando tanto sobre o sistema imune inato como sobre o adaptativo e, por esse motivo, tem sido cada vez mais estudada dentro da imunologia.

Em estudos experimentais, o calcitriol pode aumentar a atividade fagocitária de macrófagos e inibir a diferenciação de células dendríticas, suprimir a ativação de células Th1 e sua secreção de citocinas (interleucina (IL) 2, INF-γ e TNF-α), promover a diferenciação de células Th2 e citocinas anti-inflamatórias (IL-4, IL-5 e IL-10) e reduzir a resposta Th17. Além disso, também exerce efeito sobre a modulação de células T-regulatórias e sobre a diferenciação de linfócitos B.

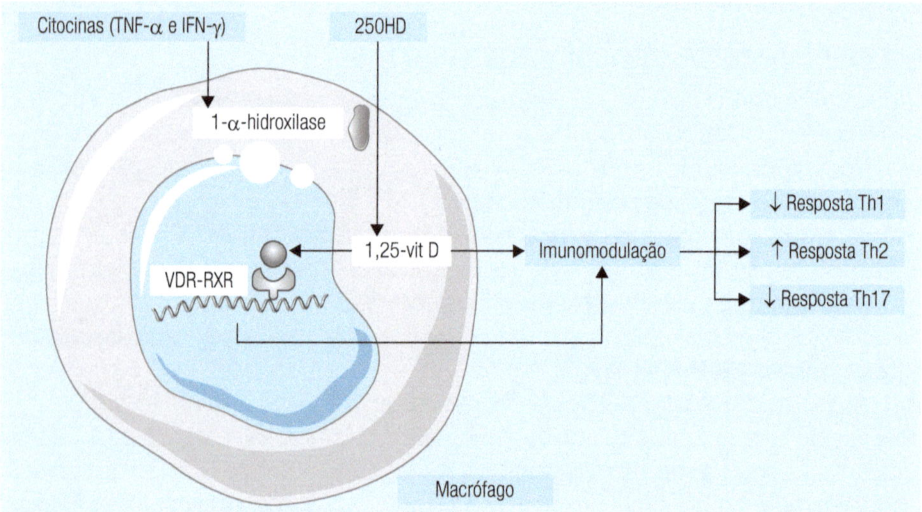

Figura 28.2. Ações extraesqueléticas da vitamina D: imunorregulação. Células do sistema imune, como os macrófagos/monócitos e linfócitos, podem sintetizar calcitriol por apresentarem a enzima 1-α-hidroxilase e VDR (receptor de vitamina D). Nesse caso, a regulação de sua síntese é diferente da via clássica associada ao PTH, cálcio, fósforo e FGF-23. Nessas células, o calcitriol pode ter ação intrácrina, atuando sobre diversos aspectos da resposta imunológica.

1,25-vit D: 1,25-diidroxivitamina D; 25OHD: 25-hidroxivitamina D; VDR-RXR: complexo heterodimérico entre o VDR e o receptor de ácido retinoico que funcionam como fator de transcrição, inibindo ou estimulando a síntese de inúmeras proteínas.

Fonte: Desenvolvida pela autoria.

Papel da vitamina D no sistema imunológico

A vitamina D tornou-se foco de grande interesse no meio científico nas últimas décadas em virtude da descrição de suas ações extraesqueléticas. Há relatos de que o "pai da medicina", Hipócrates, utilizava a luz solar no tratamento de pacientes com tuberculose em 430 a.C, ainda sem ideia, até então, de qual seria a substância responsável por essa função. Durante muitos anos, banhos de sol fizeram parte do tratamento da tuberculose nos sanatórios dedicados a isso. A evidência de que a vitamina D ativa (calcitriol) inibia o crescimento da *Mycobacterium tuberculosis* em macrófagos tratados foi descrita apenas em 1980, demonstrando, assim, uma função direta no sistema imunológico. Desde então, sabe-se que a deficiência de vitamina D (níveis de 25OHD abaixo de 20 ng/mL) aumenta a susceptibilidade a infecções respiratórias e predispõe ao desenvolvimento de doenças autoimunes.

Um estudo realizado nos Estados Unidos, no período de 1988 a 1994 com cerca de 18 mil participantes, avaliou os níveis de vitamina D e a quantidade de vezes que os participantes reportaram infecções de vias aéreas superiores. O resultado foi que 24% dos indivíduos com níveis de 25OHD abaixo de 10 ng/mL haviam relatado infecções recentes do trato respiratório superior, em comparação aos 17% daqueles com níveis maiores que 30 ng/mL ($p < 0{,}001$). Outro estudo, conduzido no Japão com 334 crianças entre 6 e 15 anos, observou que os participantes que realizaram reposição de vitamina D3 durante o inverno desenvolveram menos episódios de influenza A (confirmada com *swab*) do que aquelas do grupo controle (10,8% no grupo intervenção e 18,6% no grupo controle; $p < 0{,}006$). A deficiência de vitamina D também já foi descrita em indivíduos com doenças autoimunes, como esclerose múltipla (EM), lúpus eritematoso sistêmico (LES) e doença inflamatória intestinal (DII).

Estudos experimentais tanto *in vitro* como *in vivo* demonstram, com redundância, inúmeros efeitos da vitamina D sobre o sistema imunológico, dando plausibilidade para os achados em estudos clínicos observacionais e de intervenção. Uma revisão sistemática com estudos randomizados controlados por placebo, publicada em 2017, observou que a suplementação de vitamina D poderia diminuir o risco de infecções respiratórias. Recentemente, inúmeros estudos foram realizados durante a pandemia da covid-19 associando piores desfechos com baixas concentrações de 25OHD, embora estudos randomizados controlados não tenham sido conclusivos.

Nos últimos anos, os efeitos extraesqueléticos têm sido objetivos de grandes estudos de intervenção, prospectivos e controlados, para avaliar mortalidade geral, câncer, risco cardiovascular, doenças autoimunes, covid-19 e imunidade. Contudo, os resultados ainda são controversos na maior parte deles.

O estudo VITAL, o maior estudo randomizado, prospectivo e controlado por placebo realizado até hoje, avaliou o efeito da suplementação de 2 mil UI diárias de vitamina D3 ou placebo em 25.871 indivíduos com mais de 50 anos por 5 anos sobre a incidência de câncer invasivo e eventos cardiovasculares maiores, mas não encontrou redução da incidência desses desfechos duros. Entretanto, em análises *post-hoc*, a suplementação com vitamina D3 mostrou um efeito benéfico em reduzir a mortalidade por câncer, além de reduzir a incidência de câncer em indivíduos com índice de massa corpóreo normal.

Ação da vitamina D na imunidade inata

- **Monócitos, macrófagos e peptídeos antimicrobianos:** o reconhecimento de componentes de micro-organismos invasores, como bactérias e vírus, ativa a resposta de macrófagos e monócitos por intermédio da ligação com receptores *toll-like* (TLR) expressos em suas superfícies. Essa ligação aumenta a expressão do VDR e a produção de 1-α-hidroxilase intracelular, possibilitando a ativação da 25OHD em calcitriol. O complexo formado pelo calcitriol com seu receptor VDR se liga ao DNA e estimula a transcrição gênica de peptídeos antimicrobianos, como a catelicidina e β-defensina 2. Esses peptídeos têm a habilidade de destruir as membranas celulares das bactérias e vírus, contribuindo para a proteção contra infecções. Além disso, ainda quanto aos monócitos e macrófagos, o calcitriol é capaz de ativar a autofagia e a reciclagem dessas células, principalmente por meio da catelicidina.

- **Células dendríticas:** as células dendríticas (DC), quando ativadas pelo calcitriol, regulam negativamente o MHC classe II e moléculas coestimuladoras, como o CD40 e o CD86, e suprimem a produção de IL-12 e IL-23, diminuindo a diferenciação dos linfócitos T em T helper 1 (Th1) e T helper 17 (Th17). No entanto, o calcitriol aumenta a habilidade das células de Langerhans de induzirem a expressão da FOXP3 e as DC da derme de induzirem as células T reguladoras (Treg) que secretam IL-10. Desse modo, a atuação do calcitriol nas DC é a de, principalmente, estimular mecanismos regulatórios.

Ação da vitamina D na imunidade adaptativa

- **Linfócitos T:** os linfócitos T são os principais responsáveis por induzir uma resposta antígeno-específica contra os micro-organismos. Esse grupo de células do sistema imune adaptativo também expressa VDR e 1-α-hidroxilase que, ao serem ativados pelo calcitriol, suprimem a diferenciação de respostas do tipo Th1 e a liberação de citocinas inflamatórias (IFN-γ, IL-2 e TNF-α). Semelhante ao que ocorre nas células dendríticas, a resposta Th17 também é inibida pelo calcitriol ao impedir a liberação das citocinas e a ação dos reguladores responsáveis por essa resposta. Ao mesmo tempo, estimulam a diferenciação do tipo Th2 e a liberação de citocinas anti-inflamatórias (IL-4, IL-5, IL-10) e promovem a diferenciação em células Treg, suprimindo respostas autoimunes exacerbadas.
- **Linfócitos B:** em 2007, Chen *et al.* publicaram um artigo no qual foram estudados pacientes com LES, artrite reumatoide (AR) e um grupo-controle demograficamente semelhante e a ação do calcitriol nos linfócitos B desses participantes. O autor apresentou evidências de que os linfócitos B também apresentavam VDR e sofriam influência direta da vitamina D. Nests estudo, os autores verificaram que o calcitriol apresentava efeitos inibindo a proliferação dos linfócitos, o *switch* de classes, a diferenciação de plasmócitos e a produção de imunoglobulinas, atuando, então, na manutenção da homeostase dos linfócitos B. Além disso, verificaram que participantes com deficiência de vitamina D e LES apresentavam hiperatividade de linfócitos B e aumento na geração de autoanticorpos. Outro fato curioso evidenciado nesse estudo foi que os participantes com fator antinuclear (FAN) reagente tinham menores níveis séricos de calcitriol.

A Figura 28.3 ilustra os efeitos do calcitriol supradescritos sobre as diferentes células do sistema imunológico.

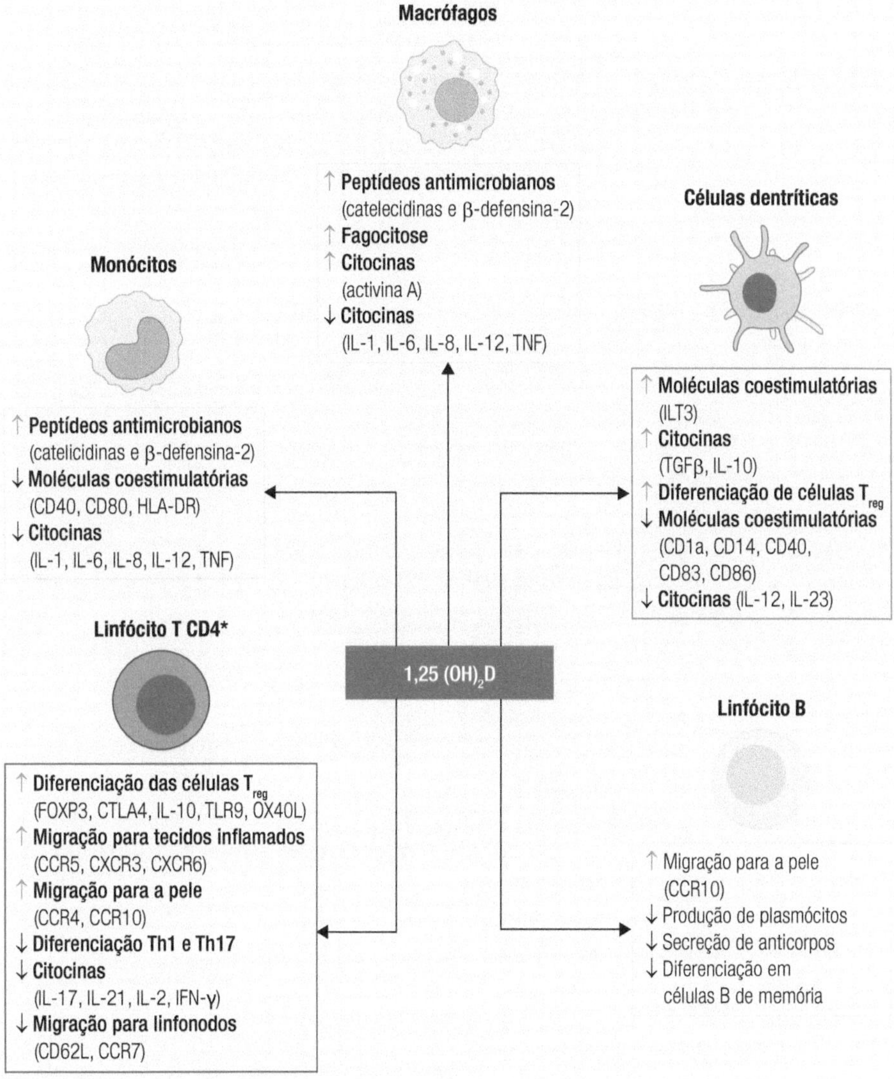

Figura 28.3. Ações da 1,25-dihidroxivitamina D3 sobre as células do sistema imunológico.

Fonte: Adaptada de Hart PH, Gorman S, Finlay-Jones JJ; 2011.

Vitamina D e autoimunidade

Diversos estudos já demonstraram que os níveis de vitamina D são significativamente menores em indivíduos com doenças autoimunes como LES, AR, diabetes *mellitus* do tipo 1, doença de Crohn e esclerose múltipla em comparação à população saudável. O estudo VITAL mostrou, em análise *post-hoc*, que a suplementação diária com 2 mil UI de Vitamina D3 por cerca de 5 anos reduziu em 22% a incidência de doenças autoimunes, em comparação ao grupo que recebeu placebo ($p = 0,05$). Neste estudo, a média das concentrações de 25OHD atingida pelo grupo tratado ficou por volta de 40 ng/mL, o que levanta a questão sobre qual seriam os valores ideias dessa substância no sangue.

- **Artrite Reumatoide:** a AR é uma doença autoimune caracterizada pela inflamação crônica das articulações por meio da deposição de linfócitos T, macrófagos, células dendríticas e outras células plasmáticas no líquido sinovial. Nessa doença, prevalece a ativação da resposta Th1 com liberação de citocinas pró-inflamatórias, como TNF-α e IL-1, que causam um desequilíbrio na regulação imunológica. Em alguns modelos animais de AR (ratos com artrites induzidas por colágeno), a suplementação de calcitriol demonstrou redução dos sintomas e da progressão para artrite severa em relação ao grupo-controle não suplementado. Explicado por Zhou *et al.*, em 2019, mediante a evidência de que o calcitriol diminuía a produção de IL-17 e aumentava as células regulatórias no líquido sinovial desses animais. Nos humanos, estudos de suplementação de vitamina D especificamente em indivíduos com AR ainda têm se mostrado controversos. No entanto, uma metanálise de 2020 demonstrou que pacientes com AR que fizeram suplementação de vitamina D apresentaram mais efeitos benéficos, relatados por meio dos escores de atividade de doença (DAS28), da contagem da rigidez das articulações (TJC, do inglês *tender joint count*) e da velocidade de hemossedimentação (VHS). **Lupus eritematoso sistêmico:** o LES é uma doença autoimune caracterizada pela deposição de imunecomplexos nos tecidos, causando inflamação crônica e degeneração, e cujos pacientes são orientados a evitar a exposição solar sob risco de aguçar a atividade da doença. Assim como na AR, já foi demonstrado que pacientes com LES apresentam níveis mais baixos de 25OHD e que isso está associado a uma atividade aumentada de doença. Novamente, o mecanismo por trás disso é uma diminuição da expressão de VDR em linfócitos e monócitos em pacientes com LES, acompanhado de uma liberação aumentada de citocinas pró-inflamatórias (TNF-α, IL-6 e NF-κB). Essa expressão reduzida do VDR tem correlação direta com uma piora nos scores de índice de atividade de doença do LES (SLEDAI-2K) e no escore de atividade renal e uma melhora dos níveis de complemento C3. Sugere-se, ainda, nesse mesmo estudo, que a expressão do VDR diminuída possa ser usada como biomarcador para a atividade de doença. A reposição de vitamina D ainda não é um consenso, embora se acredite que a manutenção de níveis adequados de 25OHD deva ser instituída principalmente nesses pacientes, nos quais a exposição à luz solar deve ser evitada. **Diabetes *mellitus* do tipo 1 (DM1):** o DM1 é uma doença autoimune na qual ocorre destruição das células β pancreáticas por autoanticorpos e, desse modo, é de se refletir se a reposição de vitamina D também não influenciaria a progressão e tratamento dessa doença. Entretanto, as pesquisas nesse âmbito ainda permanecem inconclusivas. O tratamento com vitamina D3 em modelos animais de ratos não obesos demonstrou alguns benefícios em relação ao DM1, mostrando redução de IFN-γ, aumentou as células reguladoras e reestabeleceu apoptose de células T defeituosas. Apesar do que já vimos sobre a ação do VDR na resposta imunológica, em modelos animais sem a expressão de VDR não se observou alteração na idade de início, gravidade ou incidência de DM1 nesses animais, diferentemente do que se observa com a deficiência de vitamina D. Enquanto algumas pesquisas realizadas em humanos evidenciaram preservação das células β com o uso da vitamina D3 em associação com a insulina, outras não observaram os mesmos resultados, sugerindo a necessidade de mais estudos, com doses variadas, tempo prolongado e com número maior de indivíduos para que conclusões definitivas sobre o benefício de seu uso no DM1 e protocolos de tratamento possam ser instituídos.

- **Esclerose Múltipla (EM):** a deficiência de vitamina D já foi estudada também em indivíduos com EM, doença autoimune que acarreta lesões no sistema nervoso central (SNC) em decorrência da inflamação excessiva. Um fato interessante observado foi que indivíduos que vivem em latitudes elevadas, ou seja, com baixa exposição à luz solar, apresentam maior risco de desenvolver EM, enquanto aqueles que viviam abaixo dos 35º de latitude apresentam risco 50% menor. Além disso, durante episódios de remissão da doença, os pacientes apresentam níveis mais elevados de 25OHD em comparação aos períodos de crises. Quanto à suplementação de vitamina D3, foi evidenciado benefício na redução das lesões cerebrais observadas na ressonância magnética, com aumento no TGF-β e IL-10 e um risco menor em progredir de neurite óptica para EM no grupo que recebeu a suplementação em relação ao grupo-controle. Esse efeito foi até maior quando a suplementação foi associada à terapia com IFN-β.

Vitamina D e doenças inflamatórias

- **Asma:** níveis diminuídos de 25OHD também foram encontrados em pacientes com asma e, inclusive, foram relacionados a uma maior gravidade e maior risco de exacerbação da asma. A deficiência de vitamina D foi descrita como um preditor de mortalidade em pacientes adultos com asma em um estudo longitudinal conduzido, de 1988 a 2006, nos Estados Unidos. A presença de células T reguladoras ($FOXP3^+$) e IL-10 nas vias aéreas dos pacientes com asma e os níveis de calcitriol estão diretamente relacionados. Apesar dessa relação, estudos intervencionistas randomizados com reposição de vitamina D3 apresentaram resultados inconclusivos.
- **Dermatite atópica:** nos últimos anos, a associação de deficiência de vitamina D e doenças inflamatórias, como na dermatite atópica (DA), também vem sendo estudada. Uma revisão sistemática de 2019, conduzida por Hattangdi-Haridas *et al.*, encontrou níveis diminuídos de 25OHD em pacientes adultos e crianças com DA. Os estudos clínicos utilizados nessa revisão demonstraram que a reposição de vitamina D3 na dose média de 1.500 UI a 1.600 UI por pelo menos 3 meses teve efeito importante de queda no escore para DA (SCORAD). A recomendação de reposição ainda permanece controversa.
- **Doença inflamatória intestinal (DII):** na DII (doença de Crohn (DC) e retocolite ulcerativa (RCU)), observou-se que o tratamento com calcitriol em modelos animais estimulava a liberação de IL-10, IL-4 e TGF-β ao mesmo tempo que reduzia as células Th1, favorecendo, então, efeitos reguladores anti-inflamatórios. Em um estudo clínico com 46 indivíduos com DC que receberam suplementação com vitamina D3, observaram-se aumento de IL-10 e diminuição de IFN-γ, contribuindo para uma redução do risco de exacerbações da doença em comparação ao grupo-controle. Assim como as outras doenças autoimunes, na DII ainda não há consenso sobre a recomendação de reposição de vitamina D.

Vitamina D e a covid-19

A pandemia por coronavírus-19 (covid-19) recolocou em foco o papel extraesquelético da vitamina D e criou uma esperança sobre a possibilidade de sua reposição alterar o curso da doença. A tempestade de citocina, situação descrita na infecção por covid-19, é causada por uma desregulação do sistema inato com liberação de citocinas pró-inflamatórias, incluindo IFN-γ. Como já vimos anteriormente, o calcitriol é capaz de regular negativamente os TLR que, consequentemente, inibem as vias de sinalização de IFN-γ. Em 2021, foi publicado um artigo que avaliou 103 pacientes com covid-19 na Itália. O estudo demonstrou que pacientes com sintomas graves apresentavam níveis de 25OHD menores do que aqueles com sintomas mais leves. Outro estudo suíço com 107 pacientes, sem comparação entre a gravidade dos quadros, encontrou que os pacientes com teste positivo de reação em cadeia da polimerase (PCR) para o vírus apresentavam valores significativamente reduzidos (média de 11,1ng/mL) em comparação ao grupo negativo (média de 24,6 ng/mL). Por outro lado, Hastie *et al.*, em 2020, ao avaliarem os dados do biobanco do Reino Unido, com cerca de 300 mil pessoas, não evidenciaram ligação entre a concentração de 25OHD e a covid-19.

A possibilidade de a vitamina D conseguir alterar o prognóstico dessa doença, que em 2020 já tinha matado cerca de 1,8 milhão de pessoas no mundo, incentivou pesquisadores a testarem os benefícios em sua reposição. Diversos ensaios clínicos foram registrados desde o início da pandemia para comprovar essa hipótese. Um estudo conduzido no Brasil, publicado em fevereiro de 2021 por Murai *et al.*, concluiu que a reposição de doses altas de vitamina D3 (200 mil UI em dose única) não alterou a mortalidade ou o tempo de internação de pacientes hospitalizados. Uma metanálise com seis ensaios clínicos que realizaram suplementação com quantidades de vitamina D diferentes concluiu que não houve benefício em mortalidade e risco de admissão em unidade de terapia intensiva (UTI) com o uso da vitamina D3. No entanto, observou-se uma diminuição da quantidade de PCR em tempo real (RT-PCR) positivos em pacientes com suplementação de vitamina D3. Os resultados dos ensaios clínicos em andamento são necessários para demonstrar maior benefício da reposição de vitamina D na covid-19. Embora até o momento não exista recomendação de suplementação visando diminuição na mortalidade ou gravidade da doença, a deficiência de vitamina D deve ser sempre tratada.

Apesar de toda evidência experimental sugerindo efeitos benéficos do calcitriol sobre sistema imune, vale destacar que a grande maioria dos estudos clínicos utiliza a suplementação com vitamina D_3 ou colecalciferol. O uso de calcitriol não é indicado com essas finalidades por apresentar efeito hipercalcemiante que limitaria seu uso rotineiro na prevenção dessas doenças. Recentemente, alguns pesquisadores observaram benefícios promissores no uso do metabólito calcidiol ou calcifediol (25OHD), que já está comercialmente disponível, mas que ainda carece de estudos robustos que definam melhor suas indicações clínicas e as doses seguras.

Além disso, as doses diárias de vitamina D_3 que mostraram algum benefício nos estudos clínicos e metanálises variam em geral entre 400 UI e 4.000 UI diárias. Portanto, protocolos que sugerem uso de megadoses dessa substância para tratamento de doenças autoimunes são empíricos, sem nenhuma evidência científica que os justifique e ainda carregam riscos graves para a saúde dos pacientes e não devem ser recomendados.

Bibliografia

Ao T, Kikuta J, Ishii M. The effects of vitamin D on immune system and inflammatory diseases. Biomolecules. 2021;11(11):1624. doi: 10.3390/biom11111624.

Aranow C. Vitamin D and the immune system. J Investig Med. 2011;59(6):881-6. doi:10.2310/JIM.0b013e31821b8755

Bikle DD. Vitamin D and Bone. Current Osteoporosis Reports 2012 10(2): 151-9. doi: 10.1007/s11914-012-0098-z.

Bikle DD. Vitamin D regulation of and by long non coding RNAs. Molecular and Cellular Endocrinology. 2021;532:111317. doi: 10.1016/j.mce.2021.111317.

Bilezikian JP, Bikle D, Hewison M, et al. Mechanisms in endocrinology: vitamin D and COVID-19. Eur J Endocrinol. 2020;183(5):R133-R47. doi:10.1530/EJE-20-0665.

Bilezikian JP, Formenti AM, Adler RA, Binkley N, Bouillon R, Lazaretti-Castro M, et al. Vitamin D: Dosing, levels, form, and route of administration: Does one approach fit all? Reviews in Endocrine and Metabolic Disorders. 2021;22(4):1201-18. doi: 10.1007/s11154-021-09693-7.

Bizzarri C, Pitocco D, Napoli N, et al. No protective effect of calcitriol on beta-cell function in recent--onset type 1 diabetes: the IMDIAB XIII trial. Diabetes Care. 2010;33(9):1962-3. doi:10.2337/dc10-0814.

Borba VZ, Vieira JG, Kasamatsu T, Radominski SC, Sato EI, Lazaretti-Castro M. Vitamin D deficiency in patients with active systemic lupus erythematosus. Osteoporos Int. 2009;20(3):427-33. doi: 10.1007/s00198-008-0676-1.

Bouillon R, Marcocci C, Carmeliet G, Bikle D, White JH, Dawson-Hughes B, et al. Skeletal and Extraskeletal Actions of Vitamin D: Current Evidence and Outstanding Questions. Endocr Rev. 2019;40(4):1109-51. doi: 10.1210/er.2018-00126.

Brehm JM, Schuemann B, Fuhlbrigge AL, et al. Serum vitamin D levels and severe asthma exacerbations in the Childhood Asthma Management Program study. J Allergy Clin Immunol. 2010;126(1):52-8.e5. doi:10.1016/j.jaci.2010.03.043.

Campi I, Gennari L, Merlotti D, et al. Vitamin D and COVID-19 severity and related mortality: a prospective study in Italy. BMC Infect Dis. 2021;21(1):566. doi:10.1186/s12879-021-06281-7.

Cantorna MT, Hayes CE, DeLuca HF. 1,25-Dihydroxycholecalciferol inhibits the progression of arthritis in murine models of human arthritis. J Nutr. 1998;128(1):68-72. doi:10.1093/jn/128.1.6.

Cantorna MT. Vitamin D and its role in immunology: multiple sclerosis, and inflammatory bowel disease. Prog Biophys Mol Biol. 2006;92(1):60-4. doi:10.1016/j.pbiomolbio.2006.02.020

Chandler PD, Chen WY, Ajala ON, Hazra A, Cook N, Bubes V, et al VITAL Research Group. Effect of vitamin D3 supplements on development of advanced cancer: a secondary analysis of the VITAL randomized clinical trial. JAMA Netw Open. 2020;3(11):e2025850. doi: 10.1001/jamanetworkopen.2020.25850.

Channappanavar R, Perlman S. Pathogenic human coronavirus infections: causes and consequences of cytokine storm and immunopathology. Semin Immunopathol. 2017;39(5):529-39. doi:10.1007/s00281-017-0629-x.

Chen S, Sims GP, Chen XX, Gu YY, Chen S, Lipsky PE. Modulatory effects of 1,25-dihydroxyvitamin D3 on human B cell differentiation. J Immunol. 2007;179(3):1634-1647. doi:10.4049/jimmunol.179.3.1634.

Christakos S, Dhawan P, Verstuyf A, Verlinden L, Carmeliet G. Vitamin D: metabolism, molecular mechanism of action, and pleiotropic effects. Physiological Reviews. 2016;96(1): 365-408. doi: 10.1152/physrev.00014.2015.

Colotta F, Jansson B, Bonelli F. Modulation of inflammatory and immune responses by vitamin D. Journal of Autoimmunity. 2017;85:78-97. doi: 10.1016/j.jaut.2017.07.007.

D'Avolio A, Avataneo V, Manca A, et al. 25-Hydroxyvitamin D concentrations are lower in patients with positive PCR for SARS-CoV-2. Nutrients. 2020;12(5):1359. doi:10.3390/nu12051359.

Daniel C, Sartory NA, Zahn N, Radeke HH, Stein JM. Immune modulatory treatment of trinitrobenzene sulfonic acid colitis with calcitriol is associated with a change of a T helper (Th) 1/Th17 to a Th2 and regulatory T cell profile. J Pharmacol Exp Ther. 2008;324(1):23-33. doi:10.1124/jpet.107.127209.

Derakhshandi H, Etemadifar M, Feizi A, et al. Preventive effect of vitamin D3 supplementation on conversion of optic neuritis to clinically definite multiple sclerosis: a double blind, randomized, placebo-controlled pilot clinical trial. Acta Neurol Belg. 2013;113(3):257-263. doi:10.1007/s13760-012-0166-2.

Dhesi JK, Bearne LM, Moniz C, Hurley MV, Jackson SHD, Swift CG, et al. Neuromuscular and psychomotor function in elderly subjects who fall and the relationship with vitamin D status. Journal of Bone and Mineral Research. 2002;17(5):891-7. doi: 10.1359/jbmr.2002.17.5.891.

Donati S, Marini F, Giusti F, Palmini G, Aurilia C, Falsetti I, et al. Calcifediol: why, when, how much? Pharmaceuticals (Basel). 2023;16(5):637. doi: 10.3390/ph16050637.

dos Santos RN, Maeda SS, Jardim JR, Lazaretti-Castro M. Reasons to avoid vitamin D deficiency during COVID-19 pandemic. Archives of Endocrinology and Metabolism. 2020;64(5):498-506. doi.org/10.20945/2359-3997000000291.

Dos Santos RN, Maeda SS, Jardim JR, Lazaretti-Castro M. Reasons to avoid vitamin D deficiency during COVID-19 pandemic. Arch Endocrinol Metab. 2021;64(5):498-506. doi:10.20945/2359-3997000000291.

Dusso AS, Kamimura S, Gallieni M, Zhong M, Negrea L, Shapiro S, et al. Interferon-induced resistance to 1,25-(OH) 2 D 3 in human monocytes and macrophages: a mechanism for the hypercalcemia of various granulomatoses. The Journal of Clinical Endocrinoly & Metabolism. 1997;82(7):2222-32. doi.org/10.1210/jcem.82.7.4074.

Feldmann M, Brennan FM, Maini RN. Rheumatoid arthritis. Cell. 1996;85(3):307-10. doi:10.1016/s0092-8674(00)81109-5.

Fletcher J, Bishop EL, Harrison SR, Swift A, Cooper SC, Dimeloe SK, et al. Autoimmune disease and interconnections with vitamin D. Endocrine Connections. 2022;11(3): e210554. doi: 10.1530/EC-21-0554.

Gabbay MA, Sato MN, Finazzo C, Duarte AJ, Dib SA. Effect of cholecalciferol as adjunctive therapy with insulin on protective immunologic profile and decline of residual β-cell function in new-onset type 1 diabetes mellitus. Arch Pediatr Adolesc Med. 2012;166(7):601-7. doi: 10.1001/archpediatrics.2012.164.

Ginde AA, Mansbach JM, Camargo CA Jr. Association between serum 25-hydroxyvitamin D level and upper respiratory tract infection in the Third National Health and Nutrition Examination Survey. Arch Intern Med. 2009;169(4):384-90. doi:10.1001/archinternmed.2008.560

Goltzman D. Functions of vitamin D in bone. Histochemistry and Cell Biology. 2018;149(4):305-12. doi: 10.1007/s00418-018-1648-y.

Gombart AF, Borregaard N, Koeffler HP. Human cathelicidin antimicrobial peptide (CAMP) gene is a direct target of the vitamin D receptor and is strongly up-regulated in myeloid cells by 1,25-dihydroxyvitamin D3. FASEB J. 2005;19(9):1067-77. doi:10.1096/fj.04-3284com.

Guan Y, Hao Y, Guan Y, Bu H, Wang H. The effect of vitamin D supplementation on rheumatoid arthritis patients: a systematic review and meta-analysis. Front Med (Lausanne). 2020;7:596007. doi:10.3389/fmed.2020.596007.

Gysemans C, van Etten E, Overbergh L, et al. Unaltered diabetes presentation in NOD mice lacking the vitamin D receptor. Diabetes. 2008;57(1):269-75. doi:10.2337/db07-1095.

Hahn J, Cook NR, Alexander EK, Friedman S, Walter J, Bubes V, et al. Vitamin D and marine omega 3 fatty acid supplementation and incident autoimmune disease: VITAL randomized controlled trial. BMJ, 2022;376:e066452. doi: 10.1136/bmj-2021-066452.

Hart PH, Gorman S, Finlay-Jones JJ. Modulation of the immune system by UV radiation: more than just the effects of vitamin D? Nature Reviews Immunology. 2011;11(9): 584-96. doi: 10.1038/nri3045.

Hastie CE, Mackay DF, Ho F, et al. Vitamin D concentrations and COVID-19 infection in UK Biobank. Diabetes Metab Syndr. 2020;14(5):1315-16. doi:10.1016/j.dsx.2020.04.050.

Hattangdi-Haridas SR, Lanham-New SA, Wong WHS, Ho MHK, Darling AL. Vitamin D deficiency and effects of vitamin D supplementation on disease severity in patients with atopic dermatitis: a systematic review and meta-analysis in adults and children. Nutrients. 2019;11(8):1854. doi:10.3390/nu11081854.

Ikeda U, Wakita D, Ohkuri T, et al. 1α,25-Dihydroxyvitamin D3 and all-trans retinoic acid synergistically inhibit the differentiation and expansion of Th17 cells. Immunol Lett. 2010;134(1):7-16. doi:10.1016/j.imlet.2010.07.002.

Islam MA, Khandker SS, Alam SS, Kotyla P, Hassan R. Vitamin D status in patients with systemic lupus erythematosus (SLE): a systematic review and meta-analysis. Autoimmun Rev. 2019;18(11):102392. doi:10.1016/j.autrev.2019.102392.

Janssen HCJP, Samson MM, Verhaar HJJ. Vitamin D deficiency, muscle function, and falls in elderly people. American Journal of Clinical Nutrition. 2002;75(4):611-5. doi: 10.1093/ajcn/75.4.611.

Jaun F, Bording M, et al. High-dosevitamin D substitutionin patientswith COVID-19: studyprotocol for arandomized,double-blind, placebocontrolled, multi-centerstudy—VitCovTrial. Study Protocol. 2021. [2024 Mar. 07]. Disponível em: https://trialsjournal.biomedcentral.com/track/pdf/10.1186/s13063-022-06016-2.

Jones G, Prosser DE, Kaufmann M. 25-Hydroxyvitamin D-24-hydroxylase (CYP24A1): its important role in the degradation of vitamin D. Archives of Biochemistry and Biophysics. 2012;523(1):9-18. doi: 10.1016/j.abb.2011.11.003.

Jørgensen SP, Agnholt J, Glerup H, et al. Clinical trial: vitamin D3 treatment in Crohn's disease – a randomized double-blind placebo-controlled study. Aliment Pharmacol Ther. 2010;32(3):377-83. doi:10.1111/j.1365-2036.2010.04355.x.

Kamen DL, Cooper GS, Bouali H, Shaftman SR, Hollis BW, Gilkeson GS. Vitamin D deficiency in systemic lupus erythematosus. Autoimmun Rev. 2006;5(2):114-117. doi:10.1016/j.autrev.2005.05.009.

L Bishop E, Ismailova A, Dimeloe S, Hewison M, White JH. Vitamin D and immune regulation: antibacterial, antiviral, anti-Inflammatory. JBMR Plus. 2020;5(1):e10405. doi: 10.1002/jbm4.10405.

Littorin B, Blom P, Schölin A, et al. Lower levels of plasma 25-hydroxyvitamin D among young adults at diagnosis of autoimmune type 1 diabetes compared with control subjects: results from the nationwide Diabetes Incidence Study in Sweden (DISS). Diabetologia. 2006;49(12):2847-2852. doi:10.1007/s00125-006-0426-x.

Maeda SS, Borba VZC, Camargo MBR, Silva DMW, Borges JLC, Bandeira F, et al. Recomendações da Sociedade Brasileira de Endocrinologia e Metabologia (SBEM) para o diagnóstico e tratamento da hipovitaminose D. Arquivos Brasileiros de Endocrinologia e Metabologia. 2014;58(5):411-33. doi.org/10.1590/0004-2730000003388.

Martineau AR, Jolliffe DA, Greenberg L, Aloia JF, Bergman P, Dubnov- Raz G, et al. Vitamin D supplementation to prevent acute respiratory infections: individual participant data meta-analysis. Health Technology Assessment 2019;23:1-44. doi: 10.3310/hta23020.

Masten AR. Sunlight in tuberculosis. Chest. 1935;1:8-23.

Moreira CA, Ferreira CEDS, Madeira M, Carvalho Silva BC, Maeda SS, Batista MC, et al. Reference values of 25-hydroxyvitamin D revisited: a position statement from the Brazilian Society of Endocrinology and Metabolism (SBEM) and the Brazilian Society of Clinical Pathology/Laboratory Medicine (SBPC). Archives of Endocrinology and Metabolism. 2020;64(4):462-78. doi: 10.20945/2359-3997000000258.

Mosayebi G, Ghazavi A, Ghasami K, Jand Y, Kokhaei P. Therapeutic effect of vitamin D3 in multiple sclerosis patients. Immunol Invest. 2011;40(6):627-39. doi:10.3109/08820139.2011.573041.

Munger KL, Levin LI, Hollis BW, Howard NS, Ascherio A. Serum 25-hydroxyvitamin D levels and risk of multiple sclerosis. JAMA. 2006;296(23):2832-2838. doi:10.1001/jama.296.23.2832.

Murai IH, Fernandes AL, Sales LP, et al. Effect of a single high dose of vitamin D3 on hospital length of stay in patients with moderate to severe COVID-19: a randomized clinical trial. JAMA. 2021;325(11):1053-1060. doi:10.1001/jama.2020.26848.

Patel S, Farragher T, Berry J, Bunn D, Silman A, Symmons D. Association between serum vitamin D metabolite levels and disease activity in patients with early inflammatory polyarthritis. Arthritis Rheum. 2007;56(7):2143-49. doi:10.1002/art.22722.

Penna G, Adorini L. 1α,25-Dihydroxyvitamin D3 inhibits differentiation, maturation, activation, and survival of dendritic cells leading to impaired alloreactive T cell activation. J Immunol. 2000;164(5):2405-2411. doi:10.4049/jimmunol.164.5.2405.

Pfeffer PE, Hawrylowicz CM. Vitamin D in asthma: mechanisms of action and considerations for clinical trials. Chest. 2018;153(5):1229-39. doi:10.1016/j.chest.2017.09.005

Phase 3 Randomized controlled trial of vitamin d supplementation to reduce risk and severity of COVID-19 and other acute respiratory infections in the UK population. [2024 Mar. 07]. Disponível em: https://clinicaltrials.gov/ct2/show/NCT04579640.

Pinheiro MM, Schuch NJ, Genaro PS, Ciconelli RM, Ferraz MB, Martini LA. Nutrient intakes related to osteoporotic fractures in men and women – the Brazilian Osteoporosis Study (BRAZOS). Nutrition Journal. 2009;8:6. doi: 10.1186/1475-2891-8-6.

Raisi-Estabragh Z, Martineau AR, Curtis EM, et al. Vitamin D and coronavirus disease 2019 (COVID-19): rapid evidence review. Aging Clin Exp Res. 2021;33(7):2031-41. doi:10.1007/s40520-021-01894-z.

Ren S, Nguyen L, Wu S, Encinas C, Adams JS, Hewison M. Alternative splicing of vitamin D-24-hydroxylase: a novel mechanism for the regulation of extrarenal 1,25-dihydroxyvitamin D synthesis. Journal of Biological Chemistry. 2005;280(21): 20604-11. doi: 10.1074/jbc.M414522200.

Rook GA, Steele J, Fraher L, et al. Vitamin D3, gamma interferon, and control of proliferation of Mycobacterium tuberculosis by human monocytes. Immunology. 1986;57(1):159-63.

Ruiz-Irastorza G, Egurbide MV, Olivares N, Martinez-Berriotxoa A, Aguirre C. Vitamin D deficiency in systemic lupus erythematosus: prevalence, predictors and clinical consequences. Rheumatology (Oxford). 2008;47(6):920-3. doi:10.1093/rheumatology/ken121.

Sassi F, Tamone C, D'amelio P. Vitamin D: nutrient, hormone, and immunomodulator. Nutrients. 2018;3;10(11):1656. doi: 10.3390/nu10111656.

Sellner J, Kraus J, Awad A, Milo R, Hemmer B, Stüve O. The increasing incidence and prevalence of female multiple sclerosis--a critical analysis of potential environmental factors. Autoimmun Rev. 2011;10(8):495-502. doi:10.1016/j.autrev.2011.02.006.

Skrobot A, Demkow U, Wachowska M. Immunomodulatory role of vitamin D: a review. Advances in Experimental Medicine and Biology. 2018;1108:13-23. doi: 10.1007/5584_2018_246.

Soilu-Hänninen M, Airas L, Mononen I, Heikkilä A, Viljanen M, Hänninen A. 25-Hydroxyvitamin D levels in serum at the onset of multiple sclerosis. Mult Scler. 2005;11(3):266-71. doi:10.1191/1352458505ms1157oa.

Soilu-Hänninen M, Aivo J, Lindström BM, et al. A randomised, double blind, placebo controlled trial with vitamin D3 as an add on treatment to interferon β-1b in patients with multiple sclerosis. J Neurol Neurosurg Psychiatry. 2012;83(5):565-71. doi:10.1136/jnnp-2011-301876.

Sun J, Liu C, Zhang S, et al. Vitamin D receptor expression in peripheral blood mononuclear cells is inversely associated with disease activity and inflammation in lupus patients. Clin Rheumatol. 2019;38(9):2509-18. doi:10.1007/s10067-019-04594-2.

Takiishi T, Ding L, Baeke F, et al. Dietary supplementation with high doses of regular vitamin D3 safely reduces diabetes incidence in NOD mice when given early and long term. Diabetes. 2014;63(6):2026-36. doi:10.2337/db13-1559.

Tsai CL, Delclos GL, Huang JS, Hanania NA, Camargo CA Jr. Age-related differences in asthma outcomes in the United States, 1988-2006. Ann Allergy Asthma Immunol. 2013;110(4):240-246.e1. doi:10.1016/j.anai.2013.01.002.

Urashima M, Segawa T, Okazaki M, Kurihara M, Wada Y, Ida H. Randomized trial of vitamin D supplementation to prevent seasonal influenza A in schoolchildren. Am J Clin Nutr. 2010;91(5):1255-60. doi:10.3945/ajcn.2009.29094

Urry Z, Chambers ES, Xystrakis E, et al. The role of 1α,25-dihydroxyvitamin D3 and cytokines in the promotion of distinct Foxp3+ and IL-10+ CD4+ T cells. Eur J Immunol. 2012;42(10):2697-708. doi:10.1002/eji.201242370.

van der Aar AM, Sibiryak DS, Bakdash G, et al. Vitamin D3 targets epidermal and dermal dendritic cells for induction of distinct regulatory T cells. J Allergy Clin Immunol. 2011;127(6):1532-40.e7. doi:10.1016/j.jaci.2011.01.068.

Varikasuvu SR, Thangappazham B, Vykunta A, et al. COVID-19 and vitamin D (Co-VIVID study): a systematic review and meta-analysis of randomized controlled trials. Expert Rev Anti Infect Ther. 2022;1-7. doi:10.1080/14787210.2022.2035217.

Yuk JM, Shin DM, Lee HM, et al. Vitamin D3 induces autophagy in human monocytes/macrophages via cathelicidin. Cell Host Microbe. 2009;6(3):231-43. doi:10.1016/j.chom.2009.08.004.

Zhou L, Wang J, Li J, et al. 1,25-Dihydroxyvitamin D3 ameliorates collagen-induced arthritis via suppression of Th17 cells through miR-124 mediated inhibition of IL-6 signaling. Front Immunol. 2019;10:178. doi:10.3389/fimmu.2019.00178.

Índice Remissivo

A

C

D

E

F

G

H

I

L

M

N

O

P

R

S

T

U

V